MONICA MEIER-IVANCAN

Female POWER FOOD

INHALTSVERZEICHNIS

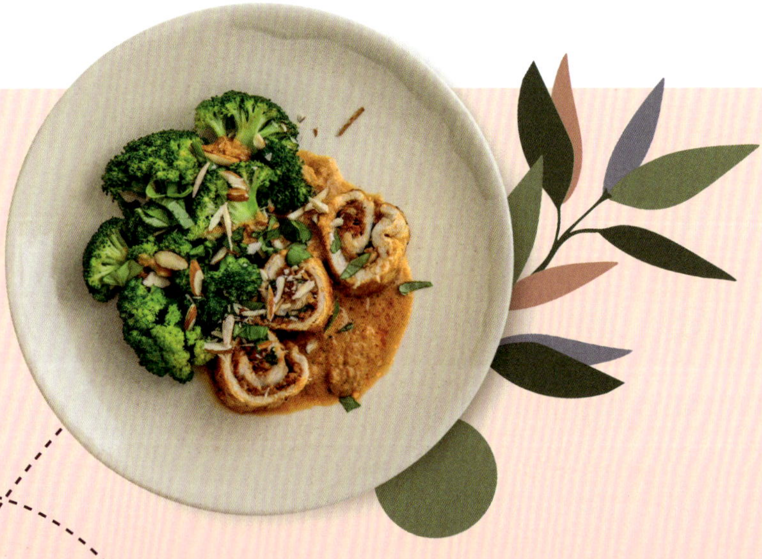

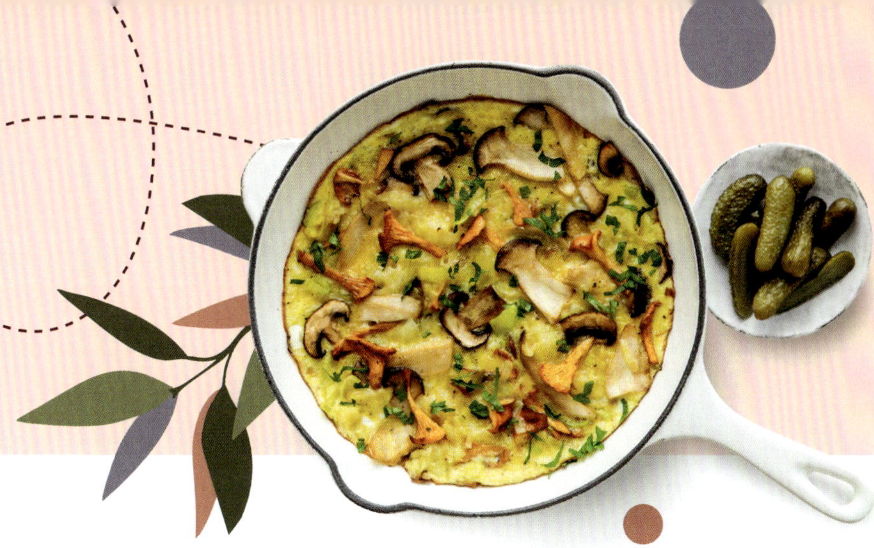

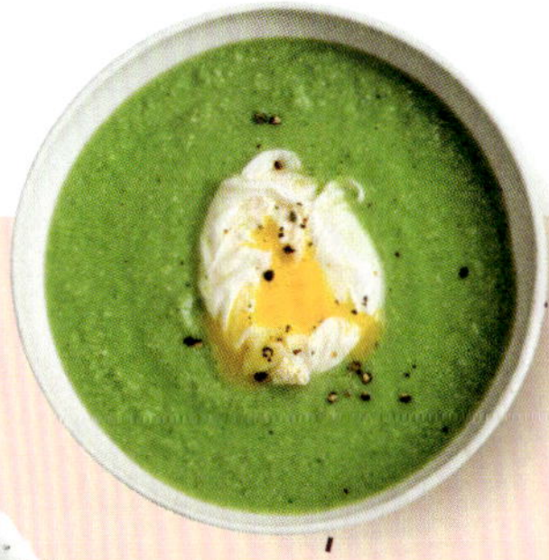

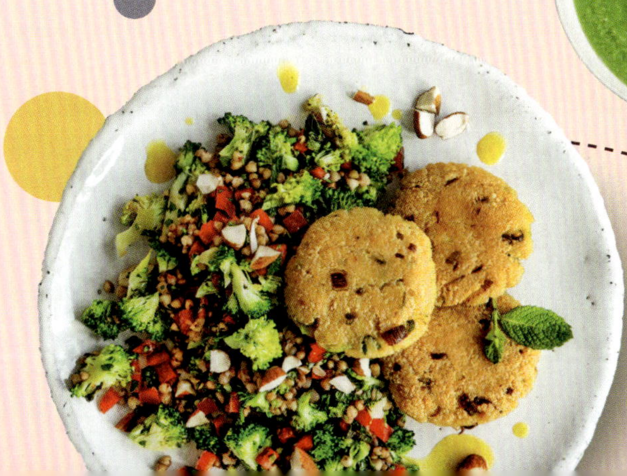

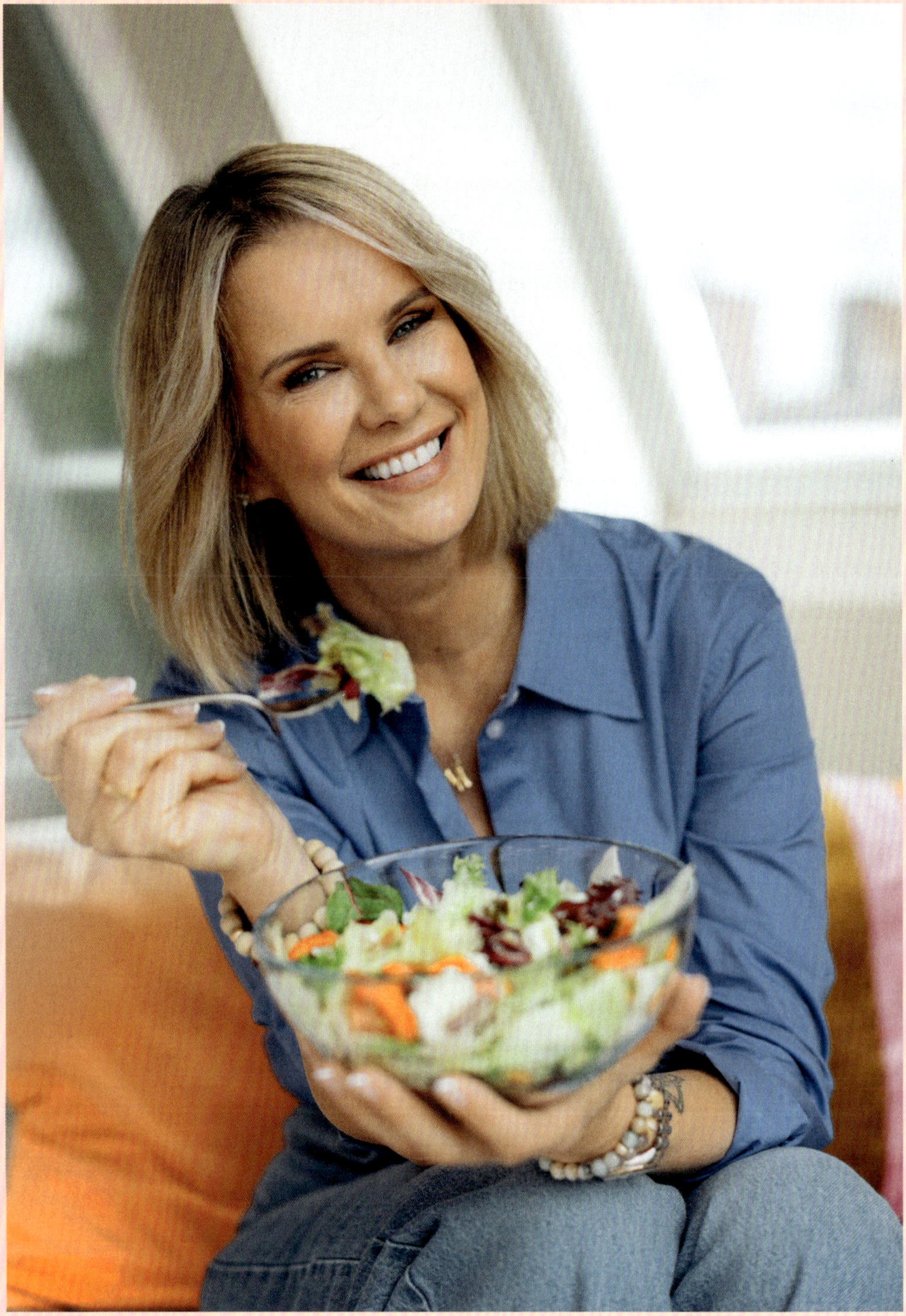

„WOMEN ARE NOT SMALL MEN“

Als ich diesen Satz der amerikanischen Sport- und Ernährungswissenschaftlerin Dr. Stacy Sims zum ersten Mal hörte, war das ein echter Aha-Moment für mich. Frauen sind keine kleinen Männer. Natürlich, das ergibt total Sinn!

Trotzdem ernähren wir uns oft genauso wie Männer. Ernährungstrends werden meist geschlechtsneutral verkauft, ohne Rücksicht auf weibliche Bedürfnisse. Dabei funktioniert unser Körper komplett anders: zyklisch, komplexer, sensibler.

Ich habe selbst erlebt, wie viel sich verändert, wenn ich meine Ernährung wirklich auf mich als Frau abstimme. Wenn ich meinen Zyklus ernst nehme, meine Hormone gezielt unterstütze und auf einen stabilen Blutzucker achte. Mein Energielevel hat sich spürbar verbessert, mein Kopf ist klarer, mein Nervenkostüm entspannter. Das hat nicht nur mein körperliches Wohlbefinden verändert, sondern auch meine Stimmung, meine Belastbarkeit – und damit mein ganzes Leben.

Female Power Food ist genau daraus entstanden: aus dem Wunsch, Rezepte mit euch zu teilen, die uns Frauen stärken. Hormonfreundlich, nährstoffreich, blutzuckerbalancierend und gleichzeitig auch alltagstauglich und genussvoll.

Dieses Buch ist eine kulinarische Einladung, wieder mehr auf eure weibliche Intuition zu hören, fürsorglicher mit euch umzugehen und euch mit dem zu nähren, was euch wirklich guttut. Es soll euch darin unterstützen, euren Körper besser zu verstehen und ihn so zu versorgen, wie er es verdient.

Und wenn ihr euch nach einem echten Neustart sehnt: Im Buch findet ihr einen siebentägigen Reset-Plan. Eine sanfte Kur für zu Hause, die euren Körper entlastet, eure Verdauung stärkt und eurem Hormonhaushalt neue Stabilität gibt. Eine Woche, die nicht nur Energie und Leichtigkeit bringt, sondern auch das gute Gefühl, wieder mehr bei euch selbst zu sein.

Weil ihr keine kleinen Männer seid, sondern Frauen mit einem einzigartigen Körper, der genau das braucht – echte Aufmerksamkeit und die richtige Nahrung.

Eure

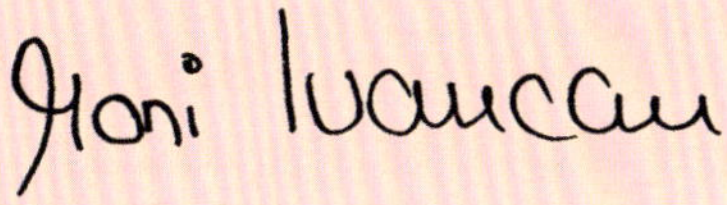

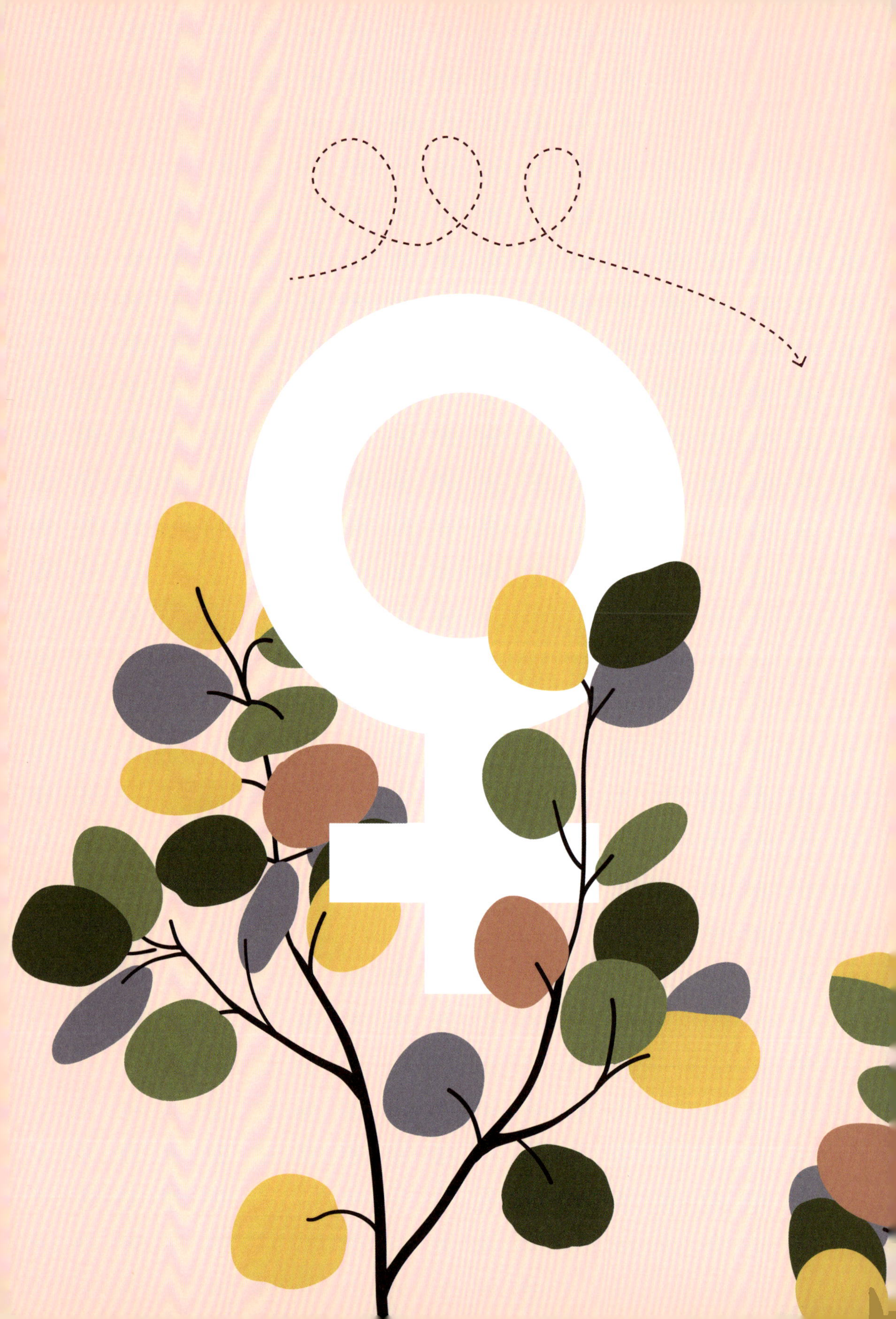

FEMALE FACTS

Bevor ihr loslegt und euch durch meine Power-Rezepte kocht, bekommt ihr hier das wichtigste Wissen an die Hand: wie euer Körper wirklich tickt, was Hormone, Darm und Muskeln miteinander zu tun haben – und wie Ernährung euch von innen stark macht. Diese Infos helfen euch, euren Körper bewusster zu verstehen und optimal zu unterstützen.

HORMONPOWER STATT HORMONCHAOS

Wie unterschiedlich Frauen und Männer gestrickt sind, wenn es um Ernährung geht, erlebe ich tagtäglich in meiner Ehe. Kürzlich hatten mein Mann Christian und ich morgens eine längere Autofahrt vor uns. Er stieg ein, nur mit einem Becher Kaffee in der Hand und saß die nächsten Stunden ganz entspannt neben mir, ohne auch nur an ein Frühstück zu denken. Ich dagegen hatte mir einen Joghurt mit Körnern und Beeren angerührt und in einem Thermobecher mitgenommen. Von der Fahrerseite aus erntete ich dafür einen erleichterten Blick – denn Christian weiß, dass ich ohne Frühstück ungenießbar bin.

Noch ein typisches Beispiel aus unserem gemeinsamen Alltag: Wenn Christian frühstückt, sieht das bei ihm immer berechenbar gleich aus. Nämlich so: Er belegt sich eine Scheibe Vollkornbrot mit Aufschnitt, dazu isst er ein Ei und zum Abschluss ein bisschen Müsli. Meine Vorlieben sind dagegen sehr wechselhaft: Je nachdem, wo ich mich in meinem Zyklus gerade befinde, mag ich es mal deftig, mal süß, mal wärmend oder lieber leicht und frisch. Geht's euch auch so?

FETT IST UNSERE SUPERPOWER

Wenn ja, dann ist das völlig normal. Lasst euch von niemandem etwas anderes weismachen! Es liegt daran, dass der weibliche Körper sich hormonell ständig im Wandel befindet. Die Schwankungen des Hormonspiegels wirken sich eben nicht nur auf die Stimmung und das Energielevel aus, sondern auch auf unseren Appetit und die Gelüste, die wir empfinden. Manchmal braucht der Körper morgens schnell Energie oder abends dringend ein Wohlfühlessen. Oft hat das weder mit Stress oder mangelnder Disziplin zu tun, sondern ist eine ganz natürliche Reaktion auf das, was im Körper vor sich geht. Bei Männern sieht das Ganze anders aus: Ihr Hormonhaushalt ist im Vergleich deutlich stabiler. Auch körperlich sind sie anders „gebaut" als wir. Männer verfügen von Natur aus über weniger Körperfett und mehr Muskelmasse als Frauen. Das bedeutet unter anderem, dass ihr Energieverbrauch im Ruhezustand höher ist als unserer.

Unser Extra an Fett ist nicht etwa überflüssig, sondern wichtig. Der weibliche Körper braucht diese Reserven, um den Zyklus in Gang zu halten, Hormone zu produzieren und gut durch alle Phasen des Monats zu kommen. Wenn das Fett fehlt, etwa durch starke Gewichtsabnahme oder strenge Diäten, kann der Körper nicht mehr das leisten, was er eigentlich tun sollte. Ich habe mal eine Doku über eine junge Frau gesehen, die mit zehn Jahren magersüchtig wurde. Sie kam nie richtig in die Pubertät: keine Periode, keine Brustentwicklung, keine Veränderung der Stimme. Ihr Körper blieb auf halbem Weg stehen – einfach, weil ihm die nötigen Reserven fehlten. Ein krasses Beispiel dafür, wie wichtig diese gerade für uns Frauen sind.

Männer haben es da ein Stück weit einfacher: Sie bauen leichter Muskeln auf, verbrennen mehr Energie und sind hormonell nicht so empfindlich. Wenn sie mal eine Mahlzeit auslassen, merkt man das meist nicht sofort. Bei Frauen dagegen kann ein Energiemangel schnell spürbare Auswirkungen haben, körperlich wie emotional. Deshalb ist es so wichtig, dass wir unseren Körper nicht ständig in den Mangel treiben, sondern verstehen, was er wirklich braucht – und zur Not einen Joghurtbecher mit ins Auto nehmen oder einen gesunden Snack in unsere Handtasche packen.

ZWISCHEN SALAT UND SCHOKORIEGEL

Diäten sind leider für viele Frauen ein Dauerthema. Wir alle haben doch schon mal Kalorien gezählt, zu wenig gegessen oder irgendeine Crash-Kur ausprobiert. Meist, weil wir den Druck spüren, irgendwelchen Schönheitsidealen entsprechen zu wollen. Das Problem ist: Geben wir dem Körper ständig zu wenig, fährt er irgendwann dauerhaft runter. Der Stoffwechsel wird langsamer, uns fehlen wichtige Nährstoffe – und das bringt die Hormone durcheinander.

Ein Faktor, der oft unterschätzt wird, ist der Blutzuckerspiegel. Wenn wir unregelmäßig essen oder ständig zwischen Salat und Schokoriegel hin und her pendeln, schießt der Blutzucker erst hoch und rauscht dann wieder runter. Der Körper reagiert darauf mit Insulin, um die Situation zu regulieren. Passiert das regelmäßig, bleibt das Insulin permanent zu hoch. Das kann sich direkt auf unsere weiblichen Hormone auswirken, besonders auf Östrogen und Progesteron, die den Zyklus regeln.

Progesteron wird in der zweiten Zyklushälfte produziert – aber dafür braucht der Körper stabile Bedingungen. Ein dauernd gestresstes System – und ein ständig hoher Insulinspiegel ist für den Körper Stress! – stellt oft weniger Progesteron her. Das kann den Eisprung stören oder ihn ganz ausbleiben lassen. Fehlt Progesteron, gerät das hormonelle Gleichgewicht unweigerlich ins Wanken – mit Folgen für Stimmung, Energie und den gesamten Zyklus.

ROUTINE STOPPT DAS CHAOS-KARUSSELL

Wo wir gerade beim Thema Stress sind: Der spielt für uns Frauen eine besonders große Rolle. Unser Körper reagiert sensibler auf Belastung – vor allem, wenn es um das feine Zusammenspiel der Hormone geht. Die meisten denken bei Stress gleich an zu viele Termine oder Druck im Job. Aber Stress hat noch viele andere Formen. Auch ein leerer Magen am Morgen, zu wenig Schlaf, zu wenig Nährstoffe oder ständig nur Kaffee statt einer echten Mahlzeit sind Stressfaktoren für den Körper. Und der reagiert darauf, indem er Cortisol ausschüttet. Ist dieses Stresshormon regelmäßig erhöht, wird es für den Körper schwieriger, andere Hormone wie Progesteron zu produzieren. Das bringt das gesamte System ins Wanken. Zu den möglichen Symptomen gehören PMS, Unruhe, Stimmungsschwankungen, Heißhunger oder Zyklusprobleme.

Eines möchte ich an dieser Stelle mal betonen: Frauen sind nicht etwa schwächer als Männer, wie es oft eher abwertend heißt. Unser Körper ist einfach feiner abgestimmt. Er reagiert sensibler und intelligenter, weil unsere Hormone ständig im Hintergrund arbeiten. Doch genau das macht uns auch anfälliger. Gerade unter Druck tappe ich in typische Ernährungsfallen: Ich esse weniger, vor allem zu wenig von den Nährstoffen, die ich bräuchte, so wie Eiweiß oder gesunde Fette. Ich stille schnell meinen Heißhunger, meine Hormone geraten aus dem Takt und das Insulin spielt verrückt. Ein echtes Chaos-Karussell! Was der weibliche Körper braucht, ist Routine: regelmäßige Mahlzeiten, ausgewogene Nährstoffe und Pausen. So bleiben Blutzucker- und Cortisolspiegel stabil. Und das wirkt wie ein inneres Sicherheitsnetz, das uns Gelassenheit, Kraft und Gewissheit im Alltag schenkt. Wenn wir dieses Netz pflegen, können wir uns darauf verlassen – egal ob im Job, beim Training oder in stressigen Familienmomenten.

DIE TOP-10-NÄHRSTOFFE FÜR FRAUEN

Für euer Wohlbefinden, eure Hormonbalance und eure Gesundheit sind diese Bausteine unverzichtbar. Wenn ihr auf Nummer sicher gehen wollt, lasst eure Werte beim Arzt prüfen und gleicht mögliche Lücken gezielt durch Ernährung oder hochwertige Supplemente aus:

- Kalzium – stärkt die Knochen und Zähne, hält die Muskeln geschmeidig und schützt vor Krämpfen.
- Vitamin D – fördert die Kalziumaufnahme und unterstützt euer Immunsystem.
- Eisen – sorgt für einen optimalen Sauerstofftransport im Blut und bekämpft Müdigkeit.
- Jod – reguliert die Schilddrüsenfunktion und kurbelt den Stoffwechsel an.
- Magnesium – entspannt Muskeln und Nerven, lindert PMS-Beschwerden und hilft euch, besser zu schlafen und Stress auszugleichen.
- Eiweiß – liefert Aminosäuren für den Muskel- und Gewebeaufbau und fördert außerdem die Hormonproduktion.
- Zink – kurbelt eure Abwehrkräfte an und unterstützt das Haut- und Haarwachstum.
- Selen – schützt die Zellen und ist an der Produktion von Schilddrüsenhormonen beteiligt.
- Omega-3-Fettsäuren – sind wichtig für Herz und Hirn und zur Bekämpfung von Entzündungen.
- Vitamin B_{12} – unterstützt Blutbildung und Nervenfunktionen und liefert Energie.

ESSEN IM ZYKLUS-RHYTHMUS – SO FUNKTIONIERT'S

Ihr könnt Schwankungen ausgleichen, indem ihr eure Ernährung den vier Zyklusphasen anpasst. Gebt ihr eurem Körper genau die Nährstoffe, die er gerade braucht, sorgt das für mehr Energie, mehr Ausgeglichenheit und weniger Heißhunger.

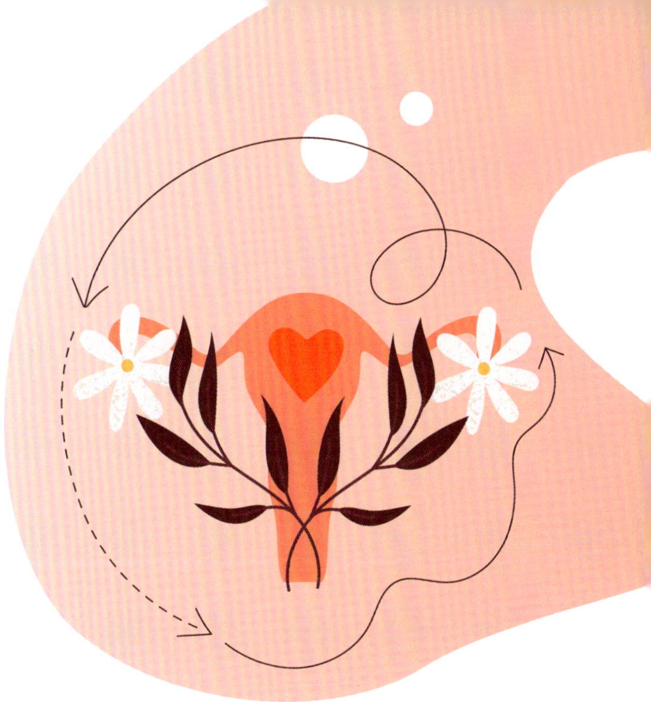

MENSTRUATIONSPHASE (CA. TAG 1–5)

Der erste Zyklustag ist der Start der Periode – da verliert der Körper am meisten Blut und die Hormonspiegel sind im Keller. Ich bin in dieser Phase oft müde, empfindlicher und leide unter Krämpfen. Mir hilft dann wärmender Kräutertee, Ruhe und Rückzug. Beim Essen setze ich automatisch auf Soulfood wie Suppen und Eintöpfe. Wichtig sind jetzt vor allem Eisen (z.B. Hülsenfrüchte, Spinat, Hirse), Magnesium (z.B. Nüsse, Bitterschokolade) und entzündungshemmende Omega-3-Fettsäuren (z.B. Chia- und Hanfsamen, Lein- und Walnussöl, fettreicher Fisch). Ich merke richtig, wie mein Körper nach genau diesen Dingen verlangt.

FOLLIKELPHASE (CA. TAG 6–12)

Jetzt kommt der Aufschwung: Das Östrogen steigt, die Energie kehrt zurück! Ich bin wieder klarer im Kopf, motivierter, auch sportlich geht mehr. Bei mir ist das oft schon ab Tag 4 so, weil mein Zyklus kürzer ist. Anders als früher dauert er inzwischen nur noch 25 Tage. Diese Phase fühlt sich an wie ein innerer Frühling. Ich habe Lust auf Leichtes und Frisches wie Salate, grüne Smoothies oder Bowls. Mein Körper will aufbauen – und ich gebe ihm, was er braucht: Eiweiß (z.B. Tofu, Fisch), B-Vitamine (z.B. Kichererbsen, Linsen) und reichlich Antioxidantien (z.B. Brokkoli, Avocado).

OVULATIONSPHASE (CA. TAG 13–16)

Wir erreichen nun den hormonellen Höhepunkt mit viel Östrogen, hoher Fruchtbarkeit und voller Power. Mein Körper ist supergut durchblutet, was manchmal mit Hitzewallungen einhergeht. Prinzipiell geht's mir richtig gut in dieser Phase, ich bin auch flirtiger als sonst. Da kann mir schon mal ein „So schlecht sieht der Postbote gar nicht aus" durch den Kopf gehen. Wenn man sich am knackigsten fühlt, mag man es auch knackig: Leicht, frisch und wasserreich muss es in dieser Phase für mich sein. Es gibt viel Salat, Gurke, Melone und Kokoswasser. Zink (z.B. Kürbiskerne, Joghurt) und Hafer (z.B. Porridge, Müsli) tun der Haut und den Haaren gut, Vitamin C (z.B. Zitrusfrüchte, Paprika) pusht das Immunsystem. Der Körper ist jetzt auf Leistung gepolt, ich kann da im Gym oft schwerere Gewichte stemmen. Also macht auch eine Extraportion Eiweiß (z.B. Fisch, Eier, Joghurt) zum Muskelaufbau Sinn.

LUTEALPHASE (CA. TAG 17–28)

Nach dem Eisprung übernimmt das Progesteron. Ich werde ruhiger, kuscheliger. Und ja, da kommt manchmal auch die „snacky Moni" raus. Ich bekomme eher Heißhunger und bin empfindlicher, mein Bauch ist angespannt, ich neige zu Blähungen, die Stimmung schwankt. In dieser Phase achte ich besonders darauf, meinen Blutzuckerspiegel stabil zu halten. Komplexe Kohlenhydrate wie Süßkartoffeln, Buchweizen und Quinoa tun mir gut. Dazu viel Eiweiß (z.B. Tofu, Fisch, Linsen) und Bitterstoffe (z.B. Chicorée, Grapefruit oder dunkle Schokolade), die die Lust auf Süßes hemmen.

Wenn ihr all das über euren Zyklus wisst, könnt ihr vieles im Alltag besser einschätzen, planen und mit eurer Energie haushalten. Vielleicht legt ihr euch sogar einen kleinen zyklusgerechten Wochenplan an, mit passenden Rezepten für jede Phase. Inspirationen findet ihr im Rezeptteil ab Seite 30!

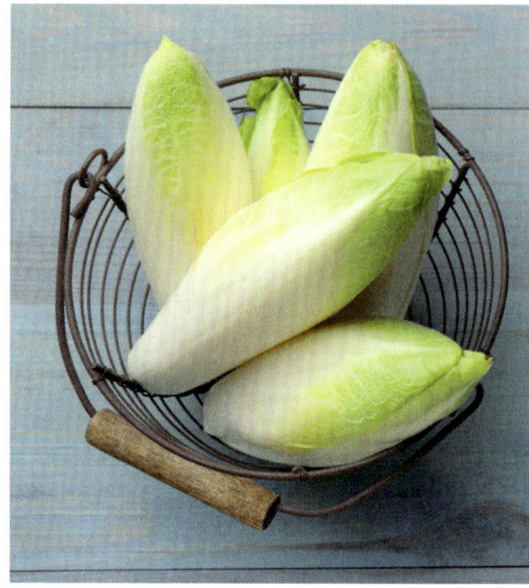

Wir müssen nicht zum Opfer unserer Hormone werden. Im Gegenteil: Wir können ihre Existenz ausnutzen! Wenn wir MIT den Hormonen arbeiten statt GEGEN sie. Klar, das braucht ein bisschen Aufmerksamkeit und Zeit. Aber ganz ehrlich? Die sollten wir uns wert sein. Es ist wie beim Auto: Mit dem richtigen Benzin fährt es runder, ruhiger, verlässlicher. Wir haben alles in der Hand, um unsere „Karre" gut zu lenken, mag die Strecke zwischendurch auch mal holprig sein.

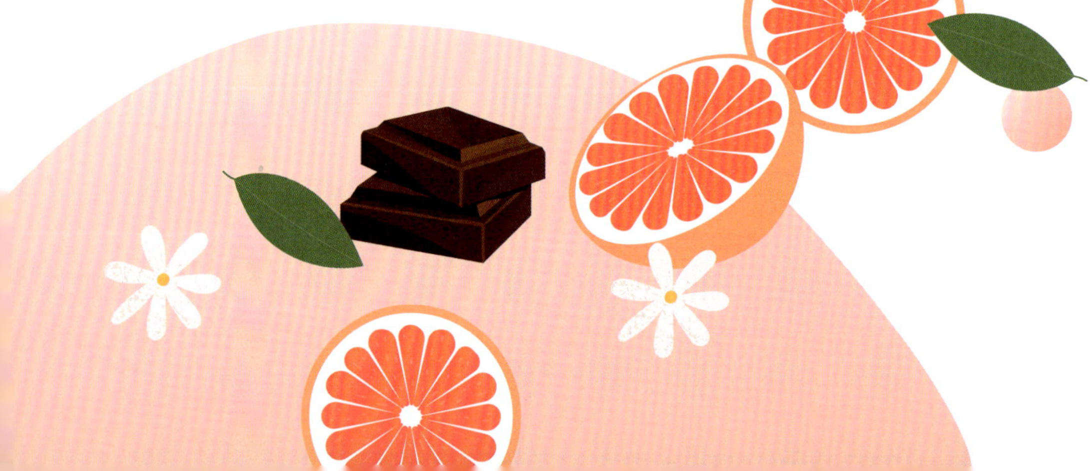

SELBSTFÜRSORGE MIT MESSER UND HERZ

Essen ist nicht einfach nur Kalorientanken, sondern eine Form von Selbstfürsorge, die weit über den Teller hinausgeht. Wer bewusst plant, einkauft und kocht, schenkt sich nicht nur gute Nährstoffe, sondern auch Ruhe, Struktur und kleine Glücksmomente. In diesem Kapitel nehme ich euch mit in meinen Küchenalltag und zeige euch, wie aus dem scheinbar banalen Pflichtprogramm eine echte Kraftquelle werden kann: vom entspannten Bummel über den Markt bis zum gemeinsamen Kochen mit Familie und Freunden, von kleinen Ritualen am Herd bis zu dem Gefühl, etwas Schönes für sich selbst geschaffen zu haben.

SCHRITT 1: BEWUSST PLANEN

Für mich beginnt das Essen, lange bevor mir der erste Bissen auf der Zunge zergeht. Ich setze mich meist am Wochenende hin und wähle die Rezepte für die kommenden Tage aus – das ist mein kleines Genuss-Ritual. Dabei scrolle ich durch Online-Accounts und blättere in Kochbüchern oder in Rezeptheften, die ich mir an der Supermarktkasse mitgenommen habe. Das regt meine Fantasie an und ich überlege: Wie kann ich Rezept XY Monitauglich machen? Klassische Senfeier habe ich kürzlich zum Beispiel mit meinem heiß geliebten Hüttenkäse kombiniert – köstlich!

Steht die Auswahl, mache ich mir eine Einkaufsliste. Als gebürtige Schwäbin kann ich sagen: Das wirkt sich zunächst einmal positiv aufs Portemonnaie aus. Denn wer bewusst plant, vermeidet Spontankäufe, die dann tage- oder wochenlang im Kühlschrank rumliegen, ohne je verwendet und gegessen zu werden. Zweitens reduziert sich so der mentale Stress. Denn die leidige Frage „Was soll ich heute kochen?“ erübrigt sich. Ich renne dann auch nicht mehr unter der Woche auf den letzten Drücker hungrig in den Supermarkt. Das sind die „gefährlichsten“ und teuersten Einkäufe!

SCHRITT 2: ACHTSAM EINKAUFEN

Bei mir im Ort gibt es zwei Markttage pro Woche. Mittwochs gehe ich alleine, da freue ich mich immer so richtig drauf. Ganz entspannt schlendere ich von Stand zu Stand, ein absolut entschleunigender Prozess – und damit wie eine kleine Wellness-Einheit für mich! Auf dem Markt kommt zum Einkauf der soziale Aspekt hinzu: Die Verkäuferinnen und Verkäufer beraten einen oft so nett. „Rettich? Reiben und Rösti draus machen!" Obst, Gemüse und Kräuter sind superfrisch. Ich sehe, was gerade Saison hat, und erfahre etwas über die Herkunft. So entsteht eine ganz andere Verbindung zu den Lebensmitteln, als wenn man sich im Supermarkt wortlos etwas in den Korb packt.

Samstags nehme ich die Kinder mit auf den Markt. Da gibt's dann mehr Action als Entspannung. Aber ich möchte auch ihnen eine gewisse Wertschätzung für Lebensmittel mitgeben. Die fängt mit dem Marktbesuch an und geht beim Verräumen des Einkaufs weiter. Kris Jenner sagt, sie schaut in die Autos anderer Menschen und weiß dann, wie und ob diese sich um sich selber kümmern. Ich erkenne das beim Blick in den Kühlschrank. Auch da lässt sich viel ablesen. Nicht nur durch den Inhalt, sondern auch anhand der Tatsache, wie liebevoll (oder eben nicht) dieser gefüllt ist. Wie sieht's denn bei euch aus?

SCHRITT 3:
MEDITATIV KOCHEN

In ihrem Podcast haben Markus Lanz und Richard David Precht mal erzählt, dass sie gerne schnippeln und kochen, weil sie dabei an nichts denken müssen. Das geht mir tatsächlich genauso. Ich liebe es! Außer ich benutze ein stumpfes Messer, dann wird das Vergnügen schnell zum Horror. Meine Schwiegereltern haben mir das beste Weihnachtsgeschenk überhaupt gemacht: ein superscharfes japanisches Messer, das ich wie meinen Augapfel hüte. Nach getaner Arbeit wische ich es nur feucht ab, verstaue es in der dazugehörigen Holzschatulle und verstecke es, damit mein Mann es nicht findet. Sorry, Schatz – das ist MEIN Schatz!

Schneiden, rühren, kneten. Ich versuche, jeden Schritt ganz bewusst durchzuführen und dadurch meine Konzentration zu fördern. Ich bin ganz im Hier und Jetzt, wie bei einer Meditation. Nun gut, alles andere wäre mit so einem scharfen Messer auch zu riskant. Nebenbei läuft höchstens noch Bossa Nova Radio, das gibt einen schönen Takt vor. Beim Fühlen und Riechen vergesse ich so manche Sorgen und Probleme aus meinem Alltag. Konzentriertes Kochen lenkt das Gehirn auf den Moment, das macht dankbar und glücklich.

SCHRITT 4:
GUTES GLAUBEN

Was das Kochen angeht, habe ich mein Gehirn zusätzlich umgepolt. Oft denkt man ja: „Puh, ich MUSS noch kochen..." Bei mir sind daraus positive Glaubenssätze geworden wie „Ich darf mir was Schönes zubereiten", „Ich darf mir die Zeit dafür nehmen" oder „Ich nähre mich". Und zwar nicht nur mit Lebensmitteln allein, sondern auch mit schönen Esserlebnissen und -bildern. Je öfter ich mir das bewusst mache, desto mehr Freude empfinde ich durchs Kochen. Ich spüre Dankbarkeit, wenn ich frische Zutaten in den Händen halte, und finde es inspirierend, kleine Routinen in etwas Sinnliches zu verwandeln. Inzwischen träume ich sogar schon von Rezepten, so viel Spaß macht es mir, Neues auszuprobieren. Mit dieser Haltung fühlt sich Kochen nicht mehr wie Pflicht an, sondern wie ein Geschenk an mich selbst.

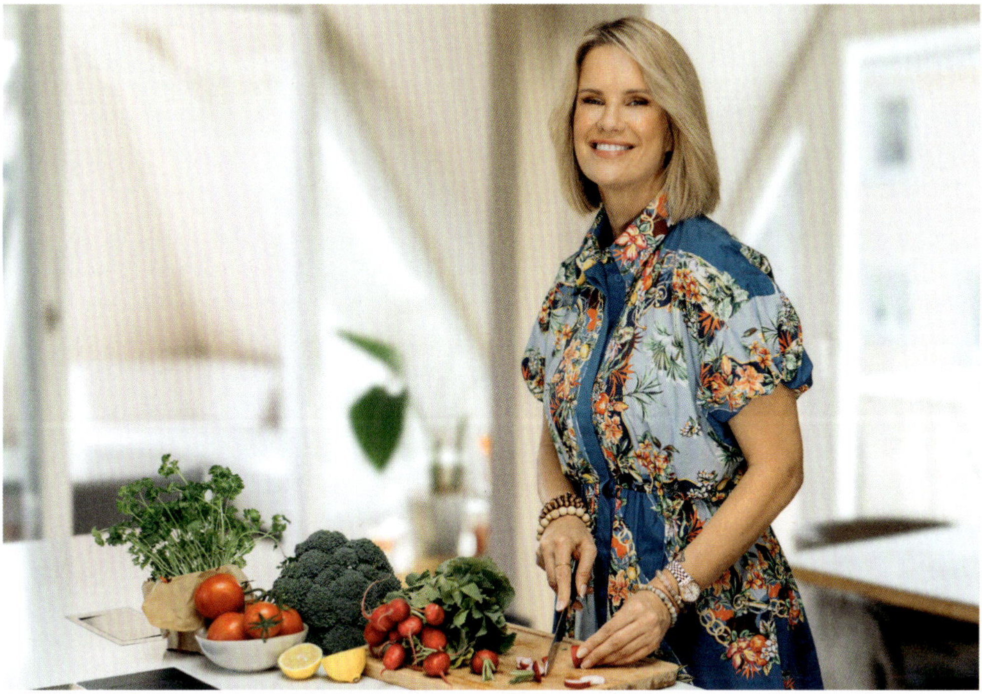

SCHRITT 5:
FREUDE TEILEN

Jeden zweiten Freitag laden wir meine Schwiegereltern zum Familienessen ein, sie wohnen ja glücklicherweise gleich um die Ecke. Im Gegensatz zu allen anderen ist mein Schwiegervater Günni beim Essen eher wählerisch. Bei den Vorspeisen tobe ich mich aus: Es gibt bunte Salate, gefüllte Paprikaschoten und andere Leckereien. Da lässt er sich immer drauf ein, wenn er weiß, dass die Hauptspeise nach seinem Gusto ist. Sprich: Braten. Den bereitet mein Mann zu. Eine schöne Tradition, bei der wir uns vorab schon immer schmunzelnd fragen: Schmeckt es Günni wohl heute?

Früher sind wir oft mit Freunden essen gegangen, heute treffen wir uns lieber zum gemeinsamen Kochen zu Hause und tauschen begeistert untereinander Tipps aus: Wie hast du das gemacht? Welche Beilage passt am besten dazu? Wo bekommt man jenes Gewürz? Ein Freund hat aufgrund gesundheitlicher Probleme seine Ernährung komplett umgestellt und ist nun ein absoluter Fitness-Freak. Er mahlt sogar sein Mehl selbst! Sich mit ihm am Herd zu „batteln“ macht total Spaß. Dann gibt's vegane Linsen-Bolognese oder knusprige Saaten-Cracker zur Suppe. Immer wenn er kocht, überlege ich schon, wie ich ihn beim nächsten Mal übertrumpfen kann. Das ist unser privates Kochduell.

Gemeinsames Kochen und Essen stärkt jede Beziehung und spendet Geborgenheit. Und die kann doch, gerade in der heutigen Zeit, wohl jeder gebrauchen. Also, mit wem wollt ihr mal Küche und Tisch teilen?

WARUM MUSKELN GAMECHANGER SIND

Kaum etwas tut dem weiblichen Körper, unserer Figur und unserem Hormonhaushalt so gut wie Krafttraining. Trotzdem steht es für viele noch nicht auf dem Plan. Das ändern wir jetzt!

Ich möchte mit drei beeindruckenden Fakten in dieses Kapitel starten, um auch die unter euch zu packen, die bislang dachten: „Muskeltraining? Puh, nee – mag ich nicht, brauch ich nicht." Denn ich bin überzeugt, wenn ihr die folgenden Punkte gelesen habt, werdet ihr eure Meinung ändern. Also, los geht's!

FAKT NR. 1 ▶ Ab dem 30. Lebensjahr verlieren Frauen jährlich etwa ein bis zwei Prozent ihrer Muskelmasse, wenn sie nicht aktiv gegensteuern. Das ist ganz schön viel. Dieser Vorgang heißt Sarkopenie und bringt wenig überraschend einige Nachteile mit sich: Darunter ein erhöhtes Risiko für Stürze und Knochenbrüche – besonders nach den Wechseljahren, wenn der Östrogenspiegel sinkt. Durch den Verlust an Muskelmasse sinkt außerdem der Grundumsatz, also der Kalorienverbrauch in Ruhe. Das hat Einfluss auf die Körperzusammensetzung: Während die Muskeln schwinden, nimmt die Menge an Fett zu, oftmals auch am Bauch. Und das kann wiederum den Stoffwechsel weiter aus dem Gleichgewicht bringen.

FAKT NR. 2 ▶ Muskeln sind hormonaktive Organe. Beim Training werden sogenannte Myokine ausgeschüttet – das sind Botenstoffe, die Entzündungen hemmen und das Risiko für Herz-Kreislauf-Erkrankungen senken. Und genau das ist wichtig, denn: Herz-Kreislauf-Erkrankungen sind die Todesursache Nummer eins bei Frauen. Unsere Muskeln können uns also aktiv schützen.

FAKT NR. 3 ▶ Muskeln beeinflussen unseren Hormonhaushalt positiv. Gerade rund um die Wechseljahre geraten viele Hormone aus dem Gleichgewicht. Serotonin und Dopamin, unsere Glückshormone, sinken. Viele Frauen zwischen 45 und 55 berichten von innerer Unruhe, Stimmungstiefs oder Ängsten. Nicht jede möchte oder kann eine Hormonersatztherapie machen, da kann Krafttraining ein echter Gamechanger sein. Es wirkt stimmungsaufhellend und stärkt neben den Muskeln auch das Selbstwertgefühl. Wer sich mental stabiler fühlt, trifft oft klarere Entscheidungen – im Job, in der Partnerschaft oder einfach für sich selbst.

DAS IST ECHTE FRAUENPOWER

Beim Thema Muskeln geht es nicht nur um die Optik, sondern vor allem um unsere Gesundheit. Krafttrainining ...

... beugt Osteoporose vor.

... bringt den Stoffwechsel in Schwung.

... sorgt für eine schöne Silhouette – ganz ohne Diätstress.

... hebt die Stimmung durch Endorphine (Glückshormone).

... verbessert die Haltung.

... stärkt das Selbstbewusstsein.

... lässt die Haut straffer wirken und fördert die Durchblutung.

... verlangsamt den altersbedingten Muskelabbau (Sarkopenie).

... senkt das Risiko für Herz-Kreislauf-Erkrankungen und Diabetes Typ 2.

... unterstützt hormonelle Balance, vor allem in den Wechseljahren.

ES MUSS BRENNEN!

Und keine Sorge: Trainieren muss nicht gleich Fitnessstudio bedeuten. Auch Treppensteigen, Einkaufstaschen schleppen oder Übungen mit dem eigenen Körpergewicht gehören dazu. Aber wer gezielt Muskeln aufbauen will, kommt um Krafttraining mit Reizsetzung nicht herum. Das heißt: Die Muskeln müssen beim Training so gefordert werden, dass sie wachsen wollen – zum Beispiel durch Gewichte, Widerstand oder intensive Übungen. Erst durch diesen Reiz bekommt der Körper das Signal: Hier muss ich stärker werden.

Es reicht nicht, ein paar leichte Kniebeugen zu machen, ohne ins Schwitzen zu kommen. Ihr müsst schon ein Brennen spüren. Wenn ich Übungen mit Gewichten mache, lautet meine Faustregel: drei Sätze mit acht bis zwölf Wiederholungen. Bei der letzten Wiederholung solltet ihr kraftmäßig so richtig an eure Grenzen gehen. Wenn euer Herz danach pumperlt wie beim Ausdauersport, habt ihr alles richtig gemacht. Zwei bis drei Trainingseinheiten pro Woche sollten es sein, jeweils 20 Minuten reichen da schon. Ihr wollt weder ins Fitnessstudio gehen noch einen Kurs belegen? Dann schaut bei YouTube nach passenden Trainingsvideos. Heute gibt es so viele Angebote! Man muss sie nur wahrnehmen ;-)

MEIN PO ALS MOTIVATION

Ich setze mir gerne Ziele, um mich zum Muskeltraining zu motivieren: Zuletzt habe ich mir zum Beispiel vorgenommen, bis zu meinem Geburtstag wieder einen knackigeren Po zu bekommen. Dafür habe ich mir sechs gezielte Übungen rausgesucht, die ich dreimal pro Woche gemacht habe. Alle zwei Wochen habe ich die Intensität gesteigert. Entweder habe ich schwerere Gewichte gestemmt oder bei Seitschritten engere Gummibänder um meine Beine geschnallt. Trainings-Gadgets wie diese kann man sich ja auch wunderbar nach Hause bestellen und das Wohnzimmer in ein kleines Gym verwandeln. Auf meinem Handy habe ich mir ein Bild von einem Traum-Po aus dem Internet abgespeichert – auch zur Motivation. Das mag vielleicht oberflächlich klingen. Aber ich fühle mich einfach wohler, wenn ich sehe, dass sich mein Körper positiv verändert. Ein runder Po motiviert mich mehr als Kalorienzählen. Ich möchte mich weiterhin gut fühlen in meinem Körper und die Klamotten tragen, auf die ich Lust habe – nicht nur die, in die ich noch reinpasse.

Meine Eitelkeit hatte übrigens einen tollen Nebeneffekt: Früher bin ich morgens oft mit Rückenschmerzen aufgewacht. Heute ist da nichts mehr! Durch mein spezielles Work-out habe ich gemerkt, dass ich nicht nur meinen Rücken, sondern auch meine Beine und Hüften stärken muss, wenn ich meine Schmerzen loswerden will. Ein echter Aha-Moment!

NICHT AUF NÜCHTERNEN MAGEN TRAINIEREN

Was mir auch geholfen hat: mehr Eiweiß. Mein Trainer brachte mich eines Tages darauf, dass ich zu wenig Protein esse. Und er hatte absolut recht! Ich dachte immer, ein Shake nach dem Training würde reichen – tut er aber nicht. Wenn ihr wirklich Muskeln aufbauen wollt, braucht ihr mehr. Wie viel genau, das verrät euch die Eiweiß-Formel auf Seite 99.
Ich habe früher vielleicht 50 Gramm Eiweiß am Tag gegessen. Dabei brauche ich 138, also fast dreimal so viel! Eiweiß liefert Aminosäuren, die der Körper benötigt, um Muskeln nach dem Training zu reparieren und aufzubauen. Ohne ausreichend Eiweiß bleibt der Muskelreiz wirkungslos – der Körper hat dann schlicht kein Material zum „Bauen“.

Dr. Stacy Sims, eine renommierte Sportphysiologin und Ernährungsexpertin aus den USA, rät Frauen davon ab, auf nüchternen Magen zu trainieren, weil unser Körper sensibler auf Kalorienmangel reagiert als der männliche. Sie empfiehlt, vorab einen Proteinshake zu trinken, um die Muskulatur zu schützen, Hormone zu balancieren, den Stoffwechsel zu unterstützen und das Training zu optimieren. Ein Shake aus reinem Eiweißpulver liefert dem Körper schnell verfügbare Aminosäuren, also Muskelbausteine. Genau das, was er jetzt braucht, um gut ins Training zu starten. Wenn ihr regelmäßig am Morgen sportelt, bringt euch das echte Vorteile!

Also: Wer seinen Körper liebt, der darf ihn fordern. Ich würde lügen, wenn ich behaupten würde, dass mir das großen Spaß macht. Es ist unglaublich anstrengend. Aber ich liebe das Gefühl danach. Und wenn ich in den Spiegel schaue, denke ich: Hat sich gelohnt!

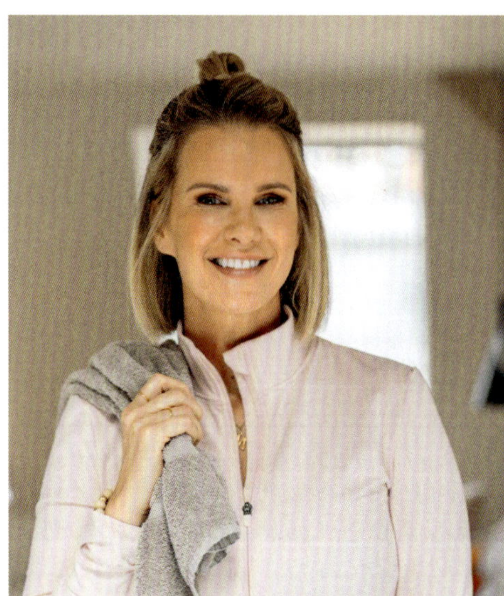

DIE ULTIMATIVE FORMEL FÜR CLEVERES SOULFOOD

Es muss nicht immer alles perfekt sein – auch nicht auf dem Teller. Ich verrate euch, wie gesunde Ernährung und Lieblingsgerichte zusammenpassen. „Gesundes Essen schmeckt nicht." Habt ihr das so oder ähnlich auch schon gehört? Das Gerücht, dass gesundes Essen automatisch langweilig ist, hält sich hartnäckig. Ich weiß nicht, wer's erfunden hat – vielleicht mein Schwiegervater Günni?

Ich glaube, viele Menschen denken, sie müssten sich für eine Seite entscheiden. Entweder für „gesund" oder „Genuss". Aber ich bin der festen Überzeugung, dass beides gleichzeitig geht. Gesunde Küche kann sooo lecker sein!

80:20 IST DAS IDEALE VERHÄLTNIS

Es gibt aber auch Gerichte, die echtes Soulfood sind und sich durch nichts anderes ersetzen lassen. Für mich gehört dazu der Vanillepudding, der mich an meine Kindheit erinnert. Den will ich mir nicht für immer verkneifen. Die Lösung heißt für mich daher: 80:20. Was diese Zahlen bedeuten? 80 Prozent bewusst und nährstoffreich essen, 20 Prozent locker lassen.

Wer Frühstück und Abendessen achtsam gestaltet, kann sich mittags auch mal die Currywurst mit Pommes (und Beilagensalat) gönnen. Ganz ohne schlechtes Gewissen! Wenn ich ab und zu schlemme – sei es die Currywurst oder ein Kaiserschmarrn beim Wandern –, dann geht's danach weiter mit meiner gewohnten Ernährung. Kein Drama, kein „Jetzt ist es eh egal". Soulfood darf sein. Gerade wir Frauen tendieren dazu, alles „richtig" machen zu wollen – auch beim Essen. Aber ständiger Verzicht, Perfektionismus und „Nein, das darf ich nicht" führen auf Dauer zu Frust und Heißhunger oder dem Gefühl, gescheitert zu sein. Die 80:20-Regel legt den Fokus auf eine nährstoffreiche, hormonfreundliche Ernährung ohne Verbote. Dafür lässt sie Raum für echten Genuss. Das ist langfristig nachhaltiger als jede strikte Diät.

NASCHEN? AM BESTEN DIREKT NACH DEM ESSEN

Habt ihr „guilty pleasures"? Welche Leckereien sorgen bei euch für ein schlechtes Gewissen, sobald sie die Zunge berühren? Früher hatte ich viele davon. Aber die Liste ist kürzer geworden, seitdem ich mich regelmäßig mit guten Proteinen und Ballaststoffen versorge und mich generell bewusster ernähre. Mein Geschmack hat sich dadurch verändert. Supersüße Kekse mit Cremefüllung kriege ich heute zum Beispiel gar nicht mehr runter. Viel verlockender sind für mich jetzt Datteln in einem zarten Mantel aus Bitterschokolade. Die sind auch süß, schmecken aber nicht so künstlich.

Zugegeben: Bei Kuchen werde ich schon noch schwach. Aber wenn ich mir den gönne, achte ich aufs Timing. Ich greife dann gleich nach dem Mittagessen zur Kuchengabel, nicht erst später am Nachmittag. Warum? Weil der Körper nach einer ausgewogenen Mahlzeit mit Eiweiß, Fett und Ballaststoffen weniger stark auf Zucker reagiert. Der Blutzucker steigt langsamer und stabiler an. Und genau das verhindert dieses typische Auf und Ab mit nachfolgendem Heißhunger. Also lieber erst essen, dann naschen. Für mich funktioniert das richtig gut. Und ehrlich: Oft reicht mir dann auch ein kleiner Genussmoment statt gleich die ganze Portion.

SO WERTET IHR FAST FOOD ODER SÜSSES AUF

Bei Gelüsten muss ich heute nicht mehr unbedingt „all in" gehen. Wenn ich kann, setze ich auf clevere Kombinationen, die das Ganze nährstofftechnisch aufwerten. Mache ich zum Beispiel für meine Familie Pommes, serviere ich diese zusammen mit Prinzessbohnen oder Edamame. Das sind echte Nährstoffbomben, die pflanzliches Eiweiß und jede Menge Ballaststoffe liefern. Oder ich bereite Pommes aus Süßkartoffeln zu, die mehr Ballaststoffe haben als die normalen Knollen und den Blutzucker nicht explodieren lassen. Dazu gibt's dann statt Ketchup einen leckeren Joghurt-Dip.

Lust auf Gummibärchen? Kein Problem. Aber wenn, dann esse ich Mandeln dazu. Auch das hält den Blutzucker in Schach. Und auf diese Weise esse ich eher eine Handvoll der bunten Bärchen statt die ganze Tüte.

BEHANDELT GENUSSMITTEL ALS SOLCHE

Ein weiterer, wichtiger Punkt: Gummibärchen und Co. zählen zu den Genussmitteln – und sollten auch als solche behandelt werden. Das heißt: Wir sollten sie uns nicht nebenbei reinschieben. Ob vor dem laufenden Fernseher oder bei der Arbeit am Computer – zack, sind zwei Riegel Schokolade weg, ohne dass man's überhaupt merkt. Wenn schon Schokolade, dann bewusst. Hinsetzen, genießen und spüren, wie sie im Mund schmilzt. Das ist fast wie eine Mini-Meditation – und der Körper sagt euch dann auch schneller: Danke, es reicht.

Essen ist ein Erlebnis. Es wäre schade, dieses durch Hektik und Ablenkung zu verschenken. Ich sage nicht, dass man nie mal mit einem schönen Teller vor der Lieblingsserie sitzen darf. Das mache ich auch manchmal! Aber dann zelebriere ich es ganz bewusst. Und genau darum geht's: um Achtsamkeit, echten Genuss – und darum, sich nichts zu verbieten, sondern clever zu wählen. Ich hoffe, das fällt euch mit den Tipps, die ich euch gegeben habe, leichter!

MISSION MIKROBIOM: STARKE MITTE, STARKES ICH

Kaum ein Organ reagiert bei Frauen so feinfühlig wie der Darm. Er spürt jede Laune, jede Mahlzeit und jeden Hormonumschwung. Höchste Zeit, dass wir ihm die Aufmerksamkeit und Zuwendung schenken, die er verdient.

Frau is(s)t anders – das zeigt sich auch im Darm. Der weibliche Körper reagiert sensibler auf Essen, weil Hormone wie Östrogen und Progesteron viele Abläufe im Verdauungstrakt mitsteuern. Zyklus, Schwangerschaft oder Wechseljahre wirken sich direkt auf das Darmmikrobiom und die Verdauung aus.

Vor der Periode ist mein Bauch oft leicht aufgebläht und der Darm unruhiger – bis sich nach der letzten Blutung alles wieder einpendelt. Hormone beeinflussen tatsächlich nicht nur die Gebärmutter, sondern auch die Darmbewegungen und die Zusammensetzung der Darmflora. Es kann rund um die Periode zu Durchfall oder Verstopfung kommen, manche Frauen verspüren ein extremes Völlegefühl oder Krämpfe. Das hängt ganz davon ab, wie sensibel euer Körper auf die hormonellen Schwankungen reagiert.

Umso wichtiger ist daher für uns Frauen eine Ernährung, die den Darm beruhigt, das Mikrkrobiom stärkt und die Verdauung unterstützt – durch ein Plus an Ballaststoffen sowie durch hormonfreundliche und entzündungshemmende Lebensmittel. So entsteht ein Fundament für mehr Wohlbefinden und innere Balance, das euch Tag für Tag spürbar begleitet.

WARUM MICH DER DARM SO FASZINIERT

Viele Menschen reden nicht gerne über den Darm und seine Aktivitäten. Ich schon! Im Freundeskreis bin ich darum schon als „Darm-Fetischistin“ abgestempelt. Aber ich finde das Thema eben nicht nur wahnsinnig wichtig, sondern auch richtig spannend.

Allein die Darm-Hirn-Achse ist doch faszinierend, findet ihr nicht? Damit ist die enge Verbindung zwischen unserem Verdauungssystem und unseren grauen Zellen gemeint – sie kommunizieren ständig über Nerven, Hormone und Botenstoffe miteinander. Deshalb beeinflusst unser Darm nicht nur die Verdauung, sondern auch Stimmung, Stressreaktionen und sogar unser Verhalten. Bei Frauen ist die Darm-Hirn-Achse besonders fein abgestimmt, weil sie eng mit den weiblichen Hormonen verknüpft ist. Östrogen und

WER HAT DEN LÄNGSTEN?

Frauen haben im Durchschnitt einen etwa 20 cm längeren Dünndarm als Männer. Das hilft bei der Nährstoffaufnahme, vor allem in Zeiten wie Schwangerschaft oder Stillzeit. Aber: Der längere Darm im engeren Beckenraum kann die Verdauung verlangsamen – was zu Blähungen, Völlegefühl oder Verstopfung führen kann, besonders in der zweiten Zyklushälfte.

Progesteron beeinflussen die Stimmung, das Schmerzempfinden und die Darmtätigkeit. Deshalb reagieren viele Frauen im Laufe des Zyklus sensibler auf Stress, Ernährung und Stimmungsschwankungen.

Auch Reizdarm-Symptome sind bei uns deutlich häufiger. Emotionen schlagen bei Frauen einfach schneller auf den Magen: nicht nur Stress, Angst oder Kummer, sondern auch Glück und Verliebtheit. Das liegt daran, dass wir emotional und hormonell stärker reagieren – und der Darm da voll mitspielt. Negative Gefühle wie Nervosität oder Anspannung können Blähungen, Bauchweh oder Verstopfung auslösen. Umgekehrt können Glücksgefühle für „Schmetterlinge" im Bauch sorgen. Das sind tatsächlich Muskelkontraktionen im Verdauungstrakt – ausgelöst durch Hormone.

Wusstet ihr, dass das Glückshormon Serotonin zu 90 Prozent im Darm gebildet wird und nicht etwa im Gehirn? Dafür sind spezialisierte Zellen in der Darmschleimhaut zuständig. Serotonin reguliert im Darm vor allem die Bewegung. Es sorgt dafür, dass alles gut flutscht, beeinflusst aber auch die Durchblutung, das Schmerzempfinden und das Immunsystem. Im Gehirn wirkt Serotonin ganz anders – dort beeinflusst es Stimmung, Schlaf und Motivation. Obwohl Darm und Hirn ihr Serotonin getrennt voneinander produzieren, sind sie eng miteinander verbunden. Das heißt auch: Ein gesunder Darm stärkt die seelische Balance! Ein geschädigtes Mikrobiom, chronischer Stress, Entzündungen, Nährstoffmangel oder bestimmte Medikamente wie Antibiotika oder die Pille können die Serotonin-Produktion bremsen. Dann funktioniert dieses Zusammenspiel nicht mehr, was sich sowohl auf die Stimmung als auch auf die Verdauung negativ auswirken kann.

DIE BANANE MUSS FLUFFIG SEIN

Verdauungsprobleme lassen sich häufig auch im Gesicht ablesen. Mit Mitte 20 hatte ich regelmäßig Ausschläge um den Mund, nichts Dramatisches, aber eben ständig. Meine Kosmetikerin meinte damals: „Schau dir mal deinen Darm an." Ich war jung und dachte nur: „Ach komm, das ist doch Quatsch!" Aber dann wurde es schlimmer. Ich ging zu einer Heilpraktikerin und siehe da: Mein ganzer Darm war voller Pilze! Ich unterzog mich einer Darmreinigung und -kur, um die Schleimhaut wiederaufzubauen.

Damals begann mein Bewusstsein für den Darm. Plagten mich danach noch mal gesundheitliche Probleme, ließ ich immer zuerst die Lage dort checken. Pilzinfektionen oder Ausschläge habe ich seitdem nie wieder gehabt – auch, weil ich meinen Darm durch die richtige Ernährung pflege. Werde ich nachlässig, merke ich das sofort. Im letzten Frankreichurlaub gab's zum Beispiel viel Baguette, köstlichen Käse und mal ein Glas Wein dazu. Das sorgte dann im Badezimmer für keinen „guten Abgang". Was rauskam, war verklebt und schleimig. Ein deutliches Zeichen dafür, dass die Verdauung nicht optimal funktioniert oder ein Ungleichgewicht im Mikrobiom besteht. Ähnelt der Stuhlgang dagegen einer fluffigen Banane, stimmt alles.

Wenn über einen längeren Zeitraum Verdauungsprobleme auftreten, die ihr nicht über die Ernährung in den Griff bekommt, kann das ein Hinweis auf ernsthafte Störungen sein: Stichwort „Leaky Gut" (siehe Kasten). Spätestens dann solltet ihr euch an eine Ärztin oder einen Arzt wenden.

WERDET ZU EURER EIGENEN DARM-DETEKTIVIN!

Auch typische Frauenerkrankungen wie Hashimoto, Endometriose und Rheuma können zu Darmproblemen führen. Die Betonung liegt auf „können". Denn ganz einig ist sich die Wissenschaft da noch nicht. Es ist ein bisschen wie die Henne-und-Ei-Frage. Was war zuerst da? Ist die Verdauung wegen der Krankheit aus dem Gleichgewicht geraten – oder war es andersherum und ein schwächelnder Darm der Auslöser für die Beschwerden? Klar ist: Der Darm spielt eine zentrale Rolle bei Autoimmunerkrankungen, besonders bei Frauen, die häufiger davon betroffen sind als Männer. Deshalb lohnt es sich, auf den Darm zu achten: zur Vorbeugung und zur Unterstützung in der Therapie.

Ich finde ja, es sollte nicht heißen „Du bist, was du isst", sondern „Du bist, was du verdaust". Beobachtet euren Körper und werdet zu eurer eigenen Darm-Detektivin. Wie fühlt ihr euch nach welchem Essen? Was vertragt ihr gut, was nicht so? Und wie klappt's nach bestimmten Mahlzeiten mit dem Stuhlgang? Habt ihr eine regelmäßige Verdauung? Wenn nicht: Woran könnte das liegen? Manchmal auch einfach am Verhalten. Gerade Frauen tun sich schwer, unterwegs auf die Toilette zu gehen. Blähungen, Unwohlsein – vieles wird aus Scham unterdrückt. Aber genau das kann auf Dauer den Darm stressen. Trainiert euch eine gesunde Verdauungsroutine an. Ideal ist, wenn ihr euer Geschäft gleich morgens erledigt. Das entstresst ungemein! Falls das nicht klappt, dann schaut doch mal,

WAS IST EIN „LEAKY GUT"?

Beim sogenanten Leaky-Gut-Syndrom ist die Darmwand durchlässiger (engl. „leaky"), als sie sein sollte. Stoffe wie unverdaute Nahrungsreste, Bakterien oder Gifte gelangen in den Blutkreislauf und reizen das Immunsystem. Das kann zu chronischen Entzündungen, Unverträglichkeiten oder Autoimmunreaktionen führen. Frauen sind besonders oft betroffen, weil ihr Darm empfindlicher reagiert. Ein Leaky Gut entsteht, wenn die schützende Schleimhaut im Darm über längere Zeit belastet wird – beispielsweise durch Dauerstress, eine einseitige oder stark verarbeitete Ernährung, Alkoholkonsum, bestimmte Medikamente (wie Antibiotika oder Schmerzmittel) sowie chronische Entzündungen. All das schwächt die Darmbarriere, bis sie durchlässig wird. Umso wichtiger ist es, den Darm gezielt zu stärken.

an welchen Schrauben ihr drehen könnt. Mit der richtigen Ernährung lässt sich auf jeden Fall viel bewirken.

Alkohol zum Beispiel – gerade, wenn man ihn abends genießt – belastet das Darmmikrobiom und die Leber. Er dehydriert, stört die Verdauung und bringt Schluck für Schluck eine Menge Kalorien und versteckten Zucker mit sich. Ein Glas Aperol Spritz hat fast 400 Kalorien! Als ich das herausfand, war ich echt baff.

Zucker, künstliche Süßstoffe und stark verarbeitete Produkte solltet ihr meiden, vor allem, wenn eure Verdauung nicht rundläuft. Auch Gluten und Kuhmilchprodukte können belasten, selbst wenn keine explizite Unverträglichkeit vorliegt, weil sie bei vielen Frauen still ablaufende Entzündungsprozesse fördern. Hört da ruhig auf euren Instinkt! Der weibliche Darm braucht die drei Rs: Rhythmus, Regelmäßigkeit und Ruhe zum Verdauen. Ein geregelter Tagesablauf, bewusste Mahlzeiten und ausreichend Pausen helfen dem Verdauungssystem, im Gleichgewicht zu bleiben. Sind diese Umstände bei euch gegeben?

ESSBARE HELFERLEIN

Damit euer Darm aufnahmefähig, stark und ausgeglichen bleibt, braucht er die richtigen Baustoffe – und die sollten möglichst jeden Tag auf den Teller kommen. Dabei geht es nicht um Superfoods oder strenge Regeln, sondern um eine bewusste Auswahl an Lebensmitteln, die eure Verdauung sanft unterstützen und das Mikrobiom nähren. Baut die folgenden kleinen Helfer bewusst in euren Alltag ein – und stärkt euren Darm damit Tag für Tag.

FAUSTREGEL FÜR EINEN GESUNDEN DARM

Wer seinem Darm etwas Gutes tun möchte, meidet Zucker (weil den die schlechten Bakterien lieben!), künstliche Süßstoffe und hochverarbeitete Fertigprodukte. Als Faustregel gilt: Wenn ihr die Zutatenliste auf einer Lebensmittelverpackung nicht versteht, lasst lieber die Finger davon. Nehmt nicht in den Mund, was ihr nicht aussprechen könnt!

Probiotika wie Kimchi, Sauerkraut, Kefir, Joghurt oder Kombucha (achtet auf eine mögliche Histaminunverträglichkeit!). Das sind die guten Darmbakterien, die das Mikrobiom in Balance bringen. Sie beruhigen den Darm, stärken die Immunabwehr und unterstützen eine gesunde Verdauung.

Präbiotika, also Futter für die guten Darmbakterien. Haferflocken, Chia- und Leinsamen, Chicorée, Artischocken, Zwiebeln und Knoblauch gehören regelmäßig auf den Teller. Ich stelle mir die guten Darmbakterien immer wie eine Schar kleiner Krieger vor, die für mich gegen die schlechten Bakterien in die Schlacht ziehen. Lasse ich sie verhungern, ist der Kampf gleich verloren.

Kreuzblütler wie Brokkoli, Kohlrabi und Blumenkohl stärken das Mikrobiom, wirken entzündungshemmend und helfen, überschüssige Östrogene auszuscheiden. Ich habe kürzlich gelesen, dass La Toya Jackson sich angeblich hauptsächlich davon ernährt. Schlaue Frau!

Leinöl, das mit seinen Omega-3-Fettsäuren die Darmwand schützt und die Verdauung in Schwung bringt – gerade bei hormonbedingten Beschwerden. Am besten verwendet ihr es kalt, zum Beispiel im Joghurt, über Salate oder in einem Smoothie.

Wildkräuter wie Schafgarbe oder Brennnessel, als Tee oder frisch über den Salat, liefern wertvolle Bitterstoffe, die die Verdauung anregen, die Leber entlasten und eine gesunde Darmflora unterstützen.

Warmes Zitronenwasser am Morgen, gerne mit 1 EL Chiasamen, ist ein echter Darm-Booster. Gibt's bei mir immer gleich nach dem Aufwachen! Kurkuma und Ingwer haben im heißen Wasser einen ähnlichen Effekt.

Grüner Tee ist wegen seiner Polyphenole (das sind sekundäre Pflanzenstoffe, die antioxidativ wirken) ebenso super fürs Mikrobiom. Er hemmt Entzündungen, beruhigt den Darm und kann den Stoffwechsel ankurbeln.

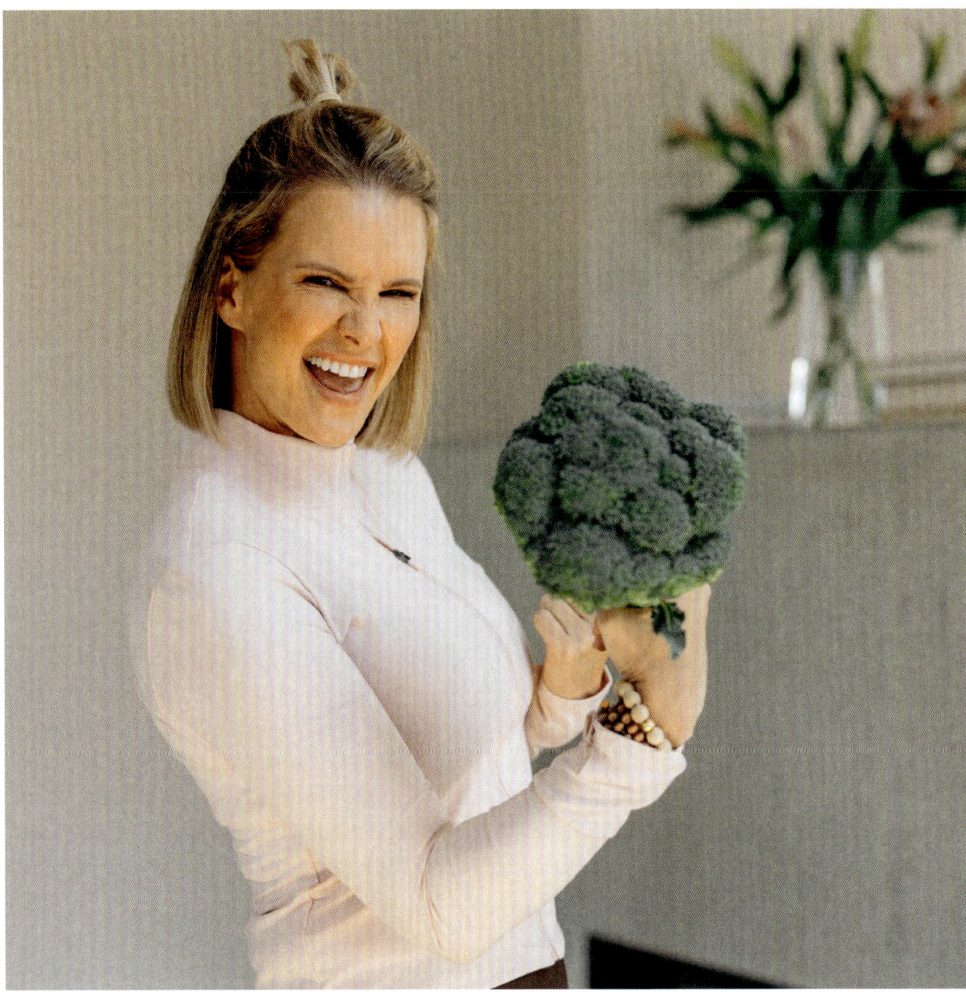

EASY KOCHEN NACH DEM BAUKASTENPRINZIP

Ich möchte mit einem weiteren Vorurteil aufräumen: Gesunde Küche muss nicht kompliziert sein. Lecker und entspannt – das ist genau mein Ding! Aber ich sag's gleich: Die übliche Meal-Prep-Methode ist nichts für mich. Einmal in der Woche vorkochen und dann tagelang das Gleiche essen? Wie langweilig! Spätestens an Tag drei könnte ich das Gericht, so lecker es auch sein möge, nicht mehr sehen. Ich brauche Abwechslung. Daher bin ich ein großer Fan davon, einzelne Komponenten vorzubereiten, die sich flexibel kombinieren lassen. Ein Easy-going-Baukastenprinzip!

SALATDRESSINGS

Macht euch gleich eine größere Menge, am besten in einem Schraubglas. Hält sich bis zu zehn Tage im Kühlschrank und peppt nicht nur Blattsalate auf, sondern auch Ofengemüse und Bowls. Einmal anrühren und mehrfach genießen! Schaut euch doch mal die Rezepte auf Seite 164 an.

SAATEN & NÜSSE

Ob Sonnenblumen-, Kürbis- oder Pinienkerne, Cashews, Mandelblättchen – alles kurz in einer Pfanne anrösten und in einzelne Gläser füllen. Macht jede Bowl besser, genau wie Pfannengerichte oder Salate. Perfekt für die Hormonbalance, starke Nerven, schöne Haut und stabile Energie.

„VOGELFUTTER"-MIX

Mein süßes Glas mit allem, was Power gibt: Kürbiskerne, Chiasamen, Gojibeeren, gefriergetrocknete Heidelbeeren oder Dattelstücke. Morgens 1 EL über Porridge, Joghurt oder das Müsli – ballaststoffreich, sättigend und megapraktisch. Auch super für unterwegs! Was ihr alles im Glas mischen könnt, dafür findet ihr auf Seite 150 eine Anleitung.

PROTEINQUELLEN

Gekochte Eier, gegartes Hühnchen, angebratener Tofu oder Tempeh – diese Proteinbomben lagere ich vorgekocht in kleinen Boxen im Kühlschrank. Salat-Topping? Wrap-Füllung? Snack für zwischendurch? Geht alles. Auch mit Harzer Käse. Der ist fettarm, liefert aber viel Sattmacher-Protein! Und schmeckt sogar gewürfelt in der Suppe.

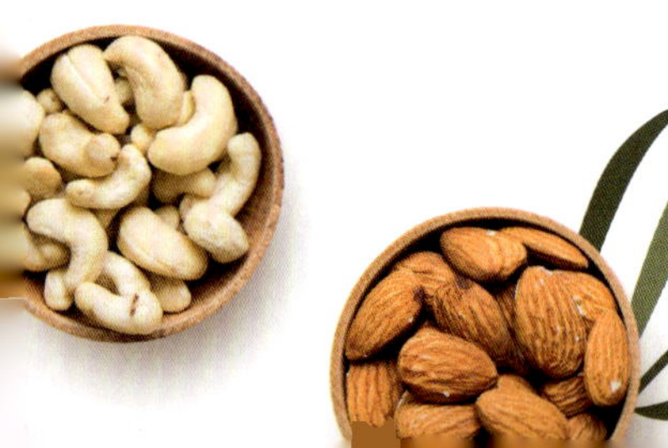

FISCH, FLEISCH & TOFU

Lachs, Hühnchen oder Tofu für die kommende Woche schon am Sonntag in einer Silikontasche oder einem Glasbehälter einlegen – orientalisch, asiatisch oder à la Ottolenghi (der mariniert seine Zutaten teilweise bis zu einer Woche!). So habt ihr immer was parat, das ihr frisch braten könnt. Marinierte Teile könnt ihr auch portionsweise einfrieren. Neugierig? Dann werft doch einfach einen Blick auf die Rezepte auf Seite 165.

SAUCEN & DIPS

Hummus, Tahini, Tomatensauce oder Linsen-Bolognese – das alles hält sich gut und macht aus langweiligem Reis, Nudeln oder Rohkost ein richtiges Gericht. Am besten gleich mehr kochen und portionsweise einfrieren oder kühl stellen. Mittagessen gerettet! Die Rezepte findet ihr bei meinen Basics ab Seite 154.

OFENGEMÜSE

Süßkartoffeln, Brokkoli, Paprika, Zwiebeln und Co. auf ein Backblech geben und zusammen mit Olivenöl, Salz und Kräutern in den Ofen schieben. Kühl gelagert in luftdichten Boxen hält sich das Gemüse 2 bis 3 Tage. Funktioniert als Beilage, in der Bowl, auf Salat oder einfach so, lauwarm und kalt (siehe Seite 156).

PSEUDOGETREIDE

Koche ich morgens eine größere Menge Quinoa, Hirse oder Buchweizen, kann ich dreimal am Tag davon essen: Süß zum Frühstück (mit Kokosmilch, Zimtpulver und Apfel), mittags mit Salat, Ofengemüse, Dressing und einem Löffel „Vogelfutter“, abends als Beilage mit Hühnchen, Lachs und Tomatensauce.

EIERGERICHTE

In letzter Zeit mache ich oft Mini-Frittatas oder Pfannkuchen zum Frühstück. Für die herzhafte Variante reibt ihr ein handbreites Stück Zucchini in feine Raspel und mischt die mit 1 Ei und 1 EL Mehl, sodass daraus ein fester Teig wird. Mit Olivenöl von beiden Seiten in der Pfanne anbraten, fertig! Für die süße Variante mische ich 1 Ei mit 1 zerdrückten Banane, 1 EL Chiasamen und 1 EL Haferflocken (optional Zimt für Extraaroma) und brate die kleinen Pfannkuchen in Kokosöl. Sie lassen sich auch kalt mitnehmen: ins Büro, in die Schule oder zum Picknick.

KARTOFFELN & NUDELN

Größere Mengen vorkochen lohnt sich auch hier. Denn durch das Abkühlen entsteht resistente Stärke, die den Blutzucker weniger stark ansteigen lässt. Klingt super, oder? Aber ganz ehrlich: Ich mag meine Kartoffeln heiß und frisch, am liebsten direkt aus dem Topf gepellt. Und Nudeln vom Vortag? Sind einfach nicht mein Ding. Wenn's euch schmeckt – top! Für mich geht in diesem Punkt Genuss vor Theorie.

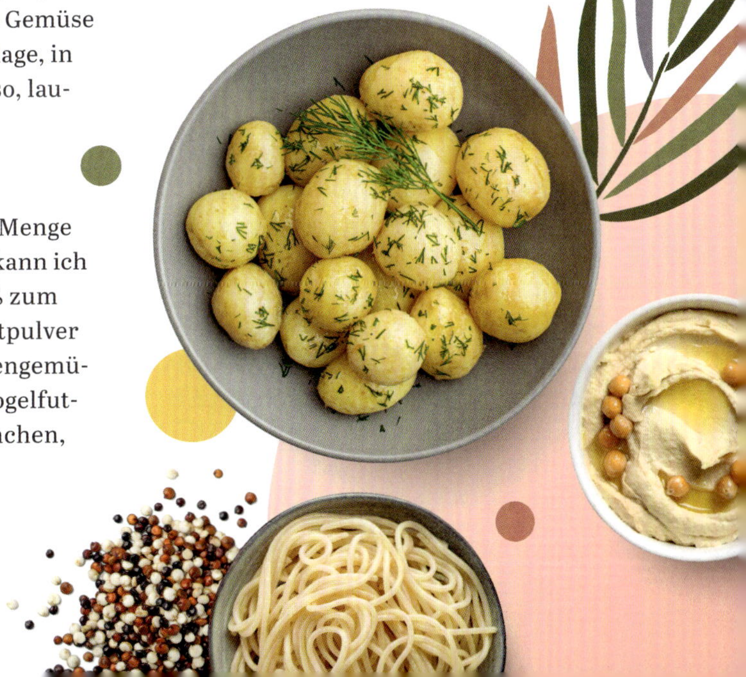

EUER RESET-PROGRAMM FÜR 7 TAGE

Manchmal braucht der Körper einfach einen Neustart („Reset"). Ob nach einer besonders stressigen Phase, einer Antibiotika-Behandlung, bei Hautproblemen oder einfach, weil ihr euch nicht wohlfühlt und etwas verändern wollt – genau dafür ist dieses einwöchige Programm gedacht. Es entlastet den Stoffwechsel, bringt eure Verdauung ins Gleichgewicht und schenkt euch spürbar neue Energie.

Damit geht's für euren Körper quasi zurück auf die Werkseinstellung. Wie der Reset genau funktioniert? Ganz einfach! Es gibt im Buch gleich zwei Wochenpläne – in der hinteren Klappe und auf Seite 166 –, die euch den perfekten Genuss-Mix für den Reset bieten. Hier gibt's einen Überblick über die Wirkung des Ganzen.

ZURÜCK INS GLEICHGEWICHT

Ziel des Plans ist es, eure Darmflora ins Gleichgewicht zu bringen. Denn ein gesunder Darm bedeutet nicht nur eine bessere Verdauung, sondern auch weniger sogenannte stille Entzündungen. Ein Riesenthema bei Frauen! Wenn Wunden schlecht heilen, ihr schnell blaue Flecken bekommt oder euch ständig krank fühlt, können unbemerkte Entzündungsherde im Körper dahinterstecken. Der Reset hilft dabei, diese abklingen zu lassen. So kann euer Körper besser regenerieren, ihr stärkt euer Immunsystem – und ganz nebenbei unterstützt ihr auch eure hormonelle Balance.

Wenn es um Hormone geht, ist sich die Forschung einig: Der Schlüssel heißt Ernährung. Klar, Bewegung ist wichtig, keine Frage. Aber an erster Stelle kommt das, was ihr täglich auf dem Teller habt. Und genau da setzt diese Auszeit an. Sie soll euch mehr Energie und einen klareren Kopf schenken, dafür Heißhunger, Trägheit und Stimmungsschwankungen reduzieren. So erlebt ihr, wie stark die richtige Ernährung euren Alltag verändern kann.

Ihr könnt den Reset ganz flexibel nutzen: als kleine Kur einmal im Jahr – oder als Mini-Auszeit, wenn euch der Alltag aus der Balance bringt. Dann legt ihr einfach mal zwischendurch einen Tag zum Entschleunigen ein. Mit der Zeit werdet ihr merken: Je mehr ihr die Rezepte und Tipps aus diesem Buch in euren Alltag integriert, desto seltener braucht ihr den Reset überhaupt. Und genau das ist das Ziel – dass ihr euch langfristig stark, ausgeglichen und voller Energie fühlt.

SO FUNKTIONIERT DER PLAN

Während eurer Reset-Woche esst ihr drei vollwertige Hauptmahlzeiten pro Tag – mit vielen Ballaststoffen (inklusive Prä- und Probiotika), gut verdaulichem Eiweiß und einem bewussten Verzicht auf Weißmehl, Milchprodukte, Zucker und Koffein.

Für Frauen ab 30 kann es sinnvoll sein, eine Zeit lang Koffein wegzulassen. Es treibt die Stresshormone in die Höhe, kann den Schlaf stören und die hormonelle Balance aus dem Gleichgewicht bringen. Außerdem hemmt Koffein die Eisenaufnahme. Das ist besonders ungünstig, wenn ihr durch starke Monatsblutungen ohnehin schon viel Eisen verliert. Ich habe das häufig in meinen Retreats für Frauen erlebt: Beim Basenfasten wollten wir als Gruppe den Kaffee allmählich weglassen – aber manche Teilnehmerinnen hatten so starke Entzugserscheinungen, dass ich letztendlich gesagt habe: „Trink lieber einen Espresso.“ Die typischen Symptome wie Kopfschmerzen, Reizbarkeit und Müdigkeit dauern in der Regel zwei bis fünf Tage – ein Zeichen dafür, wie abhängig der Körper von Koffein geworden ist. Mit Kräutertees, viel Ruhe und 2 bis 2,5 Liter Wasser pro Tag könnt ihr den Körper in dieser Phase gut unterstützen. Fenchel, Kamille und Schafgarbe tun dem Bauch gut und fördern eine gesunde Verdauung.

DER ABLAUF IM ÜBERBLICK

Tag 1–2: Entlastung & sanfte Umstellung
Leichte, warme Mahlzeiten entlasten den Darm und bereiten euren Körper behutsam auf den Reset vor.

Tag 3–4: Aufbau & Aktivierung
Jetzt geht's darum, die Verdauung gezielt in Schwung zu bringen – mit probiotischen Lebensmitteln, Bitterstoffen und Gemüse, das eure innere Reinigung unterstützt.

Tag 5–6: Hormonfreundliche Pflege
Mit leberfreundlichen Lebensmitteln und gesunden Fetten helft ihr eurem Körper beim Entgiften und bringt euren Hormonhaushalt wieder sanft ins Gleichgewicht zurück.

Tag 7: Sanfter Abschluss & Integration
Leichte Kost, kleine Genussmomente und die Einladung reinzuspüren: Was hat euch gutgetan – und was wollt ihr vielleicht in den Alltag mitnehmen?

Der Reset-Plan ist keine Diät. Es geht nicht um Kalorienzählen oder Verzicht, sondern darum, euren Körper bewusst zu nähren und wieder in Balance zu bringen. Gönnt euch diese Auszeit nicht nur für euch selbst – auch euer Umfeld profitiert davon, wenn ihr euch wohler fühlt. Fragt ruhig eure Liebsten, ob sie euch unterstützen können – mit Verständnis, kleinen Gefallen oder einfach, indem sie euch Raum geben. Es lohnt sich für alle.

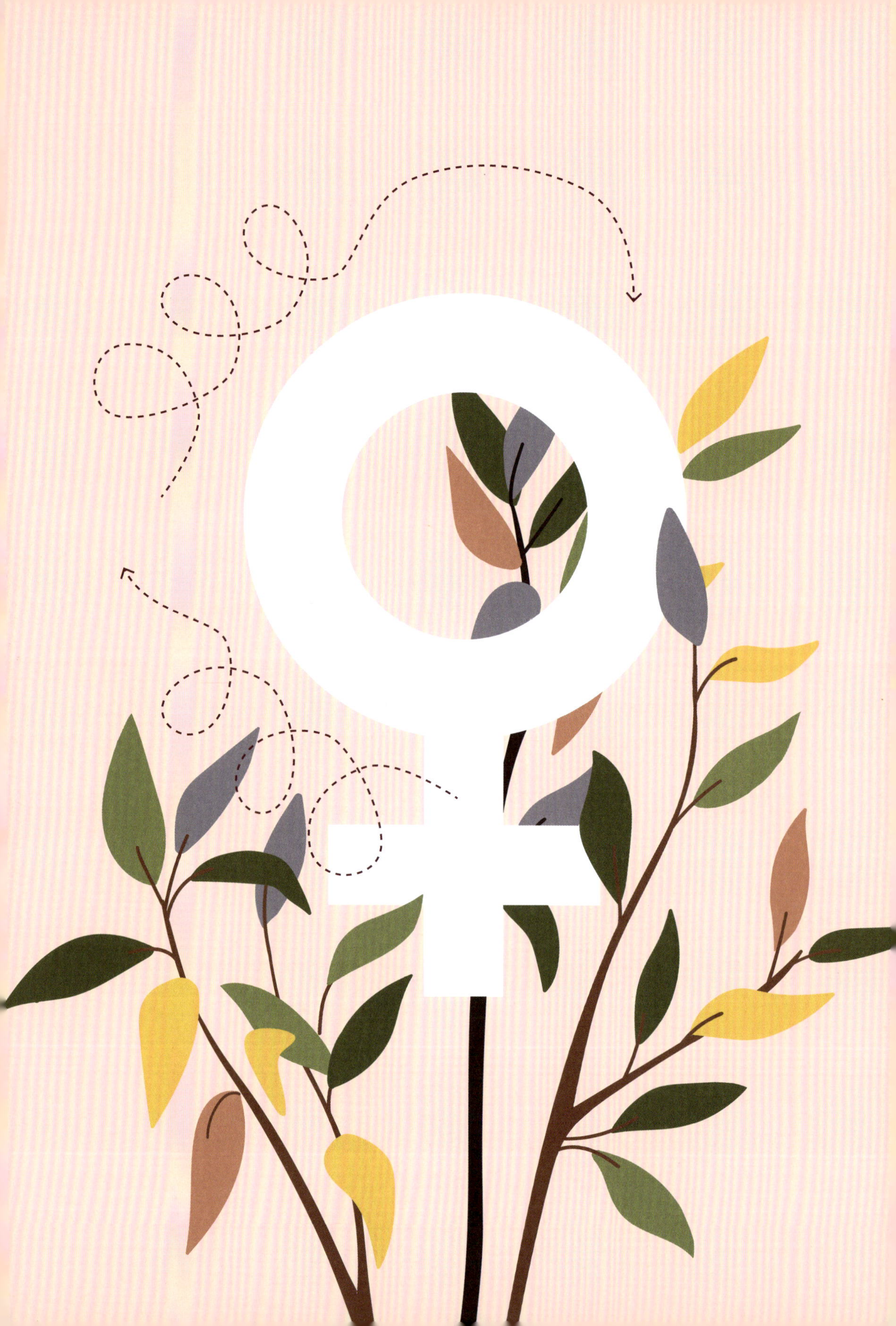

POWER-
REZEPTE

Egal ob morgens, mittags oder abends: Hier gibt's Rezepte, die satt machen, Energie schenken und richtig gut schmecken. Alle kommen ohne unnötigen Schnickschnack aus und sind im Alltag easy umsetzbar. Auch für süße Momente ist gesorgt – mit Snacks, die mehr können, als nur kurz glücklich machen. Ich wünsche euch einen guten Appetit!

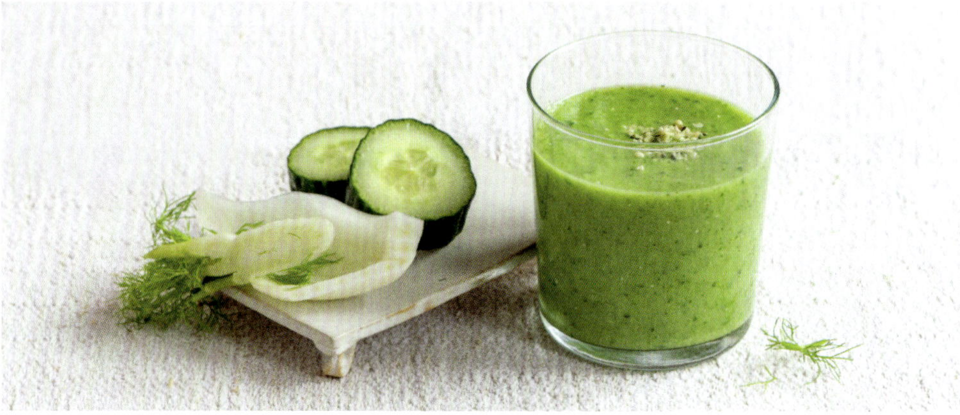

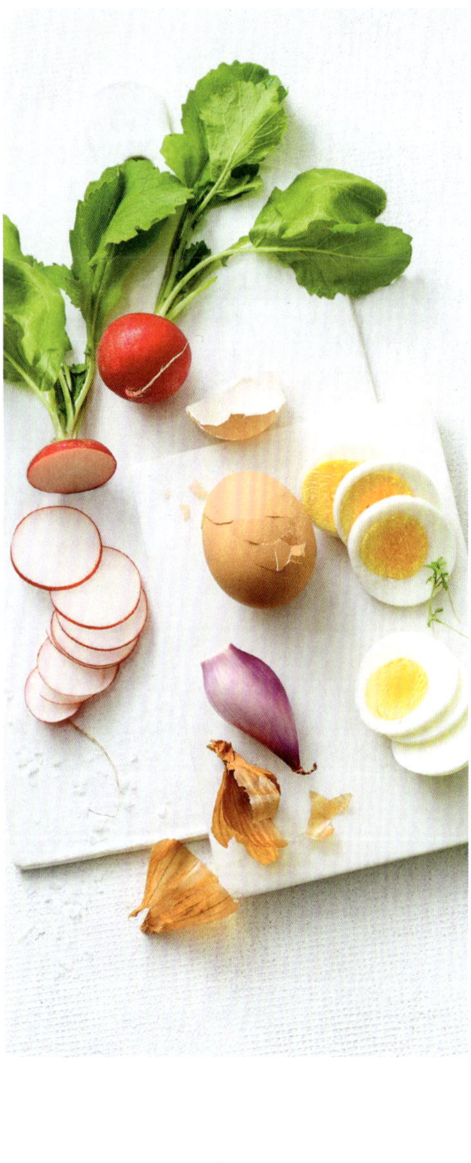

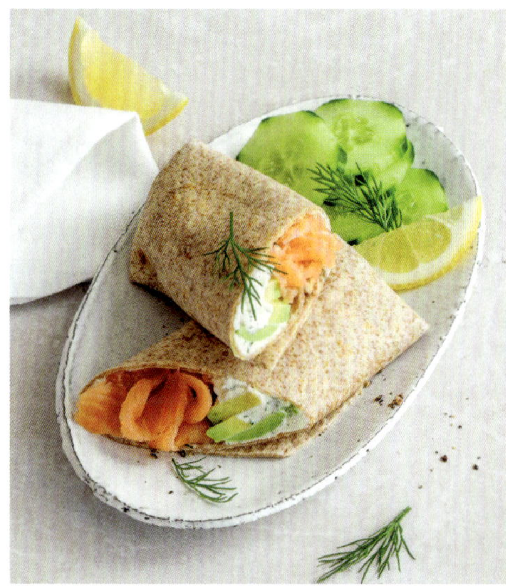

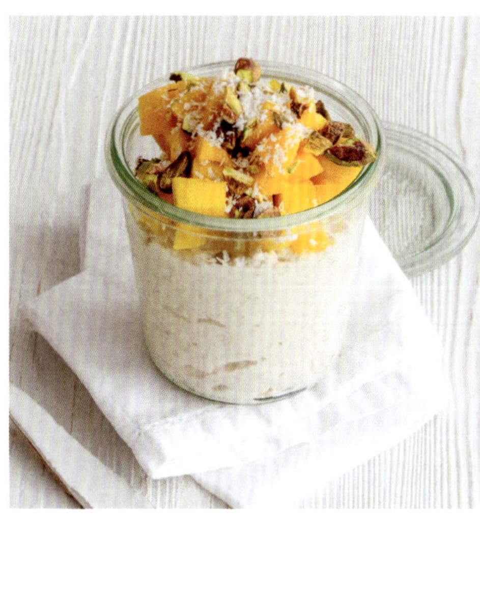

FRÜHSTÜCK

Die erste Mahlzeit des Tages ist die wichtigste! Sie bestimmt bis in die Abendstunden eure Laune, eure Energie und eure Entscheidungen. Ein Frühstück, das aus Eiweiß, gesunden Fetten und komplexen Kohlenhydraten besteht, stabilisiert den Blutzucker und schützt vor Heißhunger. Ideen gefällig? Probiert den Wachmacher-Smoothie mit Fenchel und Gurke, den Avocado-Wrap mit Lachs und Gurke oder die Tropical Overnight Oats mit Pistazien.

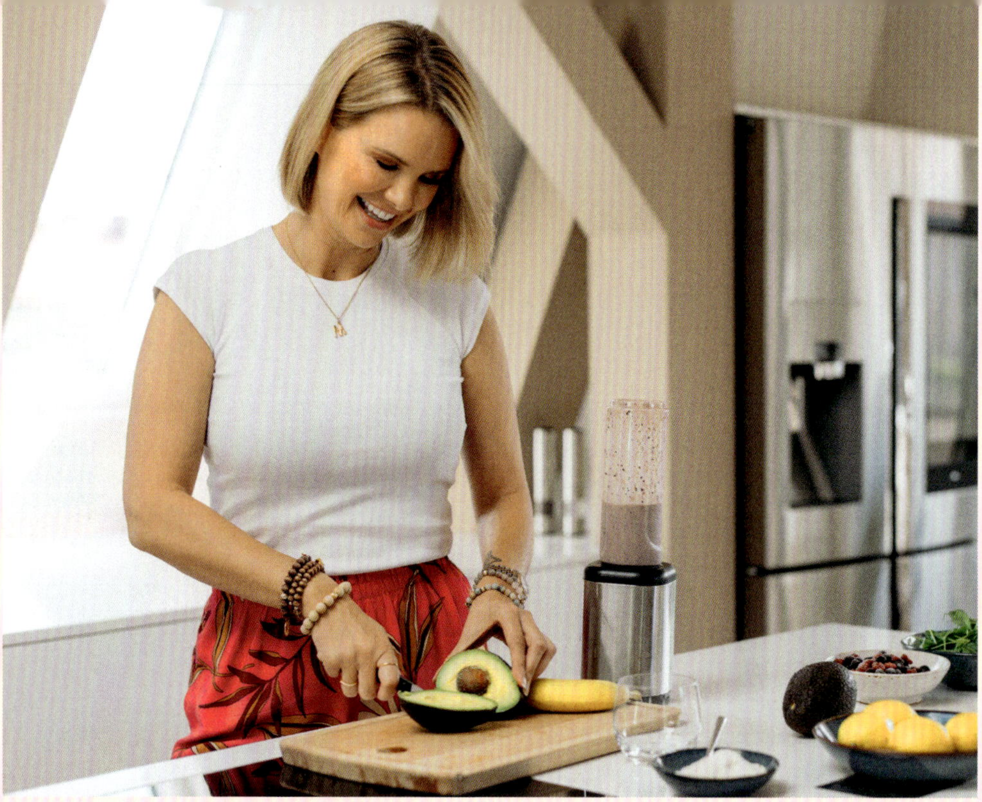

MEINE MAMA HATTE RECHT!

Frühstücken oder nicht frühstücken? Das ist eine der großen Ernährungsfragen, der Wissenschaftler nachgehen. Ich habe meine ganz persönliche Antwort darauf gefunden – und die liegt gar nicht so weit entfernt von dem, was meine Mutter mir früher geraten hat: „Kind, du kannst doch nicht ohne etwas zu essen aus dem Haus gehen", mahnte sie morgens.

Mit der Zeit habe ich viel darüber gelernt, wie Blutzucker, Hormone und der Stoffwechsel bei uns Frauen zusammenspielen. In Kombination mit meinen eigenen Erfahrungen wurde mir klar, dass meine Mutter richtiglag. Zumindest damit, dass ich frühstücken sollte. WAS damals allerdings in meinem Magen landete, war weit entfernt von optimal. Ich aß nämlich mit Vorliebe von Marmelade gekrönte Weißmehlbrötchen, Butterbrezeln oder griff während meiner Ausbildungszeit im Vorbeigehen beim Bäcker zu süßen Teilchen und Croissants. Kein Wunder also, dass mein Energielevel oft im Keller war oder ich nach kurzer Zeit schon wieder Heißhunger verspürte.

AUF DIE TALFAHRT FOLGT DER HEISSHUNGER

Das Problem: Ein Start wie dieser mit einer Riesenportion an einfachen Kohlenhydraten lässt den Blutzucker Achterbahn fahren. Er steigt blitzschnell stark an, rauscht dann aber nach kürzester Zeit im gleichen Tempo wieder runter. Frauen reagieren grundsätzlich sensibler auf Blutzuckerschwankungen als Männer – mit Auswirkungen auf Stimmung, Energie und das Essverhalten im Laufe des Tages. In der zweiten Zyklushälfte verstärkt sich dieser Effekt durch hormonelle Veränderungen noch einmal.

Was passiert nach so einem Frühstück in unserem Körper? Auf die Blutzucker-Talfahrt folgt der Heißhunger: Wir haben das Bedürfnis, etwas zu essen, obwohl wir eigentlich gar nicht wirklich hungrig sind. Essen, Hunger, Essen, Hunger, diese Wellenbewegung kann sich munter bis zum Schlafengehen fortsetzen. Ich habe vier Wochen lang einen Glukosesensor am Oberarm getragen, weil ich neugierig auf dieses Gadget war. Es ist schon spannend, wenn man in der dazugehörigen App genau nachverfolgen kann, welche Lebensmittel Blutzuckerspitzen verursachen und bei welchen Kombinationen die Kurven viel flacher verlaufen. Sehr eindrücklich, sage ich euch!

Ein ausgewogenes Frühstück, das aus allen drei Makronährstoffen (komplexe Kohlenhydrate, Eiweiß, gesunde Fette) besteht, gleicht den Blutzuckerspiegel aus und beugt so impulsivem oder emotionalem Essen vor. Die Rezepte auf den folgenden Seiten sind so konzipiert, dass sie lange vorhalten und euch Energie für den ganzen Tag spenden.

INTERVALLFASTEN ALS ALTERNATIVE?

Vielleicht fragt ihr euch jetzt: Warum nicht lieber das Frühstück ganz weglassen, wenn es zu solchen Problemen führen kann? Zumal ja das Intervallfasten, bei dem man in der Regel über Nacht eine 16-stündige Esspause einlegt, schon länger schwer im Trend liegt. Auch ich habe eine Weile aufs Frühstück verzichtet. Schließlich gibt es viele Studien, die die positiven Effekte belegen (unter anderem, dass man Gewicht verliert). Der Haken: Die meisten dieser Studien wurden mit männlichen Probanden durchgeführt. Bei Frauen zeigt sich oft ein anderes Bild. Bei mir persönlich führte das Weglassen des Frühstücks zu Reizbarkeit, weniger Energie und schlechterer Konzentration. Deswegen ließ ich diese Methode nach einer gewissen Zeit links liegen. Sie war auf Dauer nicht geeignet für mich.

Was für mich dagegen gut funktioniert: eine natürliche Esspause von etwa zwölf Stunden zwischen Abendessen und Frühstück. Diese Auszeit gibt dem Körper genug Raum zur Verdauung und Regeneration. Aber dann darf auch wieder etwas kommen. Etwas, das satt macht, nährt und die Basis legt für einen stabilen Tag.

ZYKLUS TRIFFT ZUCKER

Im Laufe des weiblichen Zyklus verändert sich der Hormonspiegel – und damit auch, wie der Körper auf Zucker reagiert. In der ersten Zyklushälfte unterstützt das Hormon Östrogen die Wirkung von Insulin (das Hormon, das den Zucker aus dem Blut in die Zellen transportiert). In der zweiten Zyklushälfte hingegen, wenn Progesteron dominiert, reagiert der Körper schlechter auf Insulin. Der Zucker bleibt dadurch länger im Blut, woraufhin der Körper oft zu viel Insulin ausschüttet. Das kann zu einem schnellen Blutzuckerabfall führen – und der verursacht dann Stimmungsschwankungen, Energielöcher sowie Schlafprobleme. Genau deshalb lohnt es sich, in dieser Phase besonders auf eine ausgewogene Ernährung mit stabilisierenden Lebensmitteln zu achten.

MEIN KNUSPER-GRANOLA MIT KOKOS UND CHIA

FÜR 20 PORTIONEN

Zubereitung: ca. 55 Min.
+ Abkühlzeit

- 200 g kernige Haferflocken
- 100 g Buchweizen
- 150 g gehackte Nüsse (z. B. Walnüsse, Mandeln)
- 75 g Sonnenblumen- oder Kürbiskerne
- 75 g Kokosraspel
- 2 EL Chiasamen
- 30 g helle Sesamsamen
- ½ TL Zimtpulver
- 1 Prise Salz
- 1 Eiweiß (Größe M)
- 2 EL Kokos- oder Rapsöl
- 60 g ungesüßtes Nussmus (z. B. Mandel- oder Erdnussmus)
- 2–3 EL Erythrit oder Kokosblütenzucker
- 1 TL natürlicher Vanilleextrakt
- 25 g gefriergetrocknete Himbeeren
- 75 g geröstete Sojabohnen
- 50 g Kakaonibs

Pro Portion ca. 175 kcal, 8 g EW, 11 g F, 13 g KH

* Den Backofen auf 150 °C (125 °C Umluft) vorheizen. Ein Backblech mit Backpapier belegen. Haferflocken, Buchweizen, gehackte Nüsse, Kerne, Kokosraspel, Chia- und Sesamsamen sowie Zimt und Salz in einer großen Rührschüssel mischen.

* Eiweiß, Öl, Nussmus, Erythrit oder Kokosblütenzucker und Vanille in einer zweiten Schüssel gründlich verrühren. Die Mischung zum Flocken-Nuss-Mix geben und alles gut vermengen, bis alle Zutaten leicht feucht sind. Die Masse gleichmäßig auf dem Blech verteilen. Im heißen Ofen auf der mittleren Schiene 40–45 Minuten backen, dabei alle 10–12 Minuten gut durchrühren. Das Granola aus dem Ofen nehmen und vollständig auskühlen lassen, dabei wird es erst richtig knusprig.

* Die Himbeeren in der Packung grob zerbröseln. Mit Sojabohnen und Kakaonibs unter das Granola mischen. Das Granola in einem gut schließenden Vorratsglas aufbewahren – so bleibt es mindestens 4 Wochen frisch.

* Zum Servieren pro Portion 40 g Granola nach Belieben mit griechischem Joghurt (5 % Fett), Quark oder Skyr und frischen Früchten wie Beeren servieren.

Good to know
Statt fertige Zuckerbomben zu kaufen, mache ich mein Granola lieber selbst – mit hochwertigen Zutaten und nur sanft gesüßt. So weiß ich, was drin ist, und kann zum Beispiel auch geröstete Sojabohnen dazugeben. Die schmecken schön nussig und sorgen für eine Extraportion Eiweiß.

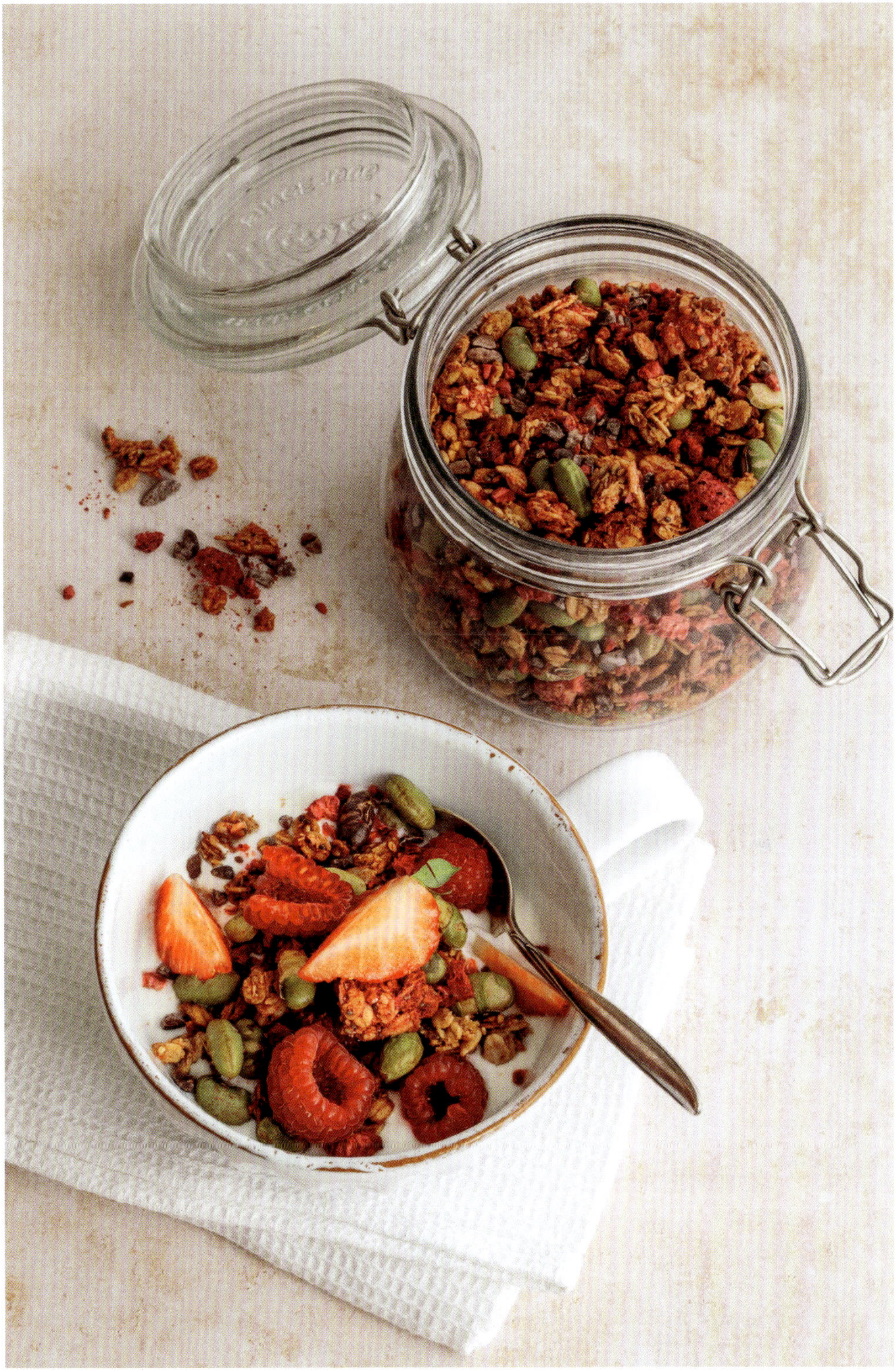

CHIAPUDDING MIT BEEREN UND WALNÜSSEN

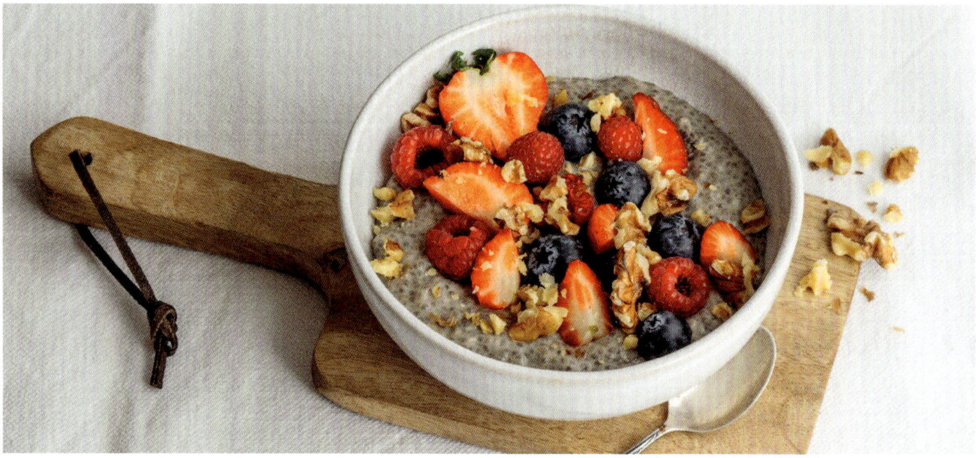

FÜR 2 PORTIONEN

Zubereitung: ca. 20 Min.
+ mind. 2 Std. Wartezeit

- 60 g Chiasamen
- 3 EL ungesüßtes veganes Proteinpulver
- 500 ml ungesüßter Mandeldrink
- ½ TL natürlicher Vanilleextrakt
- 1 TL Ahornsirup
- 250 g Beeren (frisch oder TK; z. B. Himbeeren, Blaubeeren, Erdbeeren)
- 30 g Walnusskerne

Pro Portion ca. 385 kcal,
24 g EW, 24 g F, 10 g KH

✻ Die Chiasamen mit dem Proteinpulver in einer Rührschüssel mischen. Mandeldrink, Vanilleextrakt und Ahornsirup dazugeben und alles gut verrühren. Die Masse ca. 10 Minuten quellen lassen.

✻ Die Masse erneut durchrühren, dann in 2 Schraubgläser (à ca. 200 ml Inhalt) füllen und abgedeckt mindestens 2 Stunden, am besten über Nacht, im Kühlschrank quellen lassen.

✻ Vor dem Servieren die Beeren verlesen, waschen und gut abtropfen lassen. TK-Beeren auftauen lassen. Die Walnüsse in einer beschichteten Pfanne ohne Fett rösten. Herausnehmen und grob hacken. Die Beeren und Nüsse auf dem Chiapudding verteilen.

Easy going

Den Chiapudding könnt ihr schon am Vorabend zubereiten und über Nacht in den Kühlschrank stellen. Man kann ihn auch gleich für 2 bis 3 Tage im Voraus machen – in einem Schraubglas könnt ihr ihn dann als Frühstück to go mitnehmen.

TROPICAL OVERNIGHT OATS MIT PISTAZIEN

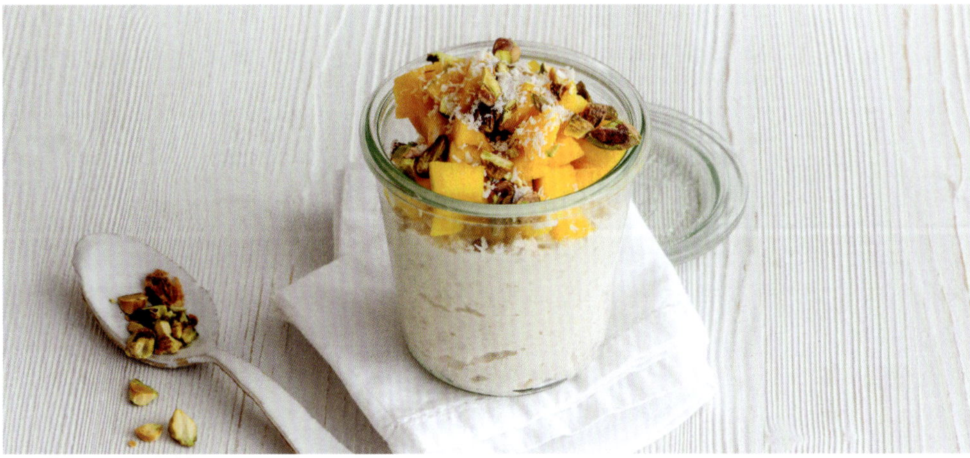

FÜR 2 PORTIONEN

Zubereitung: ca. 15 Min.
+ mind. 4 Std. Wartezeit

- 250 g Magerquark
- 100 ml ungesüßter Kokosdrink
- 2 EL ungesüßtes veganes Proteinpulver
- ½ TL natürlicher Vanilleextrakt
- 80 g Haferflocken
- ½ Mango (oder 150 g TK-Mango)
- 1 EL Pistazienkerne (ungesalzen)
- 1 EL Kokosraspel

Pro Portion ca. 435 kcal,
33 g EW, 11 g F, 40 g KH

* Den Quark mit Kokosdrink, Proteinpulver und Vanilleextrakt in einer Rührschüssel glatt rühren. Die Haferflocken dazugeben, gut unterrühren und die Masse auf 2 Schraubgläser (à ca. 350 ml Inhalt) verteilen. Die Gläser verschließen und die Overnight Oats im Kühlschrank mindestens 4 Stunden, am besten über Nacht, quellen lassen.

* Vor dem Servieren die Mango schälen, das Fruchtfleisch zuerst in Spalten vom Stein und dann in kleine Würfel schneiden. TK-Mango auftauen lassen und eventuell etwas kleiner schneiden.

* Die Pistazien grob hacken und mit den Kokosraspeln in einer beschichteten Pfanne ohne Fett rösten, bis sie duften. Sofort herausnehmen. Die Mango auf den Overnight Oats verteilen. Mit den Pistazien und Kokosraspeln bestreuen und sofort servieren.

QUINOA-PORRIDGE MIT ZWETSCHGEN UND NÜSSEN

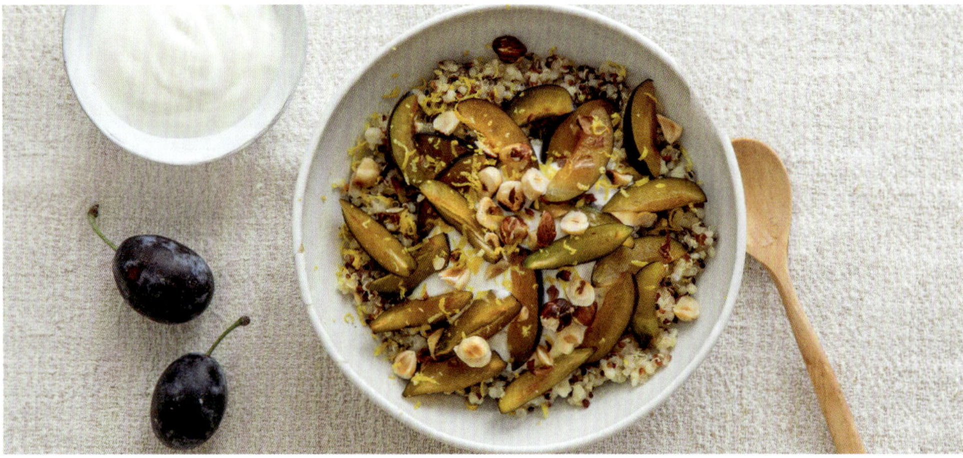

FÜR 2 PORTIONEN

Zubereitung: ca. 20 Min.

- 80 g Quinoa
- Salz
- ½ Bio-Zitrone
- 30 g Haselnusskerne
- 250 g Zwetschgen
- ½ TL Zimtpulver
- 1 TL Ahornsirup
- 300 g griechischer Joghurt (5 % Fett)

Pro Portion ca. 450 kcal, 23 g EW, 20 g F, 41 g KH

* Die Quinoa in einem feinen Sieb mit warmem Wasser gründlich abspülen und abtropfen lassen. Dann mit 240 ml Wasser und 1 Prise Salz in einen kleinen Topf geben, aufkochen und zugedeckt bei schwacher Hitze ca. 15 Minuten köcheln lassen.

* Inzwischen die Zitrone heiß waschen, trocken reiben und die Schale fein abreiben. Den Saft auspressen. Die Nüsse in einer beschichteten Pfanne ohne Fett rösten, bis sie duften. Herausnehmen und grob hacken. Die Zwetschgen waschen, trocken reiben, halbieren, entsteinen und in Spalten schneiden.

* Gekochte Quinoa vom Herd nehmen, Zimt, Ahornsirup und den Zitronensaft unterrühren. Dann den Quinoabrei auf Schalen verteilen und etwas Joghurt als Klecks daraufgeben. Die Zwetschgen und Nüsse darauf verteilen. Den Quinoa-Porridge mit der Zitronenschale bestreuen und den übrigen Joghurt dazu servieren.

FRÜHSTÜCKSMUFFINS MIT BLAUBEEREN UND MANDELN

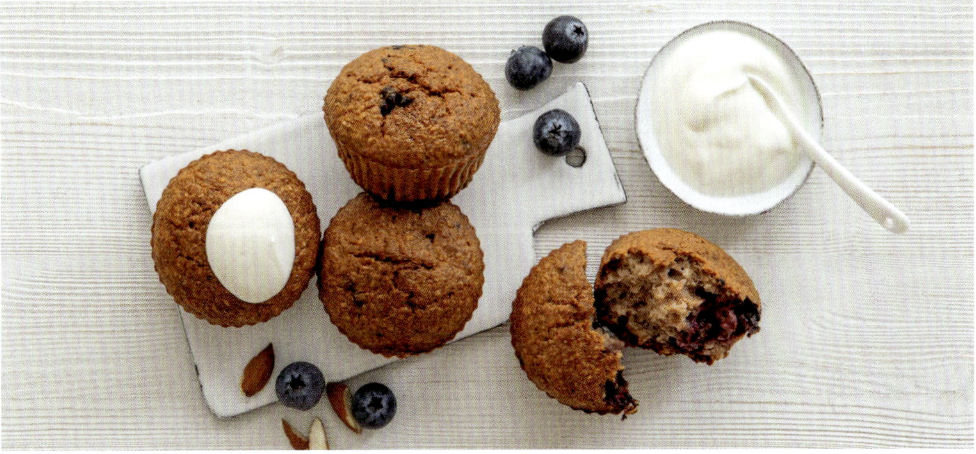

FÜR 12 STÜCK

Zubereitung: ca. 35 Min.

- 1 reife Banane (ca. 200 g)
- 2 Eier (Größe M)
- 300 ml Buttermilch
- 80 ml Raps- oder Kokosöl
- 1 TL natürlicher Vanille-extrakt
- 100 g Haferkleie
- 100 g Dinkelvollkornmehl
- 25 g gemahlene Mandeln
- 2 TL Backpulver
- ¼ TL Natron
- ¼ TL Salz
- 150 g Blaubeeren (TK)
- griechischer Joghurt (5 % Fett) zum Servieren

Pro Stück ca. 170 kcal, 5 g EW, 10 g F, 14 g KH

* Den Backofen auf 200 °C (180 °C Umluft) vorheizen. Ein Muffinblech mit 12 Mulden mit Papierförmchen auslegen. Die Banane schälen und in grobe Stücke schneiden. In eine Rührschüssel geben und mit einer Gabel zerdrücken. Eier, Buttermilch, Öl und Vanille dazugeben und alles gut verquirlen.

* Alle trockenen Zutaten in einer zweiten Schüssel mischen und zur Eiermischung geben. Mit einem Kochlöffel kurz unterrühren, sodass die Zutaten gerade eben verbunden sind. Die gefrorenen Beeren unterheben.

* Den Teig in die Papierförmchen füllen. Die Muffins im heißen Ofen 18–20 Minuten backen. Die Muffins herausnehmen und in der Form ca. 5 Minuten abkühlen lassen. Danach aus dem Muffinblech lösen und auf einem Kuchengitter auskühlen lassen. Zum Frühstück jeweils 2 Muffins mit 2–3 EL griechischem Joghurt servieren. Gut verpackt kann man die Muffins 3 Tage bei Zimmertemperatur aufbewahren. Sie lassen sich auch einfrieren und dann bei Bedarf auf dem Toaster aufbacken.

BANANA-PANCAKES MIT HAFERFLOCKEN UND ZIMT

FÜR 2 PORTIONEN

Zubereitung: ca. 40 Min.

- 1 große reife Banane (ca. 300 g)
- 2 Eier (Größe M)
- 2 EL Chiasamen
- 2 EL Haferflocken
- ½ TL Zimtpulver
- 250 g Magerquark
- 1 EL Mineralwasser mit Kohlensäure
- ½ TL natürlicher Vanilleextrakt
- 1 TL Ahornsirup
- 200 g gemischte Beeren (frisch oder TK; z. B. Brombeeren, Blaubeeren, Himbeeren)
- 1–2 TL Zitronensaft
- 3–4 TL Kokosöl zum Braten
- einige Minzeblätter zum Garnieren

Pro Portion ca. 470 kcal, 31 g EW, 19 g F, 40 g KH

* Die Banane schälen, in grobe Stücke teilen, in eine Rührschüssel geben und mit einer Gabel zerdrücken. Eier, Chiasamen, Haferflocken und Zimt dazugeben und alles mit der Gabel gut verrühren. Dann den Teig 5–10 Minuten quellen lassen.

* Inzwischen den Quark mit Mineralwasser, Vanilleextrakt und ½ TL Ahornsirup verrühren. Die Beeren verlesen, waschen und abtropfen lassen. TK-Beeren auftauen lassen. Beeren mit dem Zitronensaft und dem übrigen Ahornsirup (½ TL) mischen.

* Kokosöl nach und nach in einer großen beschichteten Pfanne erhitzen. Pro Pancake ca. 1 EL Teig als Klecks in die Pfanne geben. Etwas flach streichen und 3–4 Minuten backen, bis kleine Bläschen an der Teigoberfläche zu sehen sind. Pancake dann vorsichtig umdrehen und weitere 2–3 Minuten backen. Auf diese Weise nach und nach den kompletten Teig verbrauchen und ca. 12 Pancakes backen.

* Die Pancakes auf Tellern anrichten. Jeweils einen Klecks Quark und Beeren dazugeben, mit Minzeblättern garnieren. Den übrigen Quark und die restlichen Beeren extra dazu reichen.

Easy going

Die Pancakes kann man gut vorbereiten und über Nacht abgedeckt im Kühlschrank aufbewahren. Sie schmecken kalt oder kurz im Toaster oder in der Pfanne aufgewärmt und lassen sich auch prima in einer Brotbox mitnehmen.

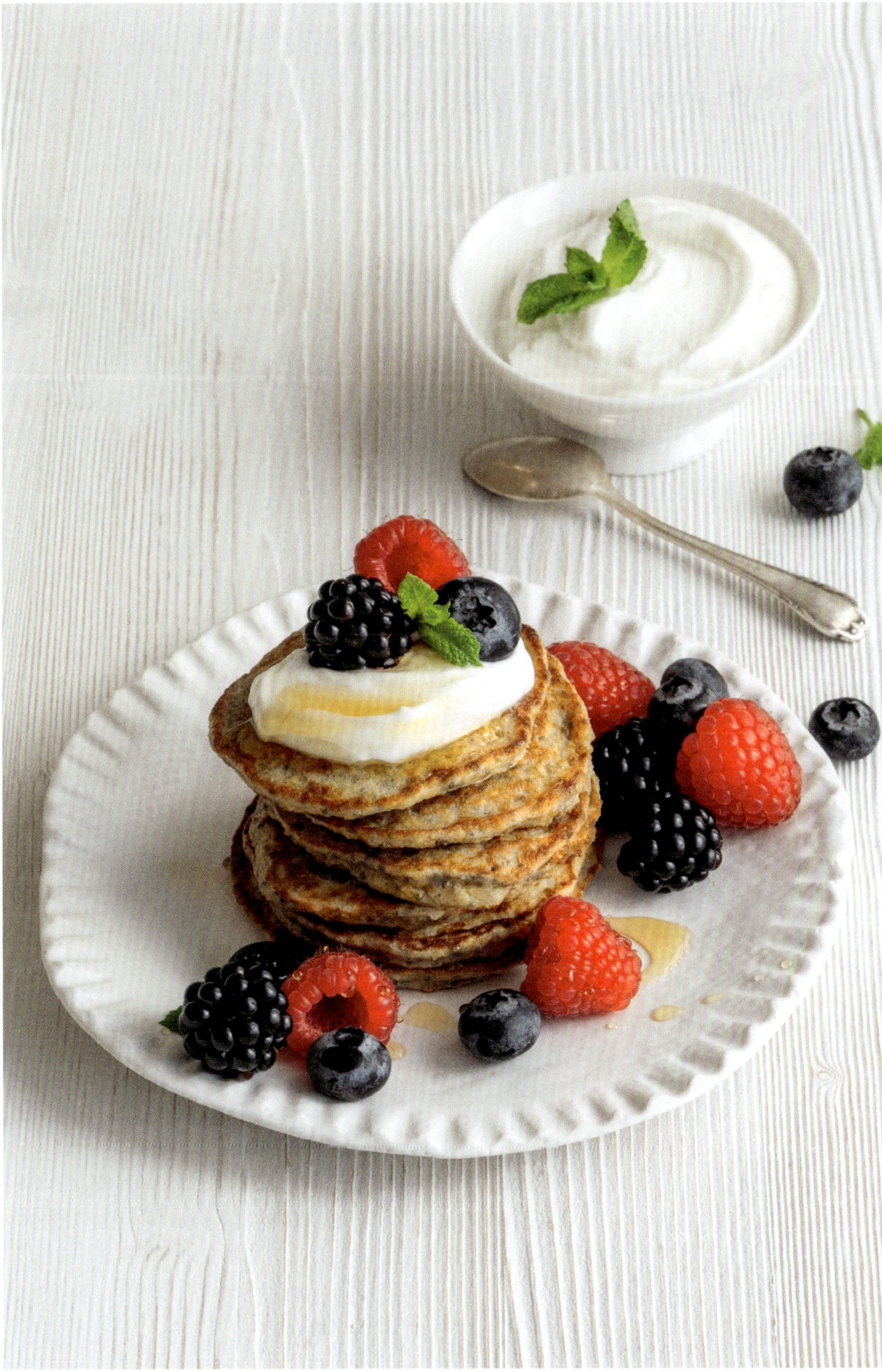

PINK-POWER-SMOOTHIE MIT HANF UND AVOCADO

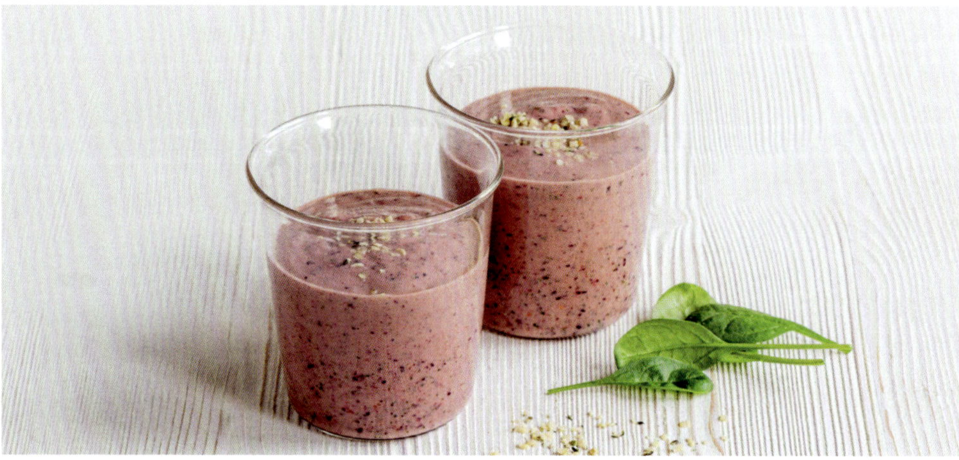

FÜR 2 GLÄSER

Zubereitung: ca. 10 Min.

- 1 reife Banane (ca. 200 g)
- 100 g Baby-Spinat
- ½ reife Avocado
- 150 g Beeren (TK)
- 3 EL ungesüßtes veganes Proteinpulver
- 4 EL geschälte Hanfsamen
- 2–3 TL Zitronensaft
- 200 ml Kefir

Pro Glas ca. 380 kcal, 25 g EW, 18 g F, 26 g KH

* Die Banane schälen und in grobe Stücke schneiden. Den Spinat verlesen, waschen und abtropfen lassen. Das Avocadofruchtfleisch aus der Schale lösen.

* Alle vorbereiteten Zutaten mit gefrorenen Beeren, Proteinpulver, 3 EL Hanfsamen, Zitronensaft, Kefir und 200 ml kaltem Wasser in einen leistungsstarken Mixer geben und cremig pürieren. Je nach gewünschter Konsistenz noch etwas mehr Wasser untermixen.

* Den Smoothie in Gläser füllen und sofort servieren. Mit den übrigen Hanfsamen (1 EL) garnieren.

Good to know
Kefir ist ein fermentiertes Sauermilchprodukt, das viel Eiweiß, aber nur wenig Kalorien liefert und vor allem reich ist an probiotischen Mikroorganismen. Die tun dem Bauch gut, fördern unsere Darmgesundheit und stärken damit auch die Abwehrkräfte.

WACHMACHER-SMOOTHIE MIT FENCHEL UND GURKE

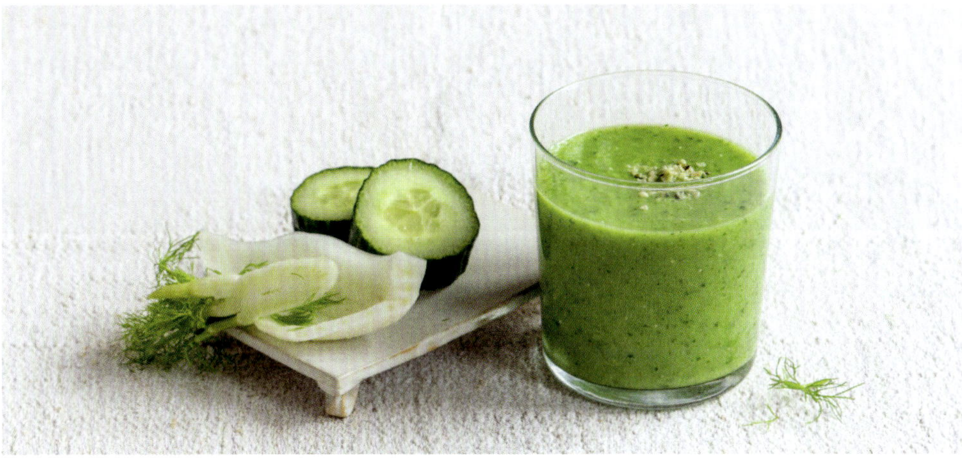

FÜR 2 GLÄSER

Zubereitung: ca. 10 Min.

- 1 reife Avocado
- ½ Fenchelknolle (ca. 125 g)
- ¼ Salatgurke (ca. 100 g)
- ½ grüner Apfel
- 1 walnussgroßes Stück Ingwer
- 1 Limette
- 100 g Blattspinat (TK)
- 1 EL geschälte Hanfsamen
- 40 g ungesüßtes veganes Proteinpulver
- ½–1 TL Matchapulver

Pro Glas ca. 300 kcal, 23 g EW, 16 g F, 14 g KH

* Die Avocado halbieren, den Kern entfernen und das Fruchtfleisch aus der Schale lösen. Den Fenchel putzen, waschen und grob schneiden. Die Gurke putzen, waschen und in grobe Stücke schneiden.

* Den Apfel waschen, entkernen und grob in Stücke schneiden. Ingwer schälen und grob würfeln. Limette so schälen, dass auch die weiße Haut entfernt wird.

* Alle vorbereiteten Zutaten mit dem gefrorenen Spinat, den Hanfsamen, Protein- und Matchapulver sowie 500 ml kaltem Wasser in einen leistungsstarken Mixer geben und alles fein pürieren. In Gläser füllen und sofort servieren.

Good to know
Matcha ist ein echtes Superfood! Das grasgrüne Pulver aus Japan ist reich an Polyphenolen, die schädliche freie Radikale im Körper abfangen und so das Risiko für zahlreiche Krankheiten senken können. Es wirkt dank Chlorophyll und Koffein belebend und vitalisierend. Matcha schmeckt auch mit geschäumter Milch als Matcha Latte, in süßem Gebäck oder Desserts.

AVOCADO-WRAP MIT LACHS UND GURKE

FÜR 2 PORTIONEN

Zubereitung: ca. 15 Min.

- 100 g Doppelrahmfrischkäse
- 1 TL geriebener Meerrettich (aus dem Glas)
- Salz, Pfeffer
- 3 Stiele Dill
- ½ reife Avocado
- 2 Vollkorn-Tortillawraps (à 60 g)
- 120 g Räucherlachs (in Scheiben)
- 1–2 TL Zitronensaft
- ½ Salatgurke

Pro Portion ca. 520 kcal, 25 g EW, 31 g F, 34 g KH

* Den Frischkäse mit Meerrettich glatt rühren und mit Salz und Pfeffer abschmecken. Den Dill waschen, trocken schütteln, die Spitzen von den Stielen zupfen, fein schneiden und unter die Creme heben. Das Avocadofruchtfleisch mit einem Löffel aus der Schale lösen und in dünne Spalten schneiden.

* Tortillawraps in einer beschichteten Pfanne ohne Fett kurz aufbacken. Die Fladen mit der Frischkäsecreme bestreichen. Mit Lachs und Avocadospalten belegen und mit Zitronensaft beträufeln. Die Wraps an den Seiten etwas einklappen, dann von einer Seite aus fest aufrollen. Die Wraps halbieren und auf Tellern anrichten.

* Die Gurke putzen, waschen, nach Belieben streifig schälen und in dünne Scheiben schneiden. Die Gurkenscheiben zu den Wraps servieren.

Good to know

Lachs ist nicht nur ein toller Eiweißlieferant, sondern auch eine hervorragende Quelle für gesunde Omega-3-Fettsäuren. Die tun dem Herz und den Blutgefäßen gut, halten die Haut elastisch und können einen positiven Einfluss auf unser Gewicht haben.

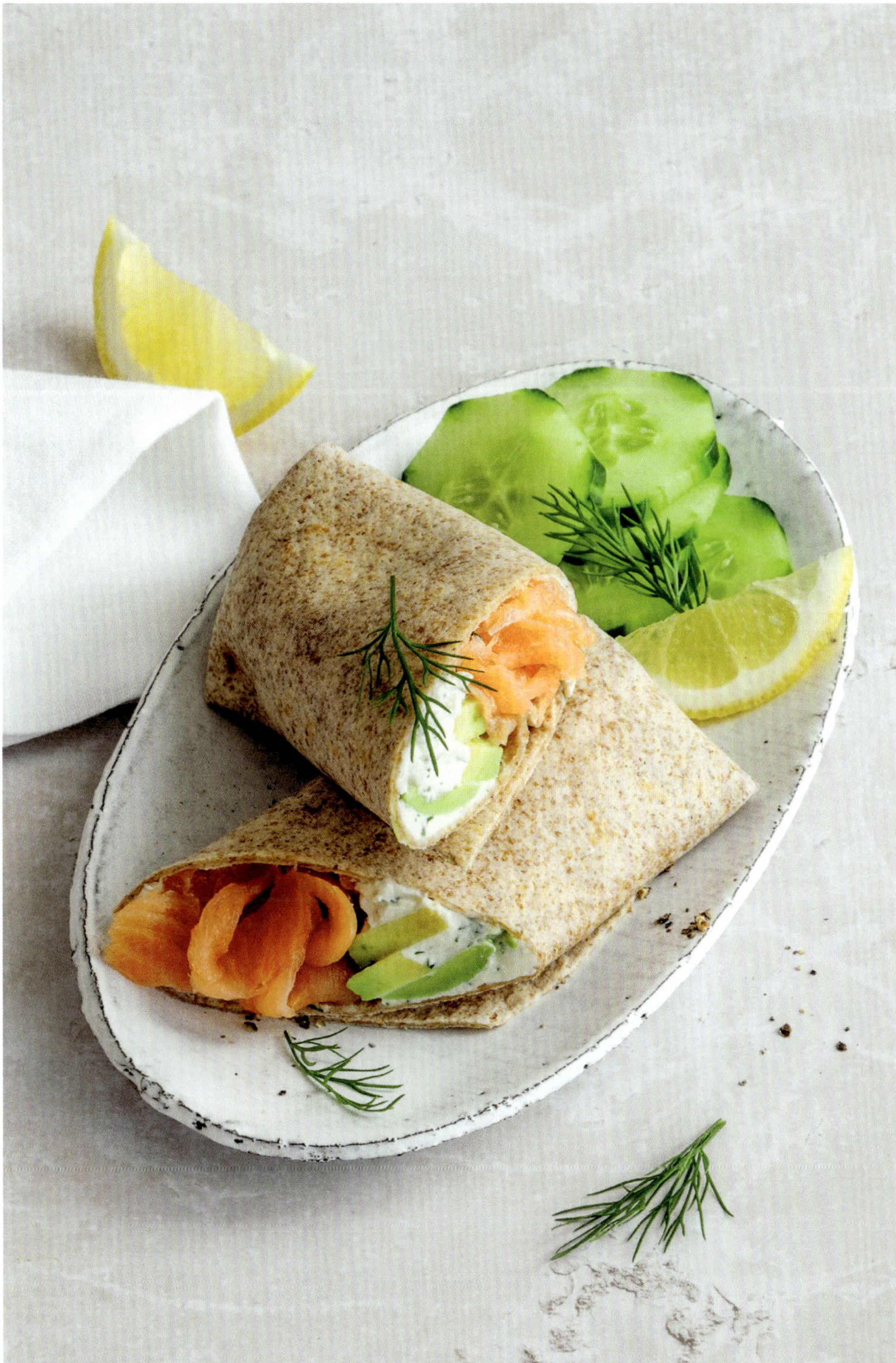

SAATENBROT MIT LEIN- UND FLOHSAMEN

FÜR 1 BROT

Zubereitung: ca. 1 ¼ Std.
+ ca. 12 Std. Wartezeit

- 50 g Chiasamen
- 50 g Walnusskerne
- 25 g Mandelkerne (mit Haut)
- 120 g Sonnenblumenkerne
- 90 g Kürbiskerne
- 90 g geschrotete Leinsamen
- 30 g gemahlene Flohsamenschalen
- 25 g geschälte Hanfsamen
- 1 ½ TL Salz
- 2 EL Kokosöl

Pro Scheibe ca. 165 kcal,
7 g EW, 13 g F, 4 g KH

* Am Vortag in einem Blitzhacker 30 g Chiasamen zu Mehl mahlen. Die Walnüsse und Mandeln in einer beschichteten Pfanne ohne Fett leicht rösten, herausnehmen und grob hacken. Das Chiamehl, die gerösteten Nüsse und Mandeln, die übrigen Chiasamen (20 g) und alle anderen trockenen Zutaten sowie das Salz in einer Rührschüssel mischen.

* Das Kokosöl mit 300 ml Wasser unter Rühren lauwarm erhitzen und schmelzen lassen. Die Mischung zu den trockenen Zutaten geben und mit einem Rührlöffel unterrühren, bis sich alles verbunden hat. Eine Kastenform (25 cm Länge) mit Backpapier auslegen. Die Masse einfüllen, glatt streichen und abgedeckt über Nacht bei Zimmertemperatur quellen lassen.

* Am nächsten Tag den Backofen auf 180 °C (160 °C Umluft) vorheizen. Das Saatenbrot auf der 2. Schiene von unten ca. 30 Minuten backen. Herausnehmen, mithilfe des Backpapiers aus der Form heben, auf ein Backblech setzen und bei gleicher Temperatur weitere ca. 30 Minuten backen. Aus dem Ofen nehmen und auf einem Kuchengitter auskühlen lassen.

* Das Saatenbrot (es ergibt ca. 16 Scheiben) bleibt gut verpackt mindestens 5 Tage saftig. In Scheiben geschnitten lässt es sich auch super einfrieren und dann bei Bedarf schnell auftoasten.

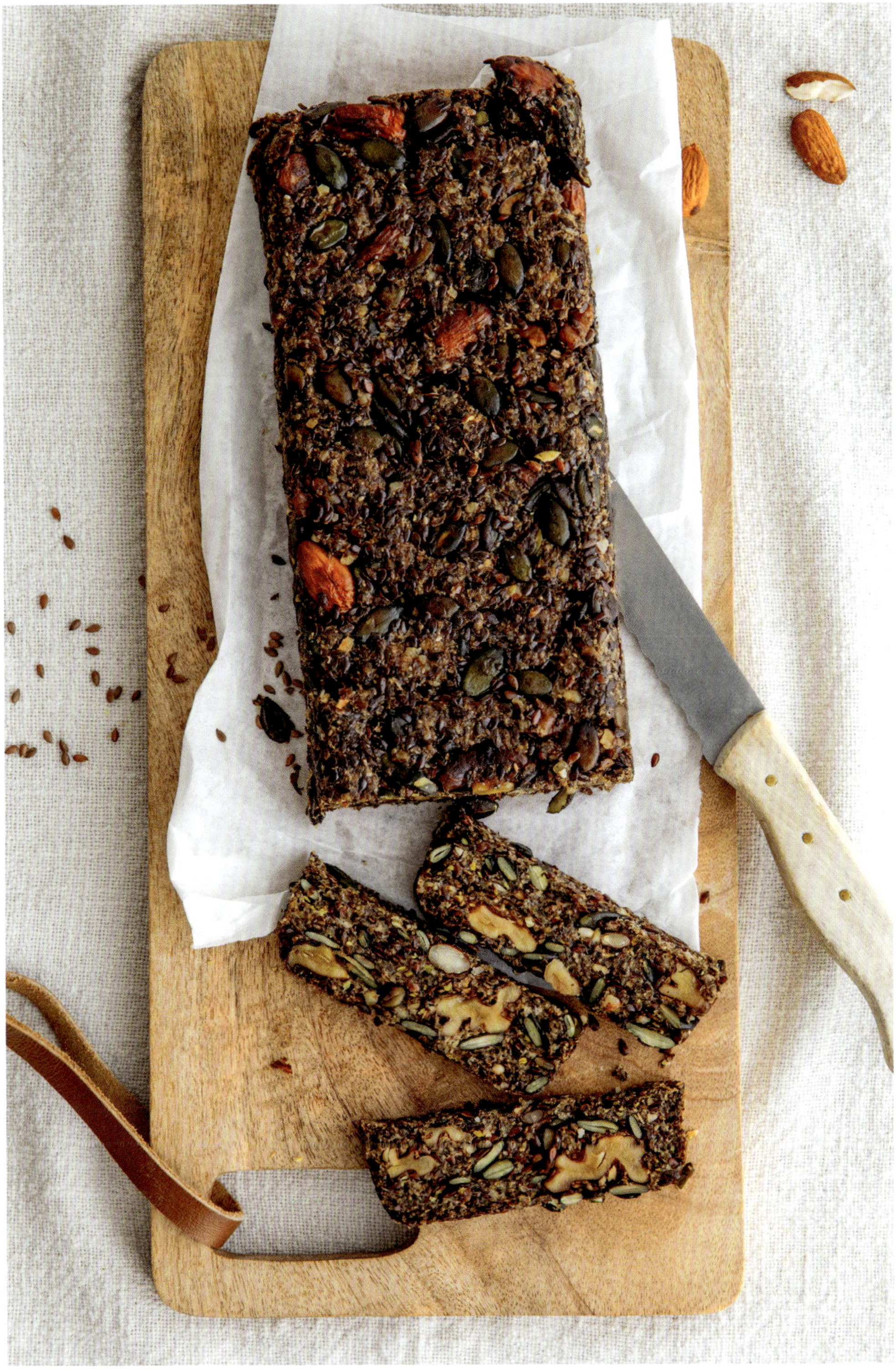

HÜTTENKÄSECREME MIT ZUCCHINI UND TOMATEN

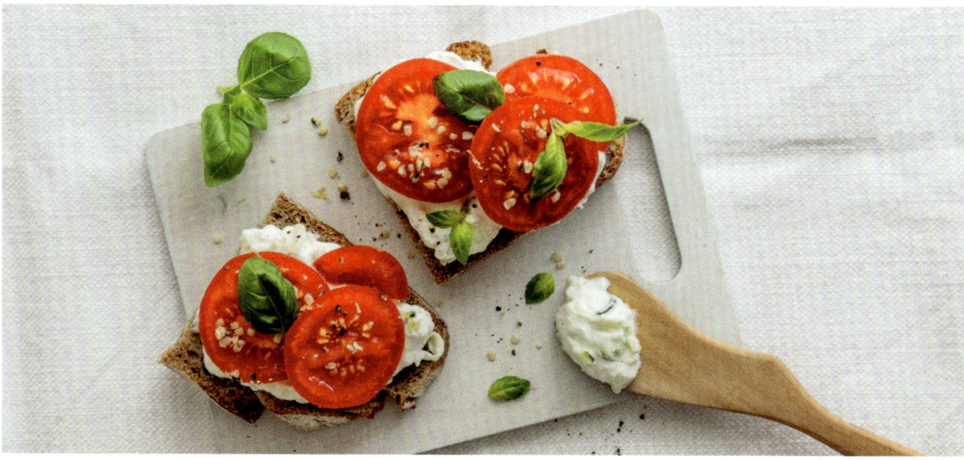

FÜR 2 PORTIONEN

Zubereitung: ca. 10 Min.

- ½ Bio-Zitrone
- 200 g körniger Frischkäse
- Salz, Pfeffer
- 50 g Zucchini
- 2 mittelgroße Tomaten
- 2 Scheiben Vollkorn-Sauerteigbrot oder Saatenbrot (siehe Seite 48)
- einige Basilikumblätter zum Garnieren
- 2 TL geschälte Hanfsamen

Pro Portion ca. 290 kcal, 21 g EW, 12 g F, 10 g KH

* Die Zitrone heiß waschen, trocken reiben und die Schale fein abreiben. Den Saft auspressen. Frischkäse mit 2 TL Zitronensaft, etwas Salz und Pfeffer in einem Mixer oder Blitzhacker ca. 1 Minute pürieren, bis er ganz cremig ist. Die Zitronenschale unterrühren.

* Zucchini putzen, waschen und grob raspeln. Die Raspel in ein Sieb geben und mit einem Löffel gut ausdrücken. Zucchiniraspel unter die Frischkäsecreme heben und eventuell noch mal mit Salz und Zitronensaft abschmecken. Die Tomaten waschen, trocken reiben und in dünne Scheiben schneiden.

* Die Brotscheiben nach Belieben toasten und mit der Creme bestreichen. Mit Tomaten und Basilikum belegen und mit den Hanfsamen bestreuen.

Easy going

Für einen süßen Aufstrich den Frischkäse mit dem Zitronensaft mixen, aber statt mit Salz und Pfeffer mit 1 TL Ahornsirup verrühren. Auf die Brote streichen, mit 100 g in Scheiben geschnittenen Erdbeeren belegen, mit 1 TL gerösteten Mandelblättchen bestreuen.

RÜHREI-SCHNITTE MIT AVOCADO

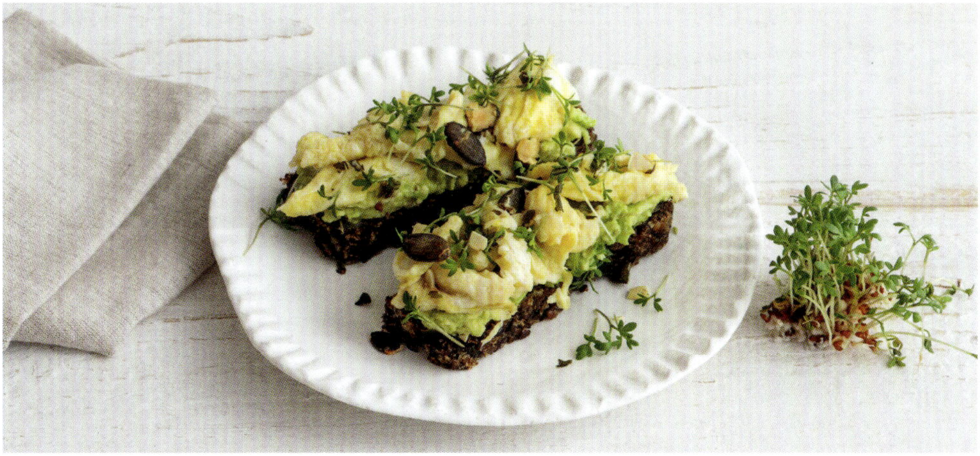

FÜR 2 PORTIONEN

Zubereitung: ca. 15 Min.

- 3 TL Kürbiskerne
- 4 Eier (Größe M)
- 2 EL Milch
- Salz, Pfeffer
- 2 EL gehackte gemischte Kräuter (TK)
- 1 EL Olivenöl
- 1 reife Avocado
- 1 EL Zitronensaft
- 2 Scheiben Vollkorn-Sauerteigbrot oder Saatenbrot (siehe Seite 48)
- ½ Beet Kresse

Pro Portion ca. 545 kcal, 27 g EW, 45 g F, 9 g KH

* Die Kürbiskerne in einer beschichteten Pfanne ohne Fett rösten, bis sie duften. Sofort herausnehmen und zur Seite stellen.

* Die Eier in eine Rührschüssel aufschlagen und mit Milch, Salz, Pfeffer und Kräutern verquirlen. Das Öl in einer beschichteten Pfanne erhitzen. Die Eiermischung hineingießen und kurz stocken lassen, dann unter Wenden in 3–4 Minuten zum Rührei braten.

* Inzwischen die Avocado halbieren, den Kern entfernen und das Fruchtfleisch aus der Schale lösen. Das Fruchtfleisch in einer Schale mit dem Zitronensaft beträufeln und mit einer Gabel zerdrücken. Mit etwas Salz würzen.

* Die Brotscheiben nach Belieben toasten und die Avocadomasse darauf verteilen. Das Rührei darauf anrichten. Die Kresse vom Beet schneiden, waschen und trocken tupfen. Mit den Kürbiskernen über die Brote streuen. Sofort servieren.

MINI-GEMÜSEOMELETTS UND SCHNITTLAUCHBROTE

FÜR 2 PORTIONEN

Zubereitung: ca. 25 Min.

- 1 Frühlingszwiebel
- je 3 Stiele glatte Petersilie und Dill
- 1 rote Spitzpaprika
- 50 g Baby-Spinat
- 4 Eier (Größe M)
- Salz, Pfeffer
- 200 g körniger Frischkäse
- 2 Scheiben Saatenbrot (siehe Seite 48)
- 1 EL Schnittlauchröllchen (frisch oder TK)
- Fett für die Förmchen

Pro Portion ca. 345 kcal, 23 g EW, 16 g F, 12 g KH

* Die Frühlingszwiebel putzen, waschen und in feine Ringe schneiden. Die Kräuter waschen, trocken schütteln, die Blätter bzw. Spitzen von den Stielen zupfen und fein hacken. Die Paprika putzen, waschen und in kleine Würfel schneiden. Den Spinat verlesen, waschen, gut abtropfen lassen und grob hacken.

* Den Backofen auf 190 °C (170 °C Umluft) vorheizen. 6 Silikon-Muffinförmchen oder 6 Mulden eines Muffinblechs dünn einfetten.

* Die Eier in eine Schüssel aufschlagen, mit Salz und Pfeffer kräftig würzen und gut verquirlen. 50 g körnigen Frischkäse unterrühren. Frühlingszwiebel, Kräuter, Paprikawürfel und Spinat mischen und auf die Förmchen verteilen. Die Eiermasse gleichmäßig in die Förmchen gießen, sodass diese etwa drei Viertel hoch gefüllt sind. Im heißen Ofen auf der mittleren Schiene 12–15 Minuten backen. Die Förmchen herausnehmen und die Muffins ca. 5 Minuten in den Förmchen abkühlen lassen, dann vorsichtig herauslösen.

* Die Brote nach Belieben toasten und den übrigen Frischkäse (150 g) darauf verteilen. Mit den Schnittlauchröllchen bestreuen, nach Belieben nochmals halbieren und mit den Küchlein servieren.

Easy going

Die Gemüseküchlein schmecken auch kalt und lassen sich gut verpackt im Kühlschrank 2 bis 3 Tage aufbewahren: ideal, wenn es morgens mal ganz schnell gehen muss. Die Küchlein sind auch perfekt als eiweißreicher Snack für zwischendurch und – mit einem Salat – als kleines Abendessen.

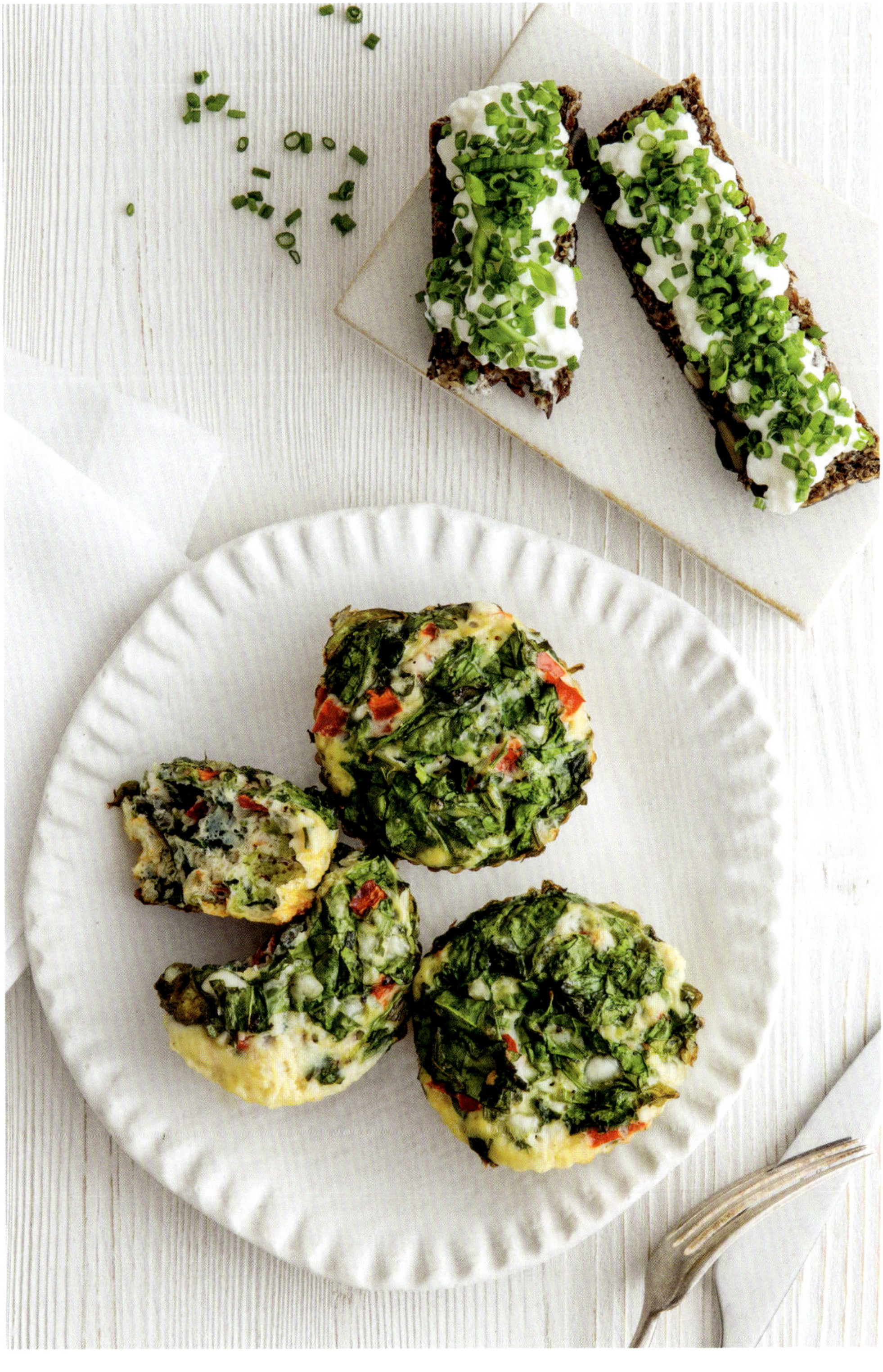

ZUCCHINI-PANCAKES MIT TOMATENSALAT

FÜR 2 PORTIONEN

Zubereitung: ca. 40 Min.

- ca. 150 g Zucchini
- 2 Eier (Größe M)
- 2 EL Dinkelvollkornmehl
- Salz, Pfeffer
- ½ Bio-Zitrone
- 250 g Magerquark
- 1 EL Mineralwasser mit Kohlensäure
- 250 g Kirschtomaten
- 1 EL Aceto balsamico
- 2 EL + 2 TL Olivenöl
- 5 Stiele Basilikum

Pro Portion ca. 325 kcal, 29 g EW, 15 g F, 17 g KH

* Die Zucchini putzen, waschen und grob raspeln. Die Raspel in ein Sieb geben und mit einem Löffel gut ausdrücken, sodass sie möglichst trocken werden. Die Eier in einer Rührschüssel verquirlen. Das Mehl unterrühren, dann die Zucchiniraspel unterheben. Den Teig mit Salz und Pfeffer würzen und ca. 5 Minuten quellen lassen.

* Inzwischen die Zitrone heiß waschen, die Schale fein abreiben und den Saft auspressen. Den Quark mit Mineralwasser, 1 EL Zitronensaft und Zitronenschale verrühren. Mit Salz und Pfeffer abschmecken.

* Die Tomaten waschen und halbieren. Den Essig mit Salz und Pfeffer in einer Salatschüssel verrühren, dann 2 EL Öl unterschlagen. Das Basilikum waschen, trocken schütteln, die Blätter von den Stielen zupfen. Einige Blätter zum Garnieren beiseitelegen, den Rest fein schneiden und mit den Tomaten unter das Dressing rühren.

* Nach und nach 2 TL Öl in einer großen beschichteten Pfanne erhitzen. Pro Pancake ca. 1 EL Teig als Klecks in die Pfanne geben. Etwas flach streichen und 3–4 Minuten backen, bis kleine Bläschen an der Teigoberfläche zu sehen sind. Pancake dann vorsichtig umdrehen und weitere 2–3 Minuten backen. Auf diese Weise nach und nach den kompletten Teig verbrauchen und ca. 12 Pancakes backen.

* Die Pancakes auf Tellern anrichten. Jeweils einen Klecks Zitronenquark und etwas Tomatensalat dazugeben. Mit den beiseitegelegten Basilikumblättern garnieren und den übrigen Quark extra dazu reichen.

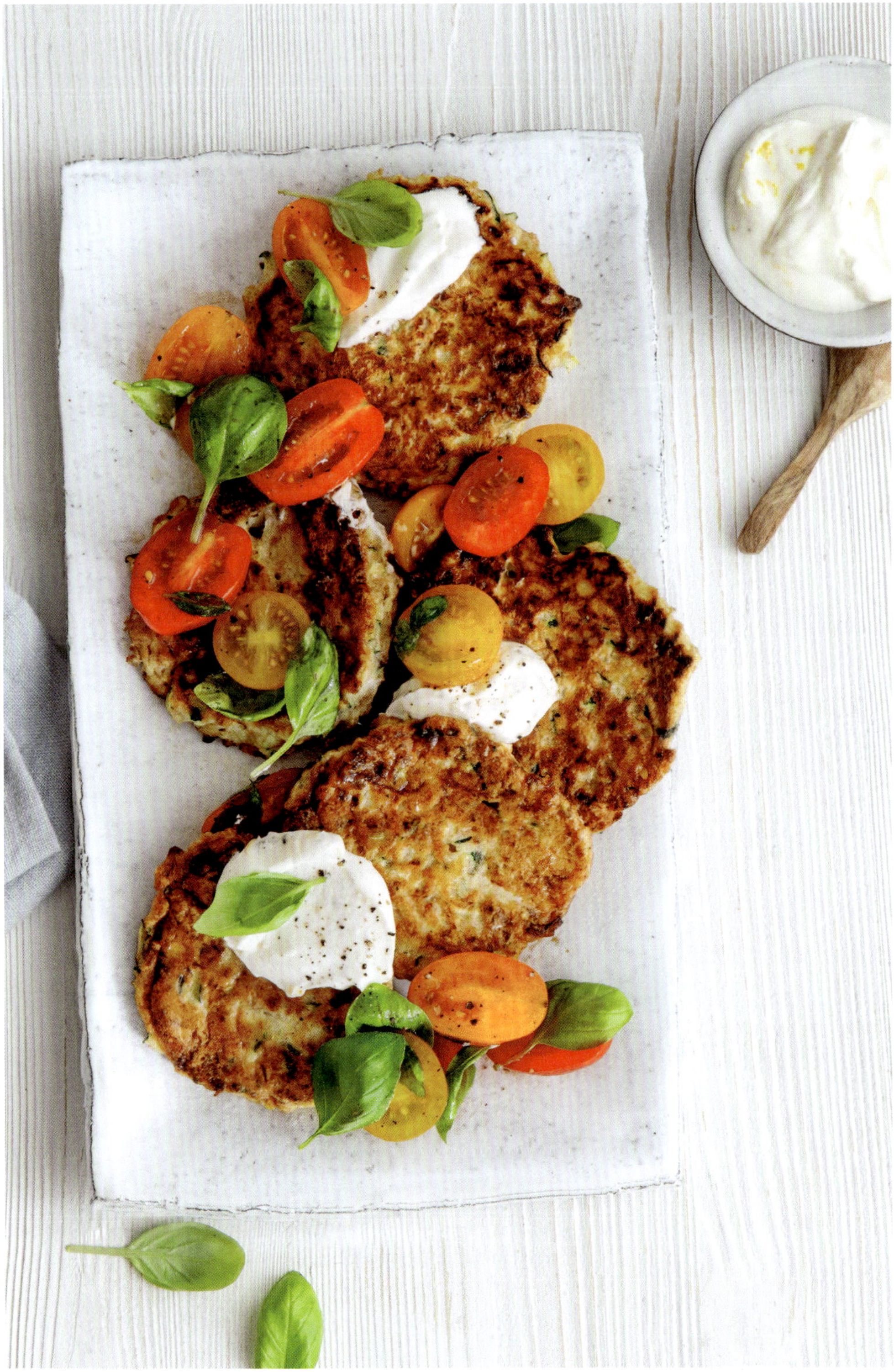

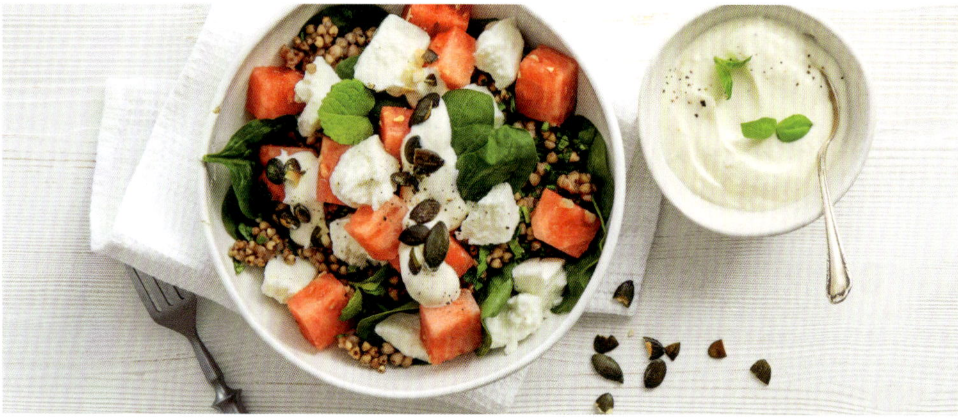
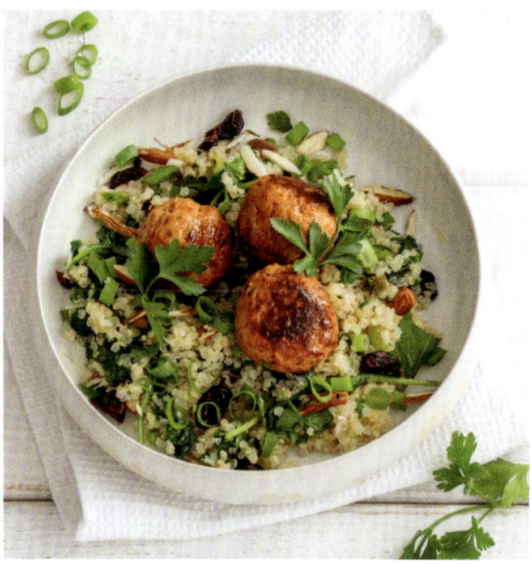
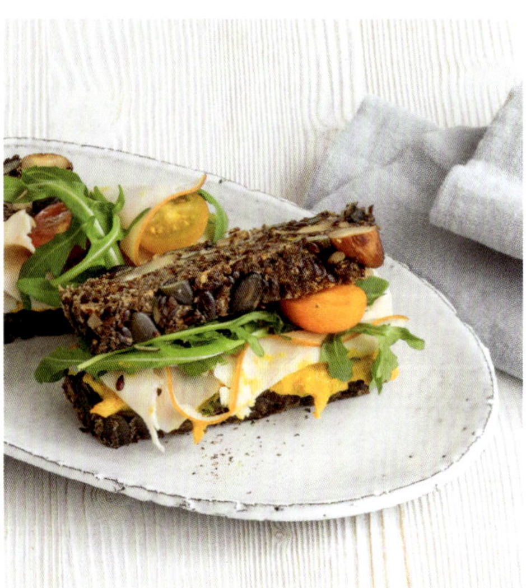
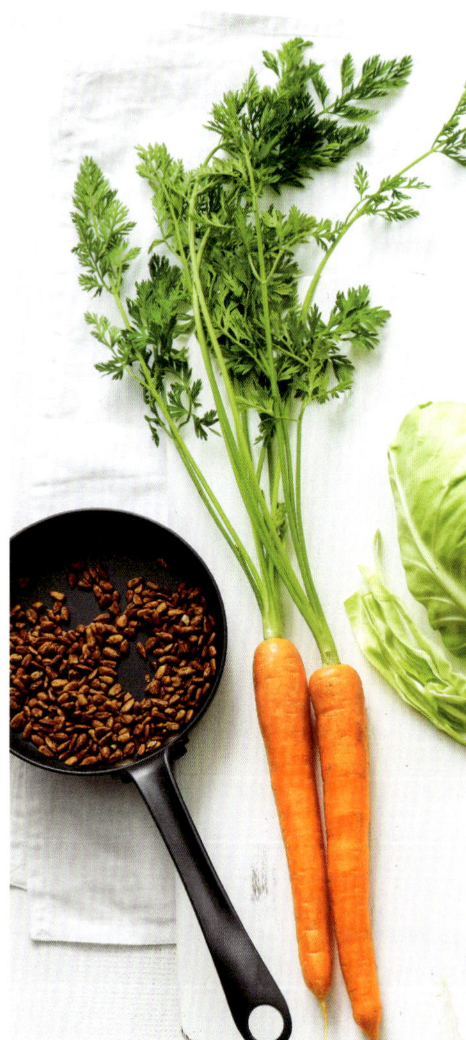

MITTAGESSEN

Wenn ihr euch eine Extraportion Kohlenhydrate gönnen wollt, dann ist jetzt der ideale Zeitpunkt dafür. Richtig kombiniert, bleibt ihr damit nicht nur satt, sondern auch entspannt und zufrieden. Mittags darf es also gerne etwas Kräftiges sein – wie die Summer-Lunchbowl mit Melone und Mozzarella, die Spinat-Quinoa mit scharfen Hackbällchen oder das Power-Sandwich mit Hähnchen und Hummus.

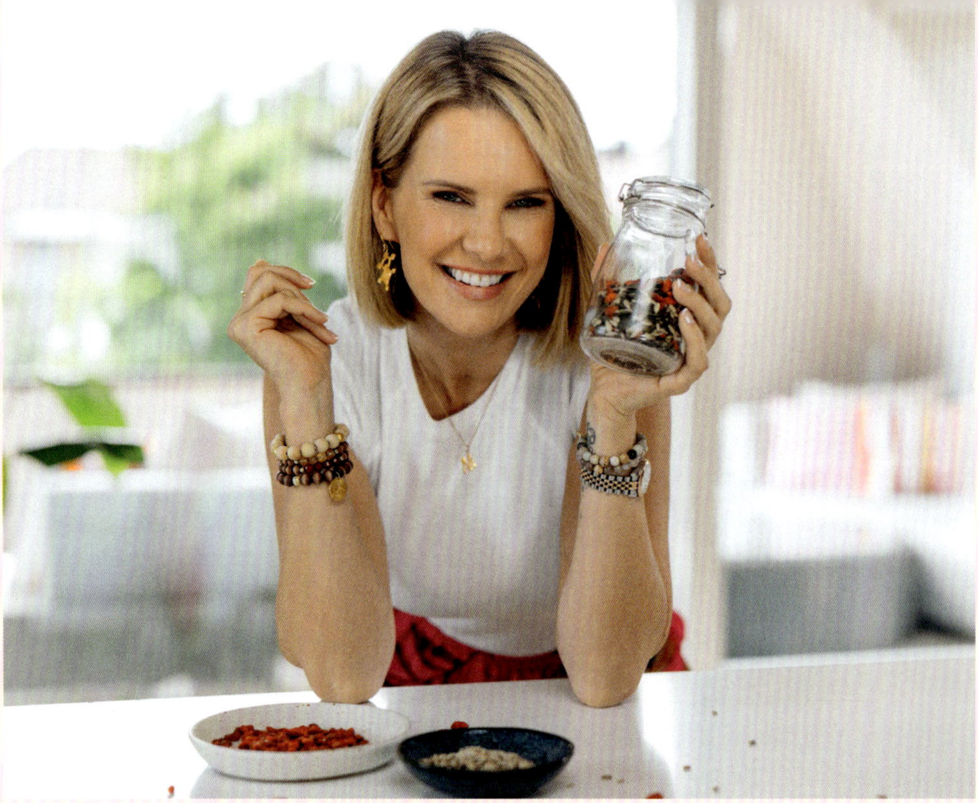

DIE MISCHUNG MACHT'S

Zur Mittagszeit läuft unser Stoffwechsel auf Hochtouren – und das dürfen wir für uns nutzen. Genau jetzt ist der ideale Moment für eine sättigende, nährstoffreiche Mahlzeit mit Kohlenhydraten, gesunden Fetten und Eiweiß. Denn mittags kann der Körper Energie besonders gut verwerten. Er hat ja noch einige Stunden voller emotionaler und körperlicher Herausforderungen vor sich! Ist der Teller gut zusammengestellt, unterstützt unser Essen uns dabei, diese zu meistern.

Wenn man nach dem Essen denkt: „Ich brauche jetzt erst mal ein Nickerchen", war es vielleicht doch ein bisschen zu viel oder zu einseitig. Um dem vorzubeugen, lohnt es sich, auf die Zusammensetzung zu achten. Statt Pasta mit Sahnesauce lieber welche mit Gemüse und/oder Lachs. Statt Kartoffelbrei zum Hackbraten lieber einen knackigen Salat. Kommt mittags zu wenig auf den Tisch oder ist das Essen zu einseitig, führt uns das ebenso in eine ernährungstechnische Sackgasse: Viele Frauen essen mittags nur Salat pur und fallen dann abends ins Heißhungerloch. Esst zu den grünen Blättern zum Beispiel Kidneybohnen, Ei oder Feta. Durch die Portion Eiweiß bleibt der Blutzuckerspiegel schön stabil – und ihr leistungsfähig.

Komplexe Kohlenhydrate, wie in Quinoa, Linsen, Naturreis oder Vollkornnudeln enthalten, sind mittags ideal. Sie liefern Energie, machen satt – sind aber nicht zu schwer. Wichtig ist: Lasst sie nicht allein auf dem Teller. Kombiniert sie mit Eiweiß (Lachs, Hülsenfrüchte, Käse, Tofu) und etwas gesundem Fett (Nüsse, Saaten, Avocado oder Olivenöl). So bleibt euer Blutzucker stabil und ihr vermeidet das bekannte Nachmittagstief.

NUTZT DIE CHANCE IN DER TAGESMITTE

Was ich besonders wichtig finde – den Unterschied zwischen echtem Hunger und Heißhunger zu spüren. Wenn ihr gut frühstückt, haltet ihr ohne Snacks bis mittags durch. Ihr spürt dann ein angenehmes Hungergefühl, das nicht drängt, sondern Raum lässt für kluge Entscheidungen. Dann wählt ihr euer Essen bewusster und habt Lust auf etwas Gutes.

Wenn ihr aber aus einem Blutzuckertief heraus hungrig seid, dann ruft euer Körper oft einfach nur: „Ich will jetzt sofort irgendwas – egal was!" Und ehe man sich versieht, ist das Brotkörbchen halb leer, bevor das eigentliche Essen überhaupt kommt (siehe Kasten). Ich habe das auch schon erlebt, wie im Rausch auf den Kellner eingeredet und anschließend gedacht: „Ups, wer hat denn das alles bestellt?"

Aber selbst wenn euer Vormittag aus dem Takt war: Das Mittagessen ist in dem Fall eure Chance, den Tag wieder ins Gleichgewicht zu bringen. Mit einer ausgewogenen Mahlzeit könnt ihr extreme Schwankungen des Blutzuckers stoppen. Dann werdet ihr spüren, dass ihr auch abends klarer und weniger anfällig für Heißhunger seid.

VERFEINERN MIT „VOGELFUTTER"

Ob Kantine, Restaurant oder Homeoffice: Ihr habt immer Möglichkeiten, euer Mittagessen aufzuwerten. Auch wenn der Salat im Büro eher langweilig ist: Bringt euch einfach etwas mit, das ihr unterheben könnt. Gekochte Eier, ein Stück Feta, ein paar Nüsse – schon habt ihr aus einem langweiligen Blattsalat eine stärkende Mahlzeit gemacht. Ich habe fast immer mein „Vogelfutter" dabei, wie ich mein Saatenmix-Glas nenne (siehe Seite 150). Auch ein Stück Mozzarella oder ein Löffel Hummus können Wunder wirken.

Und wenn nach dem Essen die Lust auf etwas Süßes kommt? Das ist völlig normal. Nur greift dann bitte nicht automatisch zur Gummibärchentüte oder zum Schokoriegel. Fragt euch: Was brauche ich wirklich? Oft ruft der Körper auf diese Weise nach mehr Energie – nur verpackt er das in alte Gewohnheiten. Eine kluge Alternative: Obst mit Nüssen oder einen der Snacks, die ihr weiter hinten im Buch findet. So bekommt ihr Süße – aber auch Nährstoffe.

TAPPT NICHT IN DIE BROTFALLE!

Ein häufiger Fehler beim Essen im Restaurant: Wir greifen zum Brot, sobald es auf dem Tisch steht – vor allem, wenn der Hunger groß ist. Dabei wäre es viel klüger, das Brot erst MIT dem Essen zu genießen, nicht DAVOR. Falls ihr es nicht abwarten könnt, tunkt es zumindest in Olivenöl, wie es die Italiener machen – denn das Fett bremst den Blutzuckeranstieg. Noch besser: erst Eiweiß, Gemüse oder Salat essen und dann das Brot. So bleibt der Blutzucker stabil. Mein Mann ist da mein Vorbild. Er bestellt sich immer einen Beilagensalat als Vorspeise.

ASIA-CHICKEN-SALAT MIT QUINOA UND CHINAKOHL

FÜR 2 PORTIONEN

Zubereitung: ca. 30 Min.

- 100 g Quinoa
- Salz
- 250 g Hähnchenbrustfilet
- 250 g Chinakohl
- 1 größere Möhre
- ½ Salatgurke
- 5 Stiele Koriander
- 3 Stiele Minze
- 25 g helle Misopaste
- 1 TL Apfelessig
- 1 TL Ahornsirup
- 3 TL + 1 EL Olivenöl
- Pfeffer
- 1 EL geröstete, grob gehackte Erdnusskerne

Pro Portion ca. 515 kcal, 41 g EW, 20 g F, 42 g KH

* Die Quinoa in ein feines Sieb geben und unter kaltem Wasser gründlich abspülen. Mit 200 ml Wasser und etwas Salz in einen Topf geben, aufkochen und ca. 15 Minuten köcheln lassen.

* Das Fleisch trocken tupfen und in einen Dämpfeinsatz geben. Einen passenden Topf eine Handbreit mit Wasser füllen. Dämpfeinsatz einsetzen, das Wasser aufkochen und das Fleisch zugedeckt bei mittlerer Hitze je nach Dicke 12–15 Minuten dämpfen. Wer keinen Dämpfeinsatz hat, gart das Fleisch genauso lange in einem Topf mit Salzwasser.

* Chinakohl putzen, waschen und quer in dünne Scheiben schneiden oder hobeln. Die Möhre putzen, schälen und mit einem Julienneschneider oder mit einem Messer in feine Streifen schneiden. Die Gurke putzen, waschen und längs halbieren, die Kerne mit einem Teelöffel herauskratzen und das Fruchtfleisch in dünne Scheiben schneiden oder hobeln. Kräuter waschen, trocken schütteln, die Blätter von den Stielen zupfen und nach Belieben grob hacken.

* Für das Dressing die Misopaste mit 25 ml Wasser, Essig und Ahornsirup im Blitzhacker vermischen. 3 TL Öl untermixen, bis ein cremiges Dressing entstanden ist. Mit Salz und Pfeffer abschmecken.

* Die Quinoa abgießen, abtropfen lassen, auf einem sauberen Küchentuch oder Küchenpapier ausbreiten und trocken tupfen. 1 EL Öl in einer Pfanne erhitzen, Quinoa darin unter Wenden in 5–10 Minuten knusprig braten, leicht salzen. Das Fleisch mit zwei Gabeln zerzupfen. Alle vorbereiteten Zutaten mit dem Dressing mischen und die Erdnüsse über den Salat streuen.

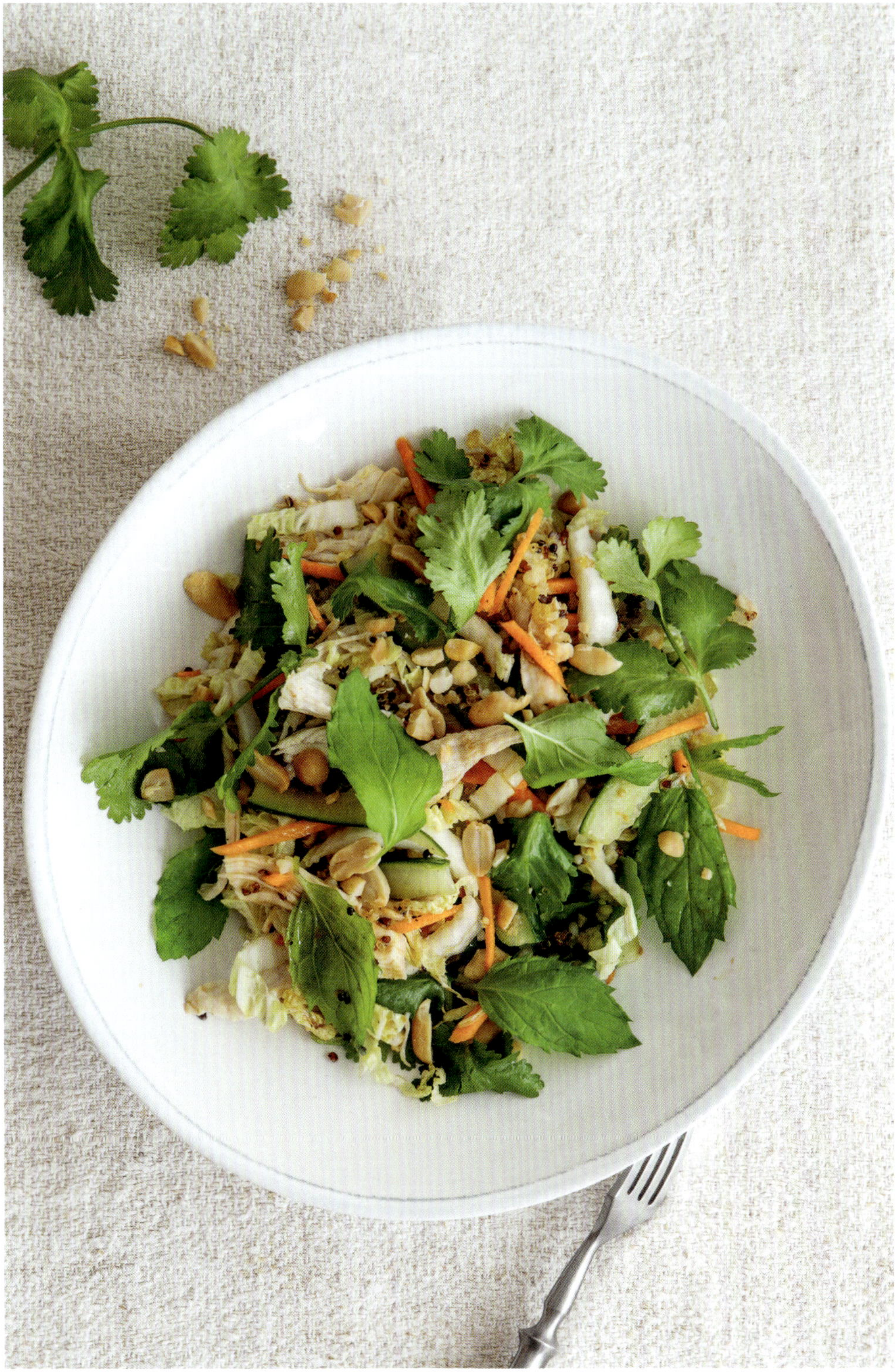

GREEN GODDESS SALAD MIT TORTILLACHIPS

FÜR 2 PORTIONEN

Zubereitung: ca. 15 Min.

- 300 g Weiß- oder Spitzkohl
- ½ Salatgurke
- ½ Bund Frühlingszwiebeln
- 10 g Schnittlauch
- 1 Knoblauchzehe
- 1 Schalotte
- 15 g Basilikumblätter
- 15 g Baby-Spinat
- 40 g Cashewkerne
- 2 TL Hefeflocken
- ca. 40 ml Olivenöl
- Saft von 1 Zitrone
- Salz
- ca. 50 g Tortillachips zum Servieren

Pro Portion ca. 510 kcal, 10 g EW, 35 g F, 39 g KH

* Den Kohl putzen, waschen und in dünnen Streifen vom Strunk schneiden. Die Gurke putzen, waschen, längs halbieren, die Kerne mit einem Teelöffel herauskratzen und das Fruchtfleisch in kleine Würfel schneiden. Frühlingszwiebeln putzen, waschen und in dünne Ringe schneiden. Schnittlauch waschen, trocken schütteln und in feine Röllchen schneiden. Die vorbereiteten Zutaten in einer großen Salatschüssel mischen.

* Den Knoblauch und die Schalotte schälen und halbieren. Das Basilikum und den Spinat verlesen, waschen und trocken schütteln. Beides mit Knoblauch, Schalotte, Cashewkernen, Hefeflocken, 40 ml Olivenöl, Zitronensaft und etwas Salz in einen Mixer geben. Alles glatt pürieren, dabei bei Bedarf noch etwas mehr Olivenöl untermixen.

* Das Dressing über den Salat geben. Alles gut vermengen und mit den Tortillachips servieren.

Good to know
Das Green-Goddess-Dressing ist ein amerikanischer Klassiker, der seine grüne Farbe den vielen untergemixten Kräutern verdankt. Hier wird das Dressing mit jeder Menge anderer knackig-grüner Zutaten kombiniert, sodass der Salat ein echter Nährstoff-Star ist und rundum guttut.

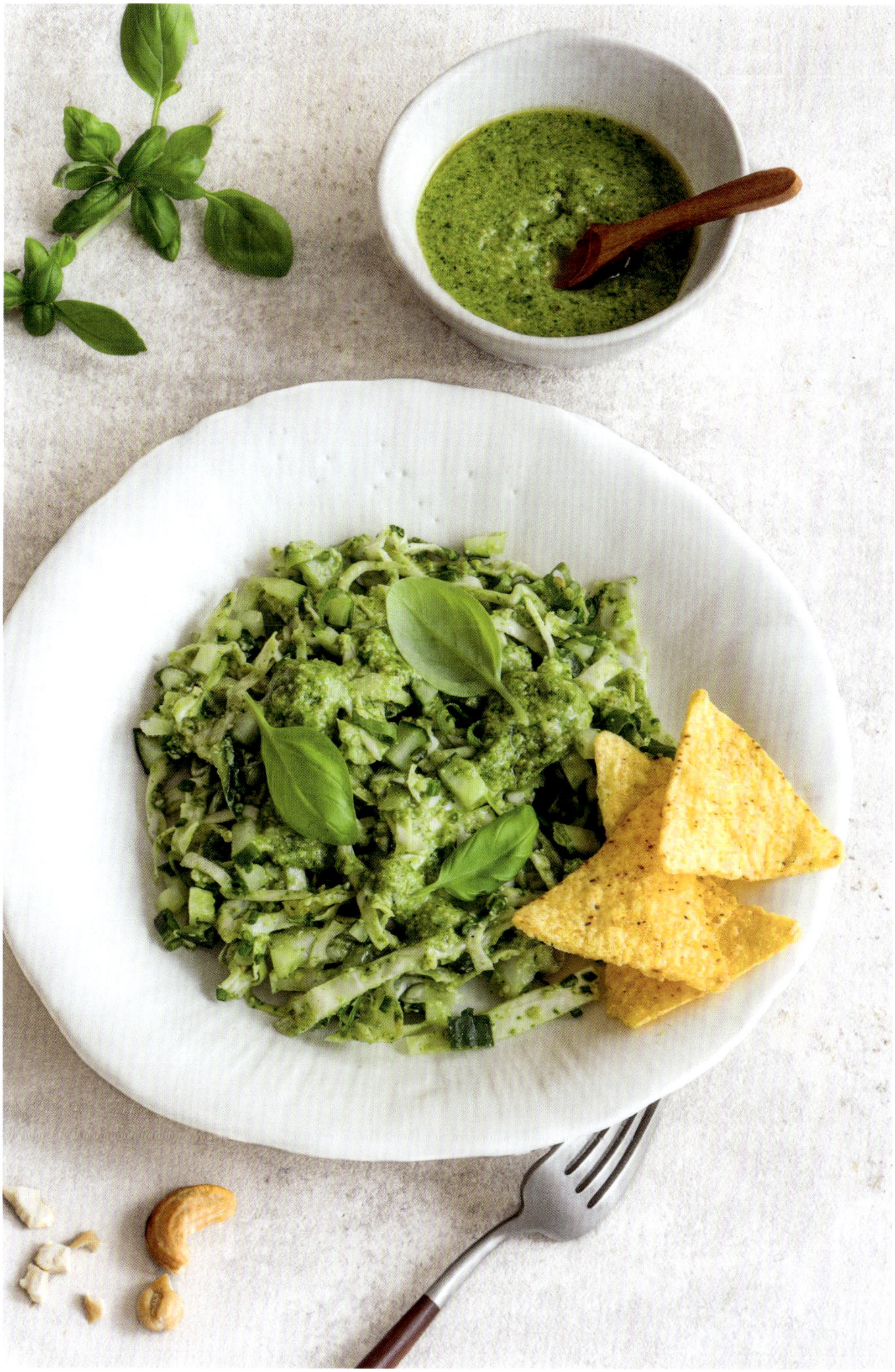

GRIECHISCHER SALAT MIT CHIA-FETA

FÜR 2 PORTIONEN

Zubereitung: ca. 25 Min.

- 1 Dose Kichererbsen (240 g Abtropfgewicht)
- 3 EL Olivenöl
- Salz
- ½ Bio-Zitrone
- 1 kleine Knoblauchzehe
- 1 TL Weißweinessig
- Pfeffer, Zucker
- 1 Mini-Römersalat
- ½ Salatgurke
- 1 rote Spitzpaprika
- 200 g Kirschtomaten
- 1 rote Zwiebel
- 30 g Kalamata-Oliven (ohne Stein)
- 3 Stiele glatte Petersilie
- 150 g Feta
- 2 EL Chiasamen

Pro Portion ca. 640 kcal, 28 g EW, 42 g F, 36 g KH

* Die Kichererbsen abgießen, kalt abspülen, gut abtropfen lassen und trocken tupfen. Mit 1 EL Öl vermischen und salzen. In einer beschichteten Pfanne ohne Fett in ca. 15 Minuten unter Wenden knusprig rösten.

* Die Zitrone heiß waschen, trocken reiben und die Schale fein abreiben. Den Saft auspressen. Den Knoblauch schälen und dritteln. 1 EL Zitronensaft mit dem Essig in einer Schüssel verrühren. Mit Salz, Pfeffer und Zucker würzen. Danach das restliche Öl (2 EL) in dünnem Strahl dazugießen und mit einem Schneebesen unterrühren. Den Knoblauch dazugeben und das Dressing ca. 10 Minuten ziehen lassen.

* Inzwischen den Salat putzen, waschen, trocken schütteln und in einzelne Blätter teilen. Die Gurke putzen, waschen, längs vierteln und in ca. 1 cm breite Stücke schneiden. Die Paprika putzen, waschen und in dünne Streifen schneiden. Die Tomaten waschen, trocken reiben und halbieren. Die Zwiebel schälen, halbieren und in feine Scheiben hobeln oder schneiden. Die Oliven abgießen.

* Petersilie waschen, trocken schütteln, die Blätter von den Stielen zupfen und fein hacken. Den Knoblauch aus dem Dressing nehmen. Die Petersilie unterrühren und alles mit Salz, Pfeffer und nach Belieben etwas Zitronensaft abschmecken. Die Salatblätter auf einer Platte ausbreiten. Das vorbereitete Gemüse mit dem Dressing mischen und darauf anrichten. Zuletzt die Kichererbsen darauf verteilen.

* Den Feta waagerecht durchschneiden, die Hälften in Dreiecke schneiden und in den Chiasamen wälzen. Den Chia-Feta auf dem Salat anrichten.

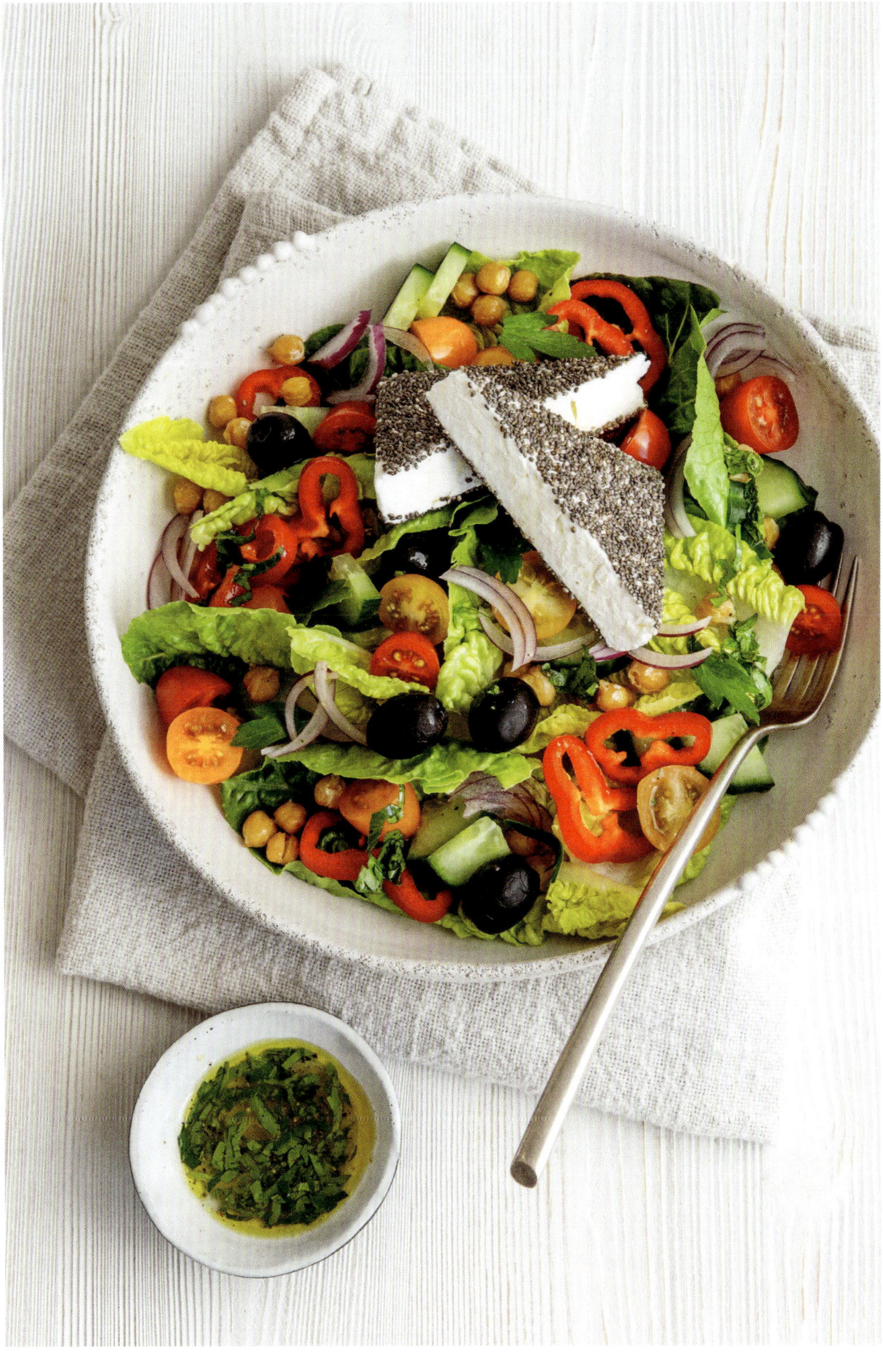

TOFU-FRITTERS MIT BROKKOLI-BUCHWEIZEN-SALAT

FÜR 2 PORTIONEN

Zubereitung: ca. 35 Min.

- 75 g Buchweizen
- Salz
- 300 g Brokkoliröschen
- 3 EL Olivenöl
- 4 EL Zitronensaft
- Pfeffer
- ¼ TL gemahlener Kreuzkümmel
- ½ Bund glatte Petersilie
- 5 Stiele Minze
- 1 rote Spitzpaprika
- 25 g Mandelkerne mit Haut
- 1 TL Dijon-Senf
- 1 TL abgeriebene Bio-Zitronenschale
- ½ TL Ahornsirup
- 200 g fester Tofu
- 2 Frühlingszwiebeln
- 1 haselnussgroßes Stück Ingwer
- 1 kleines Eigelb
- 30 g Speisestärke

Pro Portion ca. 660 kcal, 31 g EW, 34 g F, 56 g KH

* Buchweizen in einem Sieb mit kaltem Wasser abspülen. Mit 150 ml Wasser und Salz aufkochen, zugedeckt bei schwacher Hitze ca. 15 Minuten köcheln lassen.

* Den Brokkoli waschen, trocken tupfen und im Blitzhacker möglichst fein zerkleinern. In 1 EL Öl in einer weiten Pfanne unter Wenden 3–4 Minuten braten, dabei bei Bedarf 1–2 EL Wasser dazugießen. Mit 2 EL Zitronensaft, Salz, Pfeffer und Kreuzkümmel würzen, aus der Pfanne nehmen und abkühlen lassen.

* Die Kräuter waschen, trocken schütteln, die Blätter abzupfen und hacken. Paprika putzen, waschen und klein würfeln. Mandeln in einer beschichteten Pfanne ohne Fett rösten, bis sie duften, herausnehmen und hacken. Alles unter den Brokkoli mischen.

* Senf, restlichen Zitronensaft (2 EL) und -schale, Ahornsirup, Salz und Pfeffer verrühren. 1 EL Öl unterschlagen, mit Salz und Pfeffer abschmecken. Den Buchweizen abgießen, kalt abspülen und abtropfen lassen. Dressing und Buchweizen unter den Salat mischen, mit Salz und Pfeffer würzen.

* Den Tofu zwischen 2 Lagen Küchenpapier auspressen, sodass möglichst viel Flüssigkeit austritt. Frühlingszwiebeln putzen, waschen und fein schneiden. Ingwer schälen und fein reiben. Tofu trocken tupfen und im Blitzhacker zerkleinern. Mit Frühlingszwiebeln, Ingwer, Eigelb, Stärke und ½ TL Salz verkneten.

* Je 2 EL der Masse zu einem Taler formen. In 1 EL Öl in einer großen beschichteten Pfanne portionsweise auf jeder Seite ca. 3 Minuten braten. Die Tofu-Fritters mit dem Salat anrichten und lauwarm servieren.

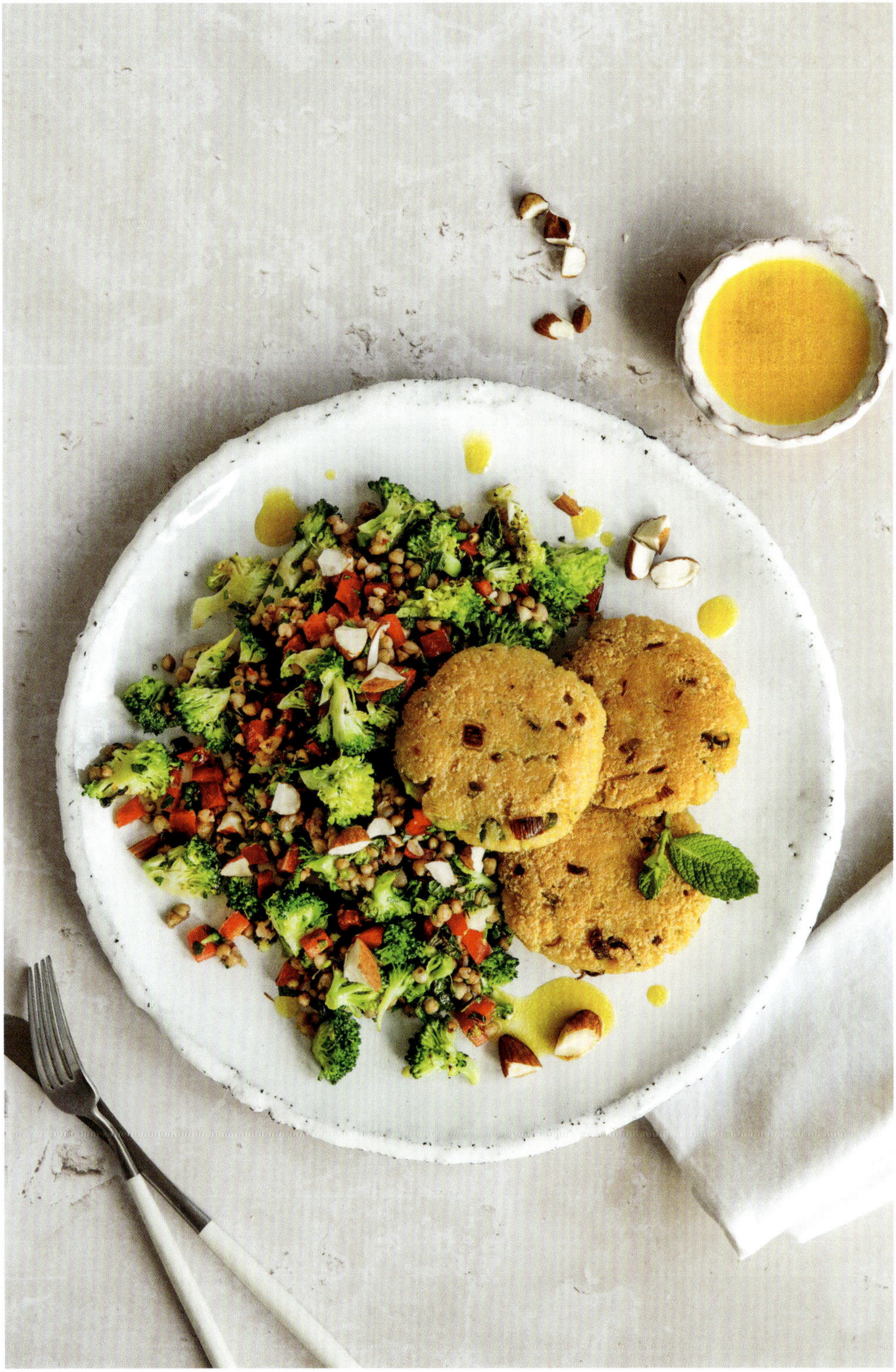

SUMMER-LUNCHBOWL MIT MELONE UND MOZZARELLA

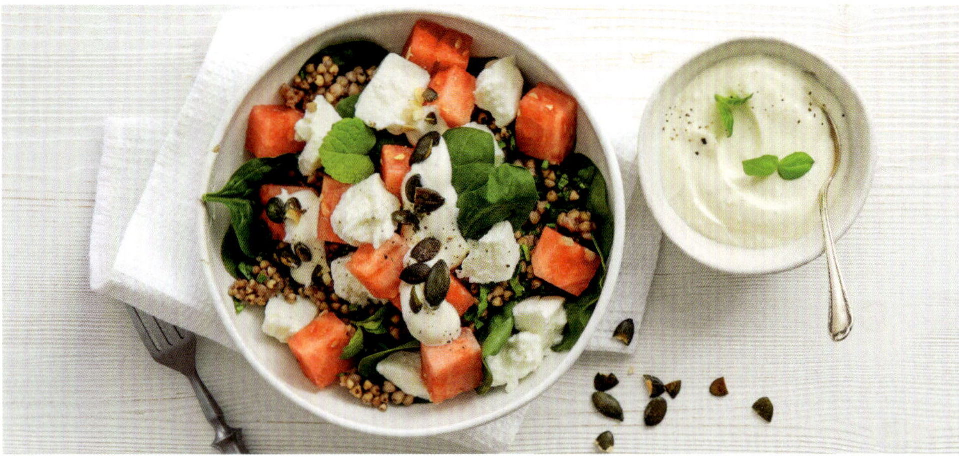

FÜR 2 PORTIONEN

Zubereitung: ca. 30 Min.

- 100 g Buchweizen, Salz
- 1 Bund Kräutermix (z. B. Basilikum, Minze, Petersilie)
- 150 g Baby-Spinat
- 150 g Wassermelone
- 1 Kugel Mozzarella (150 g)
- 150 g griechischer Joghurt (5 % Fett)
- 1 EL Olivenöl
- 2 EL Zitronensaft
- 1 TL abgeriebene Bio-Zitronenschale
- 1 Msp. gemahlener Kreuzkümmel
- 2 EL geröstete Kürbiskerne

Pro Portion ca. 620 kcal, 32 g EW, 32 g F, 49 g KH

* Den Buchweizen in einem Sieb unter kaltem Wasser gründlich abspülen. 200 ml Wasser aufkochen, Buchweizen und etwas Salz dazugeben. Zugedeckt bei schwacher Hitze ca. 15 Minuten köcheln lassen.

* Inzwischen die Kräuter waschen, trocken schütteln, die Blätter von den Stielen zupfen und klein hacken. Den Spinat verlesen, waschen, abtropfen lassen und grob hacken. Die Melone von der Schale schneiden und das Fruchtfleisch in Würfel schneiden. Den Mozzarella gut abtropfen lassen und ebenfalls würfeln.

* Den Buchweizen abgießen, kalt abspülen und gut abtropfen lassen. Die Kräuter untermischen. Den Buchweizen in Schalen oder tiefen Tellern anrichten. Spinat, Melone und Mozzarella darauf verteilen. Den Joghurt mit Öl, Zitronensaft und -schale glatt rühren. Die Sauce mit Salz und Kreuzkümmel würzen. Einen Teil davon über die Bowl geben, den Rest extra dazu reichen. Die Bowl mit Kürbiskernen bestreuen.

THUNFISCHSALAT MIT APFEL UND SELLERIE

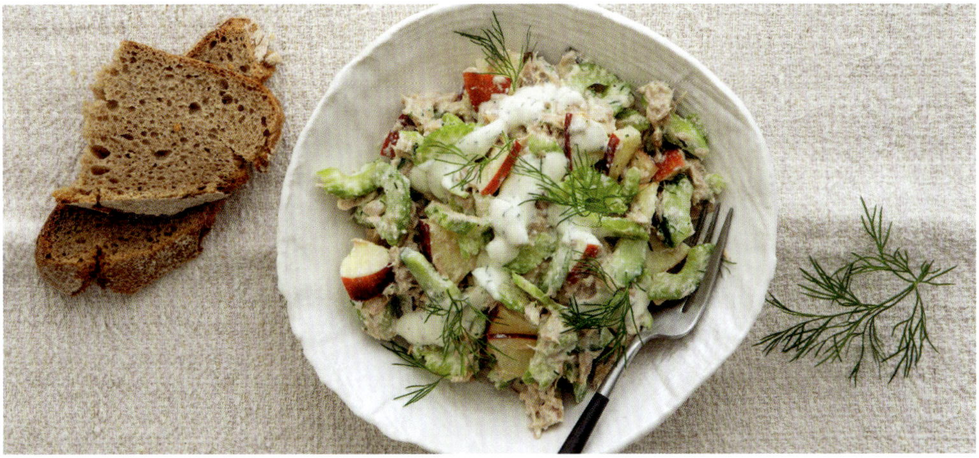

FÜR 2 PORTIONEN

Zubereitung: ca. 15 Min.

- 1 Dose Thunfisch (im eigenen Saft; 160 g Abtropfgewicht)
- 4 Stangen Staudensellerie
- 100 g Salatgurke
- 1 Apfel
- 125 g körniger Frischkäse
- 2 EL griechischer Joghurt (5 % Fett)
- 1 TL Dijon-Senf
- 1 kleine Knoblauchzehe
- Salz, Pfeffer
- 5 Stiele Dill

Pro Portion ca. 290 kcal, 29 g EW, 10 g F, 20 g KH

* Den Thunfisch in ein Sieb abgießen und abtropfen lassen. Inzwischen den Sellerie putzen, entfädeln, waschen und quer in dünne Scheiben schneiden. Die Gurke putzen, waschen, nach Belieben streifig schälen und längs vierteln, die Kerne herauskratzen und die Gurkenviertel klein schneiden. Apfel waschen, trocken reiben, vierteln, entkernen und in grobe Stücke schneiden. Den Thunfisch in eine Salatschüssel geben und mit zwei Gabeln zerpflücken. Alle vorbereiteten Zutaten dazugeben und untermischen.

* Für das Dressing den Frischkäse mit Joghurt und Senf in einen Mixer oder hohen Rührbecher geben. Knoblauch schälen, grob würfeln und dazugeben. Mit Salz und Pfeffer würzen und cremig pürieren. Nach Bedarf noch 1 Schuss Wasser untermixen. Den Dill waschen, trocken schütteln, die Spitzen von den Stielen zupfen und fein schneiden. Das Dressing und den Dill zum Salat geben und unterheben.

* Den Thunfischsalat nach Belieben mit Saatenbrot (siehe Seite 48), Vollkorn-Sauerteigbrot, Pellkartoffeln oder Maiscrackern servieren.

MEDITERRANER NUDELSALAT MIT GARNELEN UND RUCOLA

FÜR 2 PORTIONEN

Zubereitung: ca. 25 Min.

- 250 g küchenfertige Garnelen (frisch oder TK; ohne Kopf und Schale)
- 100 g rote Linsennudeln (aus 100 % Hülsenfruchtmehl)
- Salz
- 3 EL + 1 TL Olivenöl
- ½ TL Ahornsirup
- 1 TL Dijon-Senf
- 1 EL Weißweinessig
- abgeriebene Schale und Saft von ½ Bio-Zitrone
- Pfeffer
- 100 g Kirschtomaten
- 100 g Rucola
- 1 rote Spitzpaprika
- 4 Frühlingzwiebeln
- ½ Bund Basilikum
- 1 EL Sonnenblumenkerne
- 1 EL Kürbiskerne

Pro Portion ca. 585 kcal, 42 g EW, 25 g F, 46 g KH

* Die TK-Garnelen bei Zimmertemperatur antauen lassen, bis alle übrigen Zutaten vorbereitetet sind.

* Die Nudeln nach Packungsanweisung in kochendem Salzwasser bissfest garen. Inzwischen für das Dressing 3 EL Öl, Ahornsirup, Senf, Essig, Zitronenschale und -saft in eine Salatschüssel geben und verquirlen. Mit Salz und Pfeffer kräftig abschmecken. Die Nudeln abgießen, abtropfen und etwas abkühlen lassen, dann mit dem Dressing mischen.

* Die Tomaten waschen, trocken reiben und halbieren. Rucola verlesen, waschen, trocken schleudern und grobe Stiele entfernen. Paprika putzen, waschen und klein würfeln. Die Frühlingszwiebeln putzen, waschen und in dünne Ringe schneiden. Basilikum waschen, trocken schütteln, die Blätter von den Stielen zupfen und, bis auf einige zum Garnieren, klein schneiden. Alle vorbereiteten Zutaten unter die Nudeln mischen.

* Die Kerne in einer beschichteten Pfanne ohne Fett rösten, dann herausnehmen. 1 TL Öl in der Pfanne erhitzen. Die Garnelen trocken tupfen und im heißen Öl unter Wenden 3–4 Minuten braten. Mit Salz und Pfeffer würzen und auf dem Salat anrichten. Den Nudelsalat zum Servieren mit den gerösteten Kernen bestreuen und mit dem übrigen Basilikum garnieren.

Good to know

Nudeln aus Hülsenfruchtmehl sind eine figurfreundliche Alternative zu klassischen Nudeln aus Weizenmehl: Sie überzeugen mit mehr Eiweiß und Ballaststoffen, enthalten weniger schnelle Kohlenhydrate und stabilisieren so den Blutzuckerspiegel.

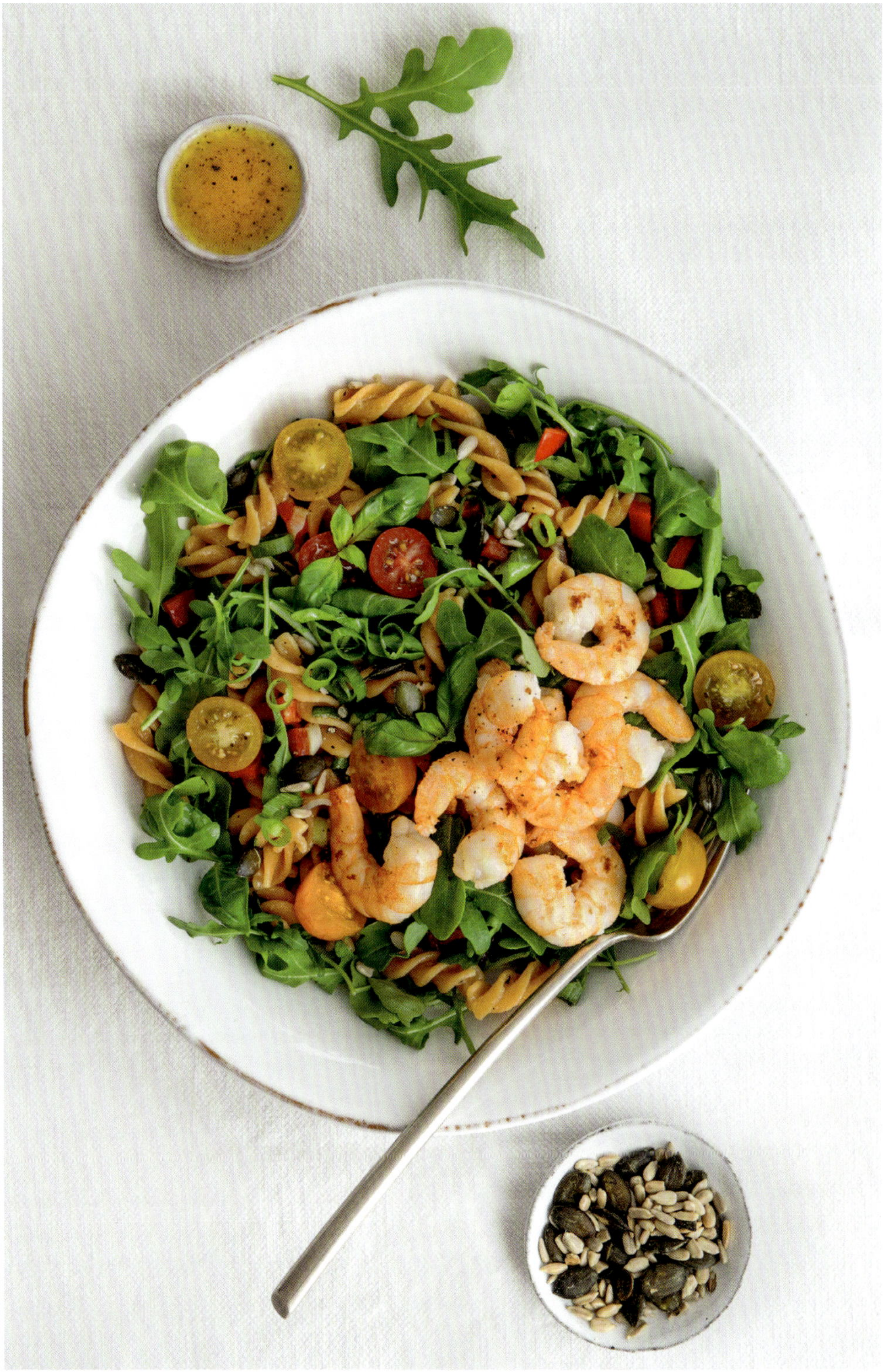

ORIENTALISCHER LINSENSALAT MIT PAPRIKA UND FETA

FÜR 2 PORTIONEN

Zubereitung: ca. 25 Min.

- 1 Dose braune Linsen (265 g Abtropfgewicht)
- 100 g Rucola
- ½ Salatgurke
- 1 gelbe Paprikaschote
- 25 g getrocknete Cranberrys
- ½ Bund glatte Petersilie
- 60 g Tahin
- 25 ml Zitronensaft
- 1 EL Olivenöl
- ¼ TL gemahlener Kreuzkümmel
- Salz, Pfeffer
- einige Tropfen Ahornsirup
- 30 g Granatapfelkerne
- 25 g geröstete Mandelstifte
- 150 g Feta

Pro Portion ca. 610 kcal, 28 g EW, 41 g F, 32 g KH

* Linsen abgießen, kalt abspülen und gut abtropfen lassen. Rucola verlesen, waschen, trocken schleudern und eventuell grobe Stiele entfernen. Die Rucolablätter grob hacken. Gurke putzen, waschen, nach Belieben streifig schälen, längs halbieren und die Kerne mit einem Teelöffel herauskratzen. Das Fruchtfleisch in kleine Würfel schneiden. Paprika putzen, waschen und ebenfalls klein würfeln. Die Cranberrys hacken. Die Petersilie waschen, trocken schütteln, die Blätter von den Stielen zupfen und fein hacken.

* Für das Dressing das Tahin mit 30 ml lauwarmem Wasser, Zitronensaft, Öl und Kreuzkümmel in einen hohen Rührbecher oder Mixer geben und cremig pürieren. Mit Salz, Pfeffer und Ahornsirup würzen. Nach Bedarf (je nach Konsistenz des Tahins) noch etwas mehr Wasser unterrühren.

* Alle vorbereiteten Zutaten mit dem Dressing mischen. Die Granatapfelkerne und Mandelstifte unterheben. Den Feta darüberbröseln und servieren.

Good to know

Sehen die Granatapfelkerne nicht wie leuchtende Juwelen aus? Tatsächlich sind sie für unsere Gesundheit auch richtig wertvoll. Weil sie reich an sekundären Pflanzenstoffen wie Flavonoiden sind, halten sie unsere Zellen jung, wirken Entzündungen entgegen und unterstützen die Abwehrkräfte.

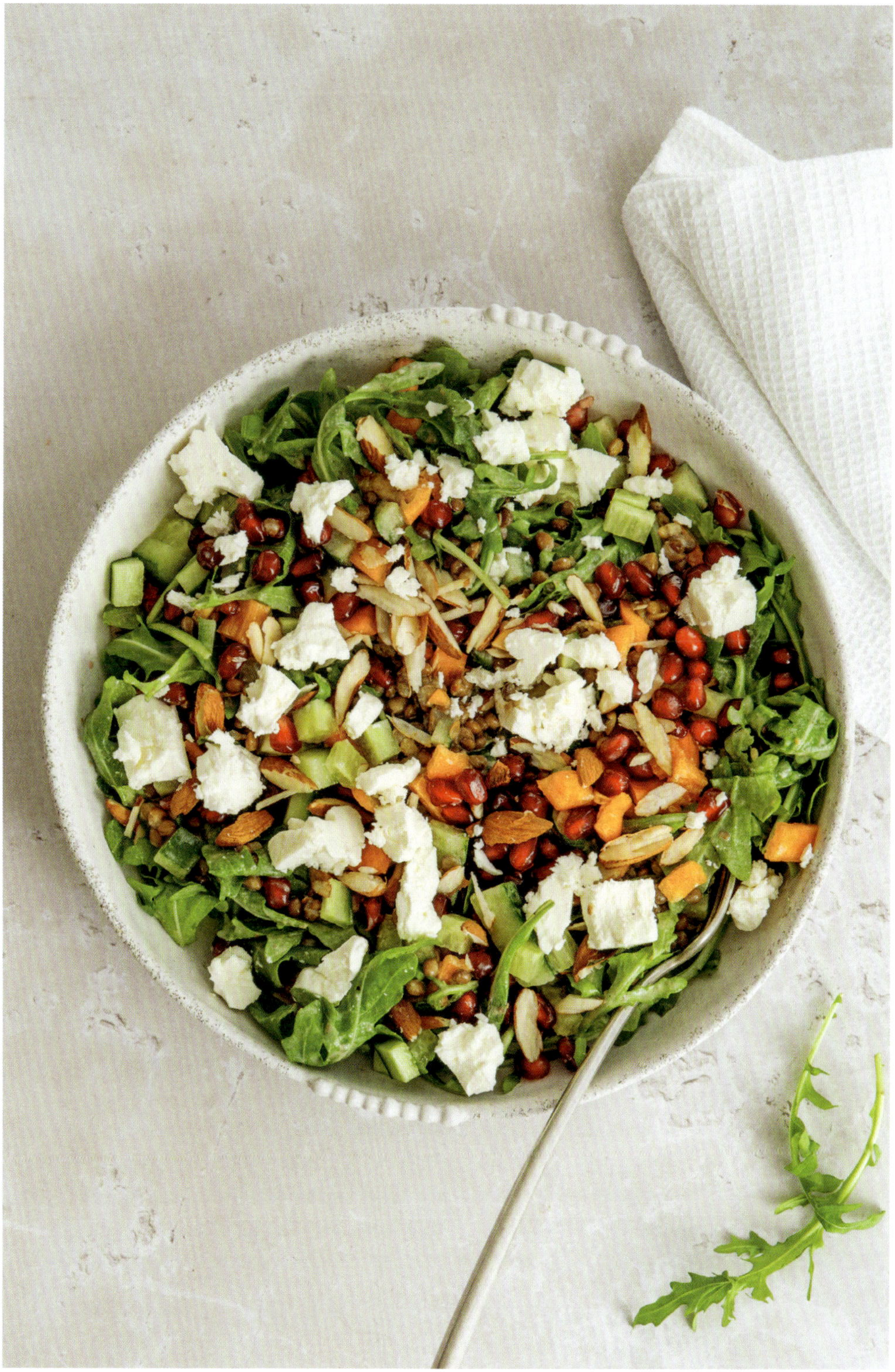

BAUERNFRÜHSTÜCK MIT LAUCH UND PILZEN

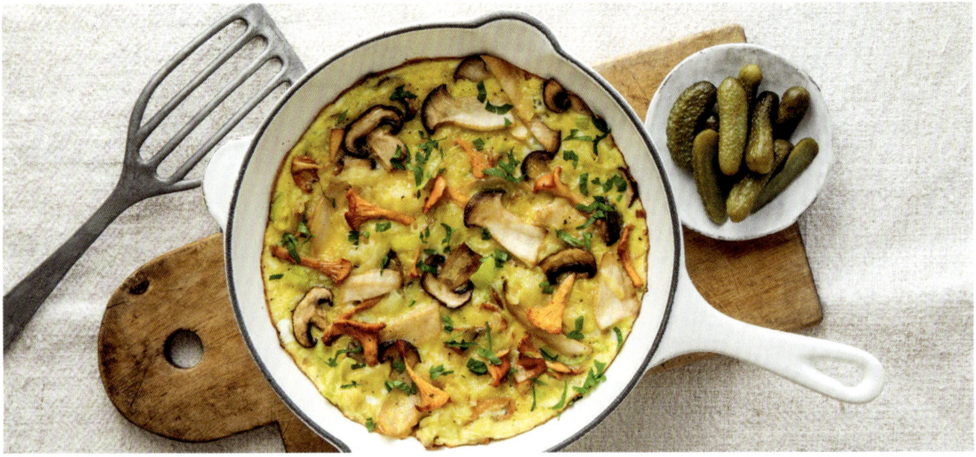

FÜR 2 PORTIONEN

Zubereitung: ca. 30 Min.

- 300 g Kartoffeln
- 1 Stange Lauch
- 400 g Pilze (z.B. Champignons, Austernpilze oder Pfifferlinge)
- 2 EL Rapsöl
- 4 Eier (Größe M)
- 4 EL Milch oder ungesüßter Pflanzendrink
- Salz, Pfeffer
- frisch geriebene Muskatnuss
- gehackte Petersilie und Gewürzgurken zum Servieren

Pro Portion ca. 465 kcal,
28 g EW, 25 g F, 31 g KH

* Die Kartoffeln schälen, waschen und auf einer Küchenreibe grob raspeln. Lauch putzen, waschen, längs halbieren und in dünne Scheiben schneiden. Pilze putzen, trocken abreiben und klein schneiden.

* In einer beschichteten Pfanne (ca. 24 cm Durchmesser) 1 EL Öl erhitzen und Kartoffeln und Lauch darin unter Wenden ca. 10 Minuten andünsten, dann herausnehmen. Das restliche Öl (1 EL) in der Pfanne erhitzen und die Pilze darin unter Wenden bei starker Hitze ca. 5 Minuten kräftig anbraten. Die Kartoffel-Lauch-Mischung dazugeben und alles mischen.

* Die Eier mit Milch, ¾ TL Salz, Pfeffer und etwas Muskatnuss in einer Schüssel verquirlen. Die Eiermasse über die Kartoffel-Lauch-Pilz-Mischung in die Pfanne geben und bei schwacher Hitze ca. 8 Minuten stocken lassen. Dabei an den Rändern mit dem Pfannenwender etwas zusammenschieben und am Ende eventuell den Deckel kurz auflegen. Das Bauernfrühstück zum Servieren mit Petersilie bestreuen und die Gewürzgurken dazu servieren.

PELLKARTOFFELN MIT AVOCADO-EIER-SALAT

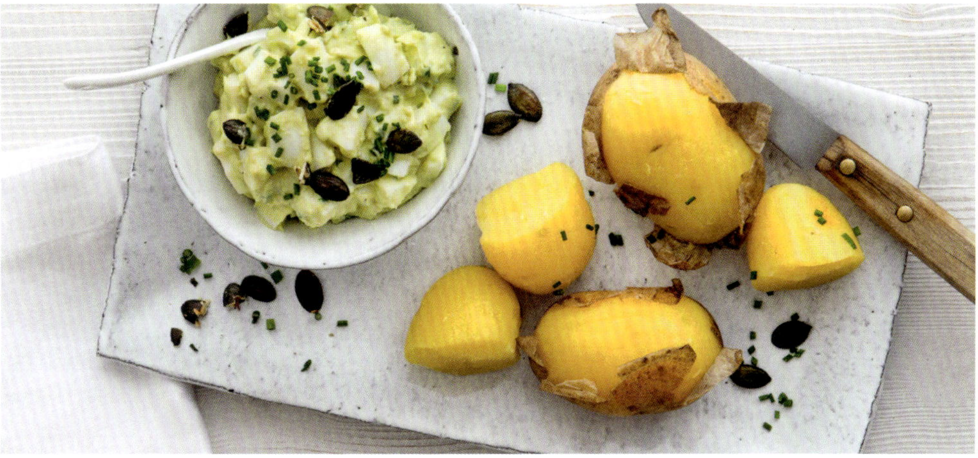

FÜR 2 PORTIONEN

Zubereitung: ca. 30 Min.

- 500 g vorwiegend festkochende Kartoffeln
- 4 hart gekochte Eier
- 1 kleine reife Avocado
- 50 g griechischer Joghurt (5 % Fett)
- ½ TL Dijon-Senf
- 1–2 TL Zitronensaft
- Salz, Pfeffer
- ½ Bund Schnittlauch
- 2 TL geröstete Kürbiskerne

Pro Portion ca. 585 kcal, 25 g EW, 32 g F, 47 g KH

* Die Kartoffeln gründlich waschen, in einen Topf geben, knapp mit Wasser bedecken, aufkochen und zugedeckt bei mittlerer Hitze ca. 20 Minuten garen.

* Die Eier pellen, halbieren und die Eigelbe herauslösen. Die Avocado halbieren, den Kern entfernen und das Fruchtfleisch aus der Schale lösen. Mit den Eigelben in eine Schüssel geben und mit einer Gabel zerdrücken. Joghurt, Senf und Zitronensaft untermischen. Mit Salz, Pfeffer und eventuell noch etwas Zitronensaft abschmecken.

* Den Schnittlauch waschen, trocken schütteln und in feine Röllchen schneiden. Die Eiweiße in kleine Würfel schneiden. Schnittlauch und Eiweiße unter die Avocadomischung heben.

* Die Kartoffeln abgießen, kalt abschrecken, nach Belieben pellen und mit dem grünen Eiersalat anrichten. Mit Kürbiskernen bestreuen und servieren.

MÖHREN-RÖSTI MIT KRÄUTER-NUSS-QUARK

FÜR 2 PORTIONEN

Zubereitung: ca. 40 Min.

- 350 g vorwiegend festkochende Kartoffeln
- 200 g Möhren
- 1 kleine Zwiebel
- Salz, Pfeffer
- frisch geriebene Muskatnuss
- 2 EL Rapsöl
- 250 g Magerquark
- 250 g Speisequark (20 % Fett i.Tr.)
- 1 TL Walnussöl
- ½ TL Apfelessig
- 15 g Walnusskerne
- 3 TL gehackte gemischte Kräuter (TK)

Pro Portion ca. 540 kcal, 36 g EW, 23 g F, 45 g KH

* Die Kartoffeln schälen, waschen und grob raspeln. Auf ein sauberes Küchentuch geben, das Tuch zusammennehmen und gut eindrehen, sodass möglichst viel Flüssigkeit aus den Kartoffelraspeln gedrückt wird. Möhren putzen, schälen und ebenfalls grob raspeln. Die Zwiebel schälen und in feine Würfel schneiden. Die ausgedrückten Kartoffelraspel, die Möhrenraspel und die Zwiebel mit den Händen gründlich mischen. Mit Salz, Pfeffer und Muskatnuss kräftig würzen.

* Das Rapsöl in einer großen beschichteten Pfanne portionsweise erhitzen. Pro Rösti ca. 2 EL Kartoffelmasse in die Pfanne geben, mit einem Pfannenwender etwas flach streichen und andrücken. Die Rösti bei mittlerer Hitze von jeder Seite in ca. 4 Minuten knusprig braten. Auf diese Weise 8–10 kleine Rösti backen. Die fertigen Rösti herausnehmen und warm halten (schneller geht es, wenn man die Rösti parallel in zwei großen Pfannen zubereitet).

* Inzwischen beide Quarksorten mit dem Nussöl und dem Essig gut verrühren Mit Salz und Pfeffer abschmecken. Die Nüsse in einer Pfanne ohne Fett anrösten und grob hacken. Mit den Kräutern unter den Quark heben. Die Rösti mit dem Nussquark anrichten und sofort servieren.

Good to know

Rapsöl enthält die mehrfach ungesättigten Omega-3- und Omega-6-Fettsäuren in einem idealen Verhältnis. Das macht das Öl so wertvoll für unsere Gesundheit: Es hilft, die Blutfettwerte in Balance zu halten, bringt den Stoffwechsel auf Trab und schützt Herz und Gefäße. Außerdem stammt der Raps meist aus regionalem Anbau – das Öl ist somit eine nachhaltige Wahl.

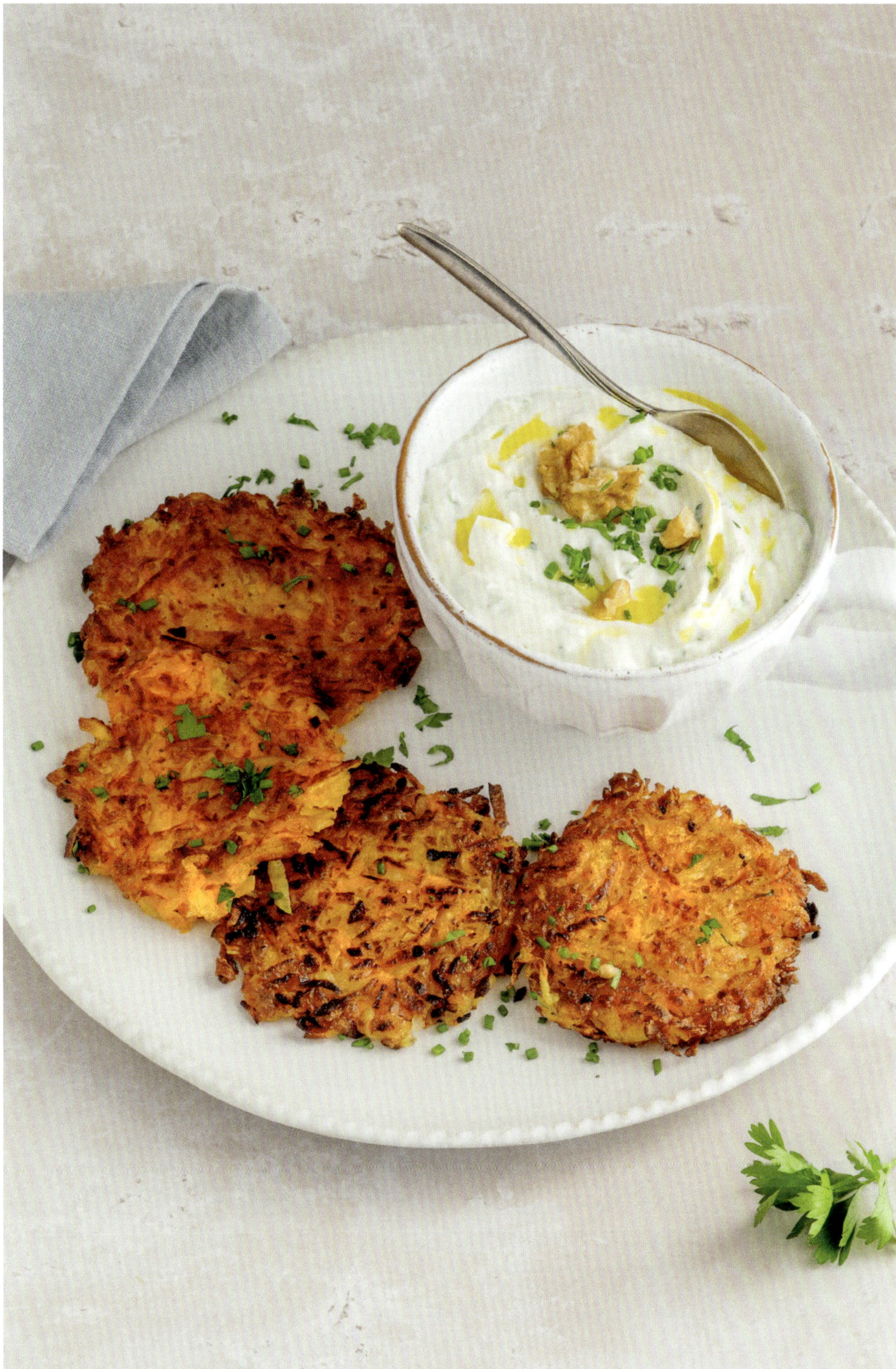

LINSENEINTOPF MIT MANGOLD

FÜR 2 PORTIONEN

Zubereitung: ca. 40 Min.

- 200 g vorwiegend festkochende Kartoffeln
- 200 g Mangold (alternativ Blattspinat)
- 1 Zwiebel
- 1 Knoblauchzehe
- 5 TL Olivenöl
- 125 g grüne Linsen oder braune Tellerlinsen
- Salz, Pfeffer
- 200 g griechischer Joghurt (5 % Fett)
- ½ Bund Koriander
- ¼ TL Zimtpulver
- ½ Zitrone

Pro Portion ca. 515 kcal, 28 g EW, 19 g F, 53 g KH

* Die Kartoffeln schälen, waschen und klein würfeln. Den Mangold waschen und abtropfen lassen. Die unteren ca. 5 cm vom Stiel abschneiden und entsorgen. Den Rest vom Mangold klein schneiden. Zwiebel und Knoblauch schälen und in feine Würfel schneiden.

* Das Öl in einem Topf erhitzen, Zwiebel und Knoblauch darin unter Wenden andünsten. Die Kartoffeln dazugeben und unter Wenden anrösten. Den Mangold hinzufügen und unter Wenden mit anbraten. Die Linsen hinzufügen und 750 ml Wasser angießen. Mit Salz und Pfeffer würzen. Alles aufkochen und danach bei mittlerer Hitze ca. 20 Minuten köcheln lassen. Dabei ab und zu umrühren.

* Währenddessen den Joghurt glatt rühren und mit Salz abschmecken. Den Koriander waschen, trocken schütteln, die Blätter von den Stielen zupfen und hacken. Den Koriander, bis auf etwas zum Garnieren, zum Eintopf geben. Mit Zimt würzen. Alles noch mal ca. 10 Minuten köcheln lassen, dabei öfter umrühren.

* Die Zitrone auspressen und den Saft unter den Eintopf rühren. Den Eintopf mit Salz, Pfeffer und Zimt abschmecken. In tiefen Tellern oder Schalen anrichten, jeweils etwas Joghurt als Klecks daraufgeben und nach Belieben mit dem übrigen Koriander garnieren. Den restlichen Joghurt extra dazu servieren.

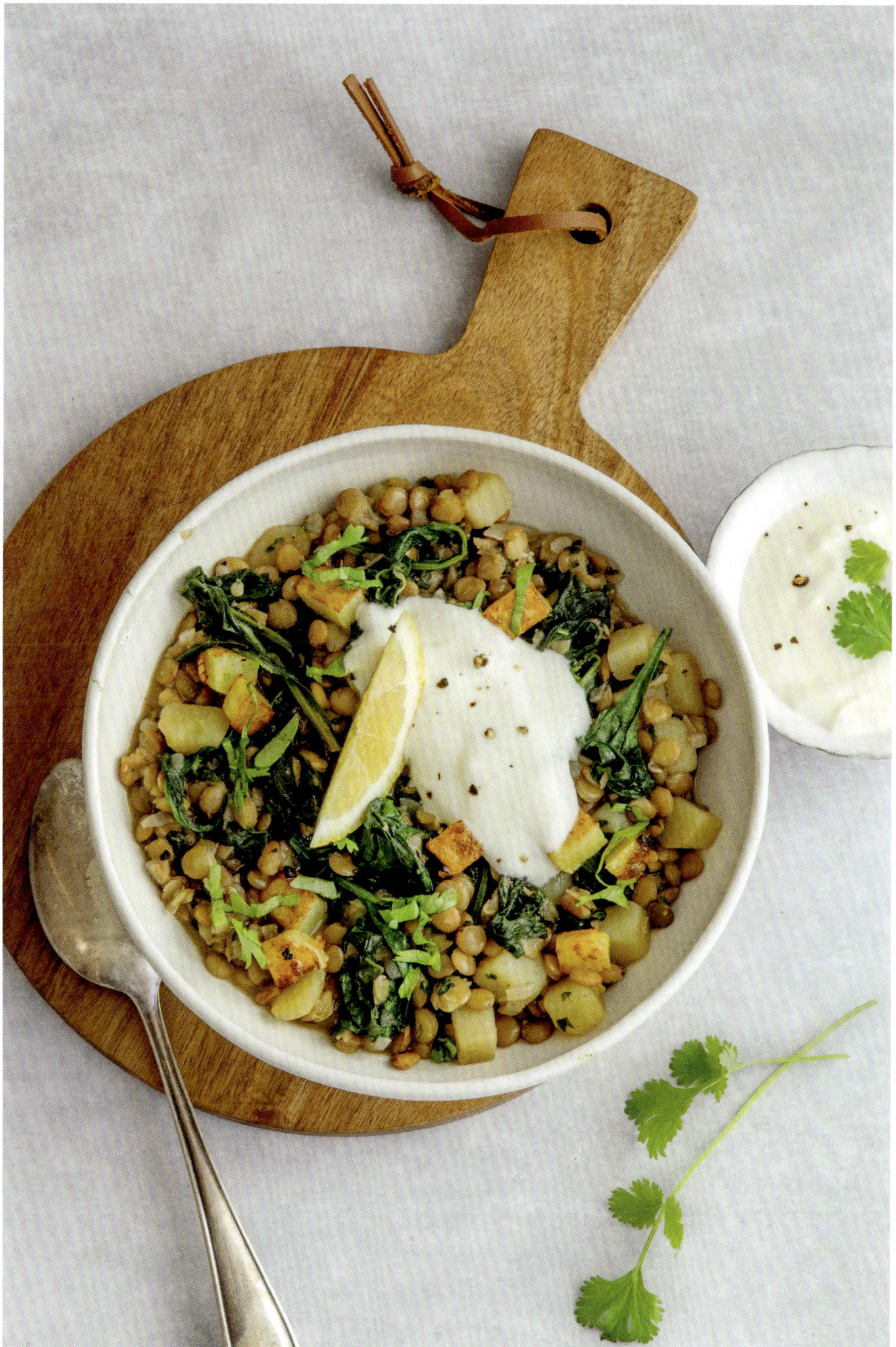

SOBANUDELN MIT CURRY-TOFU UND TAHIN-DRESSING

FÜR 2 PORTIONEN

Zubereitung: ca. 30 Min.

- 200 g Tofu natur
- ½ Chinakohl (ca. 350 g)
- 1 Möhre
- 2 Frühlingszwiebeln
- 1 Eiweiß (Größe M)
- ca. 25 g Speisestärke
- 1 TL Currypulver
- Salz, Pfeffer
- 2 EL Raps- oder Kokosöl
- 75 g Edamame (TK)
- 90 g Sobanudeln (aus 100 % Buchweizenmehl)
- 40 g Tahin
- ½ TL Sojasauce
- 2 TL Reisessig
- 1–2 Tropfen Ahornsirup
- 1 TL geröstete helle Sesamsamen

Pro Portion ca. 700 kcal, 34 g EW, 33 g F, 62 g KH

* Den Tofu zwischen 2 Lagen Küchenpapier legen, in einen tiefen Teller geben und mit einem schweren Topf beschweren, sodass möglichst viel Flüssigkeit herausgedrückt wird.

* Den Chinakohl putzen, waschen und quer in dünne Streifen schneiden. Die Möhre putzen, schälen und in kleine Würfel schneiden. Die Frühlingszwiebeln putzen, waschen und in feine Ringe schneiden.

* Den Tofu 2–3 cm groß würfeln. Das Eiweiß in einem tiefen Teller verquirlen. Die Stärke mit Curry, ½ TL Salz und etwas Pfeffer in einem zweiten Teller mischen. Tofuwürfel erst durch das Eiweiß ziehen, dann im Stärke-Mix wenden. 1 EL Öl in einer weiten beschichteten Pfanne erhitzen. Den Tofu darin unter Wenden in ca. 5 Minuten rundherum knusprig braten. Herausnehmen und die Pfanne kurz ausreiben.

* Übriges Öl (1 EL) in der Pfanne erhitzen. Möhren darin unter Wenden 3–4 Minuten braten. Chinakohl, Frühlingszwiebeln und gefrorene Edamame dazugeben und alles unter Wenden ca. 5 Minuten braten.

* Inzwischen Sobanudeln nach Packungsanweisung garen, abgießen und gut abtropfen lassen. Das Tahin mit Sojasauce, Reisessig, Ahornsirup sowie 2 EL heißem Wasser verrühren. Das Tahin-Dressing eventuell mit etwas Salz abschmecken.

* Die Nudeln auf Schalen verteilen, das Gemüse und den Tofu darauf anrichten. Mit etwas Tahin-Dressing beträufeln, mit Sesam bestreuen und nach Belieben mit Chilisauce servieren. Das restliche Dressing extra dazu reichen.

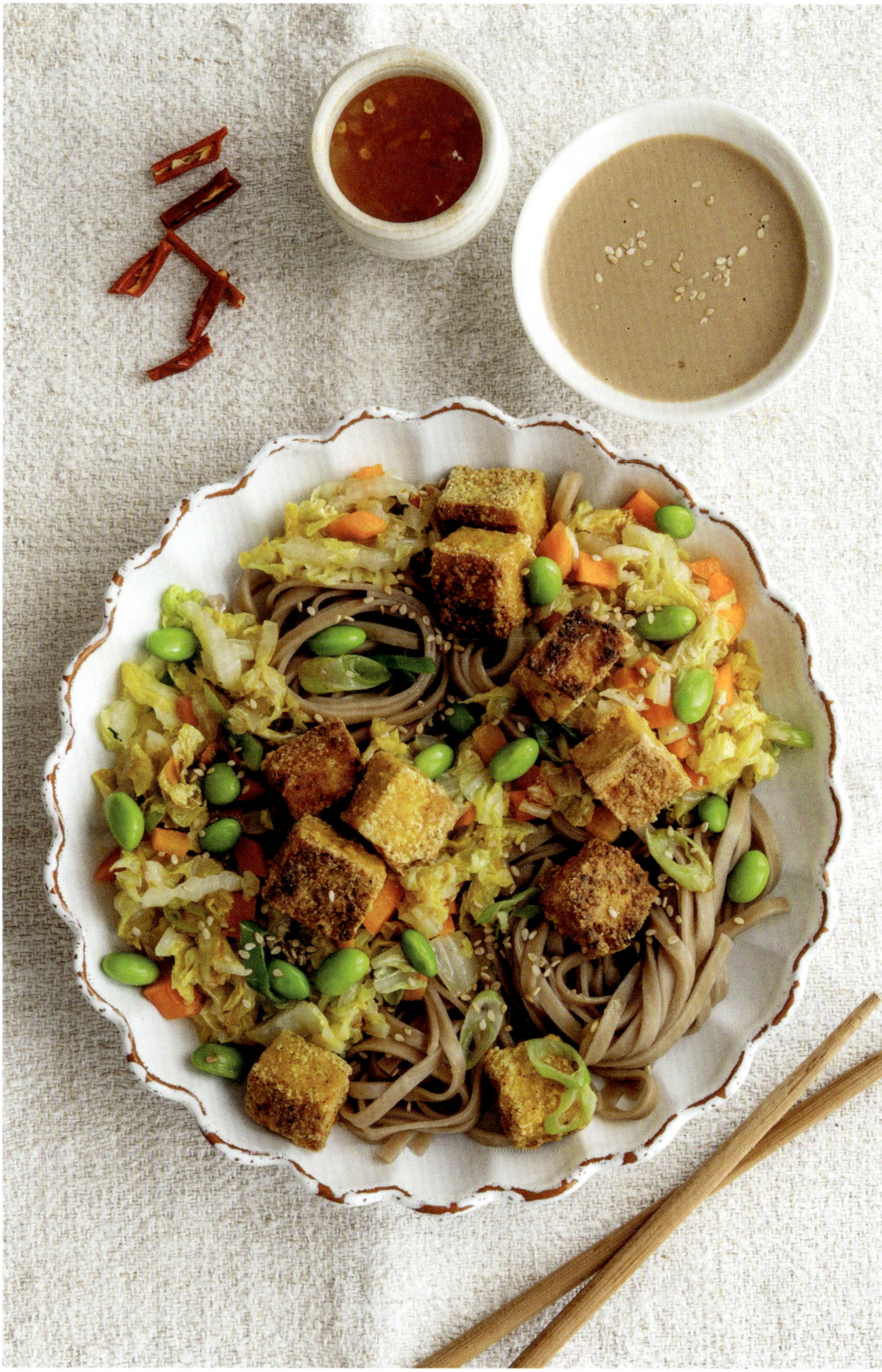

LINSENNUDELN MIT GEMÜSE-FETA-SAUCE

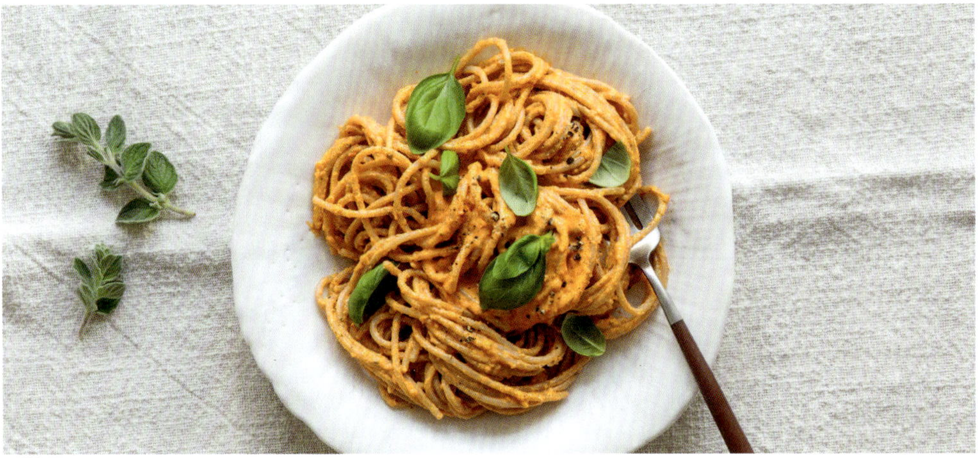

FÜR 2 PORTIONEN

Zubereitung: ca. 50 Min.

- 1 kleine Zwiebel
- 1 Knoblauchzehe
- 400 g Gemüse nach Belieben (z. B. rote Paprika, Zucchini und Tomaten)
- 5 Stiele Oregano
- 3 EL Olivenöl
- Salz, Pfeffer
- 100 g Feta
- 150 g Vollkornspaghetti oder Linsen-Spirelli
- 25 g geschälte Hanfsamen
- einige Basilikumblätter zum Garnieren

Pro Portion ca. 595 kcal, 33 g EW, 28 g F, 50 g KH

* Den Backofen auf 180 °C (160 °C Umluft) vorheizen. Die Zwiebel und den Knoblauch schälen. Zwiebel in Spalten, Knoblauch in Scheiben schneiden. Gemüse waschen, je nach Art putzen und schälen und in grobe Stücke schneiden. Den Oregano waschen, trocken schütteln, die Blättchen von den Stielen zupfen.

* Das Öl mit Oregano, Salz und Pfeffer in einer großen Schüssel verrühren. Das Gemüse dazugeben und alles gründlich mischen. Auf einem Backblech verteilen und den Feta in die Mitte setzen. Das Gemüse im heißen Ofen 35–40 Minuten rösten, dabei zwischendurch mehrmals wenden. Kurz vor Ende der Garzeit die Nudeln nach Packungsanweisung in kochendem Salzwasser bissfest garen.

* Ofengemüse und Feta in einen leistungsstarken Mixer oder hohen Rührbecher geben. Hanfsamen dazugeben und alles im Mixer oder mit einem Stabmixer cremig pürieren. Die Sauce mit Salz und Pfeffer würzen. Die Nudeln abgießen, abtropfen lassen und mit der Sauce mischen. Mit Basilikum garnieren.

LACHSRAGOUT MIT QUINOA

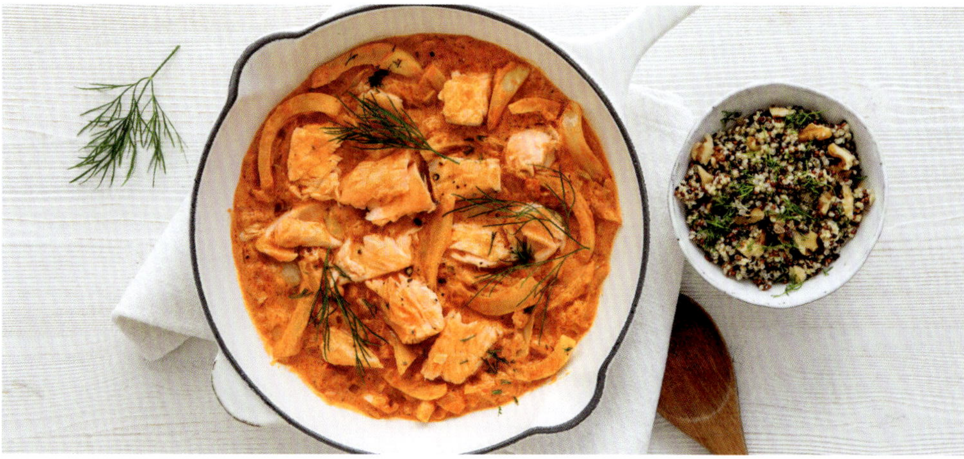

FÜR 2 PORTIONEN

Zubereitung: ca. 30 Min.

- 125 g Quinoa
- Salz
- 1 kleine Zwiebel
- 1 Knoblauchzehe
- 1 Fenchelknolle
- 1 EL Olivenöl
- 1 Dose stückige Tomaten (400 g)
- Pfeffer
- 200 g Lachsfilet (ohne Haut)
- 2 EL Orangensaft
- 2 EL Crème fraîche
- 20 g Walnusskerne
- 2 EL gehackter Dill

Pro Portion ca. 635 kcal, 36 g EW, 30 g F, 55 g KH

* Quinoa in einem Sieb kalt abspülen. In einem Topf mit 250 ml Wasser und Salz einmal aufkochen und zugedeckt bei schwacher Hitze ca. 15 Minuten garen.

* Für die Tomatensauce die Zwiebel und den Knoblauch schälen und fein würfeln. Den Fenchel putzen, waschen, längs halbieren, in feine Streifen schneiden oder hobeln. Das Öl in einer weiten, tiefen Pfanne erhitzen. Zwiebel, Knoblauch und Fenchel darin unter Wenden ca. 5 Minuten andünsten. Die Tomaten dazugeben, aufkochen, mit Salz und Pfeffer würzen und zugedeckt ca. 10 Minuten garen.

* Den Lachs trocken tupfen und in ca. 2 cm große Würfel schneiden. Mit Salz und Pfeffer würzen und mit Orangensaft beträufeln. Die Crème fraîche unter die Tomatensauce rühren, mit Salz und Pfeffer abschmecken. Die Lachswürfel hinzufügen und in der Sauce zugedeckt ca. 5 Minuten gar ziehen lassen.

* Walnüsse hacken, in einer beschichteten Pfanne ohne Fett rösten und mit dem Dill unter die Quinoa rühren. Das Lachsragout mit der Quinoa anrichten.

HIRSE-BOWL MIT HÄHNCHEN UND BROKKOLI

FÜR 2 PORTIONEN

Zubereitung: ca. 40 Min.

- 75 g Hirse
- Salz
- 200 g Hähnchenbrustfilet
- 2 EL Olivenöl
- 1 TL edelsüßes Paprikapulver
- Pfeffer
- 500 g Brokkoli
- 250 g Kirschtomaten
- ½ Bio-Zitrone
- 200 g griechischer Joghurt (5 % Fett)
- 2 TL geröstete Kürbiskerne

Portion ca. 550 kcal,
49 g EW, 21 g F, 40 g KH

* Die Hirse in ein feines Sieb geben und gründlich mit kaltem Wasser abspülen. Mit 150 ml Wasser in einen Topf geben, salzen, aufkochen und zugedeckt ca. 15 Minuten köcheln lassen. Den Topf vom Herd nehmen und die Hirse im geschlossenen Topf noch ca. 15 Minuten quellen lassen.

* Inzwischen das Hähnchenfilet trocken tupfen und quer in dünne Streifen schneiden. Das Öl mit Paprika, Salz und Pfeffer verrühren. Die Hähnchenstreifen gut untermischen und 5–10 Minuten ziehen lassen.

* Währenddessen den Brokkoli putzen, waschen und in kleine Röschen teilen. Den Stiel schälen und klein würfeln. Brokkoli in einen Dämpfeinsatz geben. Einen passenden Topf eine Handbreit mit Salzwasser füllen, den Dämpfeinsatz einsetzen und das Wasser zum Kochen bringen. Brokkoli zugedeckt in 7–8 Minuten bissfest dämpfen. Tomaten waschen, trocken reiben und halbieren.

* Die Zitrone heiß waschen, die Schale fein abreiben und den Saft auspressen. Joghurt mit 2 EL Zitronensaft und der Zitronenschale glatt rühren, mit Salz und Pfeffer würzen. Hähnchenstreifen in einer beschichteten Pfanne ohne Fett unter Wenden ca. 5 Minuten kräftig anbraten.

* Die Hirse in Schalen oder tiefen Tellern anrichten. Brokkoli, Tomaten und Hähnchenstreifen dekorativ darauf anrichten. Jeweils etwas Joghurt daraufgeben und alles mit Kürbiskernen bestreuen. Den übrigen Joghurt extra dazu servieren.

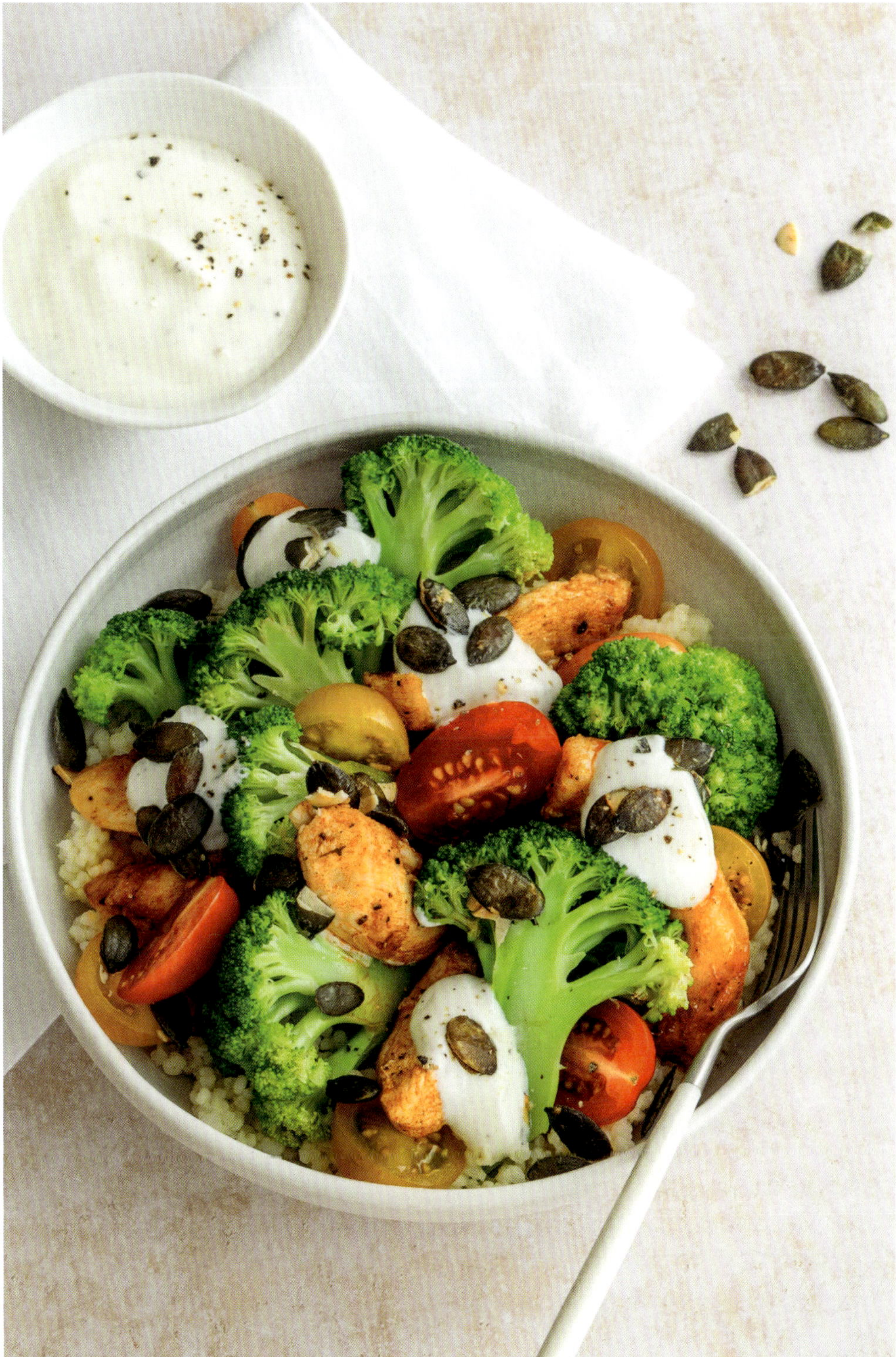

SPINAT-QUINOA MIT SCHARFEN HACKBÄLLCHEN

FÜR 2 PORTIONEN

Zubereitung: ca. 30 Min.

- 125 g Quinoa
- Salz
- 200 g Geflügelhackfleisch
- 2 TL Magerquark
- 1 TL geschrotete Leinsamen
- 1 TL Harissa (nordafrikanische Würzpaste; alternativ Tomatenmark)
- Pfeffer
- 1 TL + 1 EL Rapsöl
- 3 Frühlingszwiebeln
- 1 Knoblauchzehe
- 400 g Baby-Blattspinat
- 25 g getrocknete Cranberrys
- je ½ Bund glatte Petersilie und Minze
- 25 g geröstete Mandelstifte
- 1–2 TL Zitronensaft

Pro Portion ca. 595 kcal, 36 g EW, 26 g F, 51 g KH

* Die Quinoa in ein feines Sieb geben, gründlich unter kaltem Wasser abspülen und abtropfen lassen. Mit 250 ml Wasser in einen Topf geben, salzen, kurz aufkochen lassen und dann ca. 15 Minuten garen.

* Inzwischen für die Hackbällchen Hack mit Quark, Leinsamen, Harissa, Salz und Pfeffer in eine Rührschüssel geben und gut verkneten. Die Masse zu kleinen Bällchen formen. 1 TL Öl in einer beschichteten Pfanne erhitzen, die Bällchen darin rundherum bei mittlerer Hitze ca. 10 Minuten anbraten.

* Die Frühlingszwiebeln putzen, waschen und fein schneiden. Den Knoblauch schälen und fein würfeln. Den Spinat waschen und abtropfen lassen. 1 EL Öl in einer zweiten Pfanne erhitzen, Frühlingszwiebeln und Knoblauch darin andünsten. Spinat dazugeben und in 2–3 Minuten unter Wenden zusammenfallen lassen, salzen und pfeffern. Cranberrys grob hacken. Kräuter waschen, trocken schütteln, die Blätter von den Stielen zupfen und grob hacken.

* Quinoa mit einer Gabel auflockern. Spinat, Cranberrys, Kräuter und Mandelstifte dazugeben und unterheben. Quinoa mit Salz, Pfeffer und Zitronensaft abschmecken. Mit den Hackbällchen anrichten.

Easy going

Wer's vegetarisch mag, ersetzt die Hackbällchen einfach durch 150 g gewürfelten Feta, der zuvor in einem Mix aus Harissa und 1 EL Olivenöl mariniert wurde.

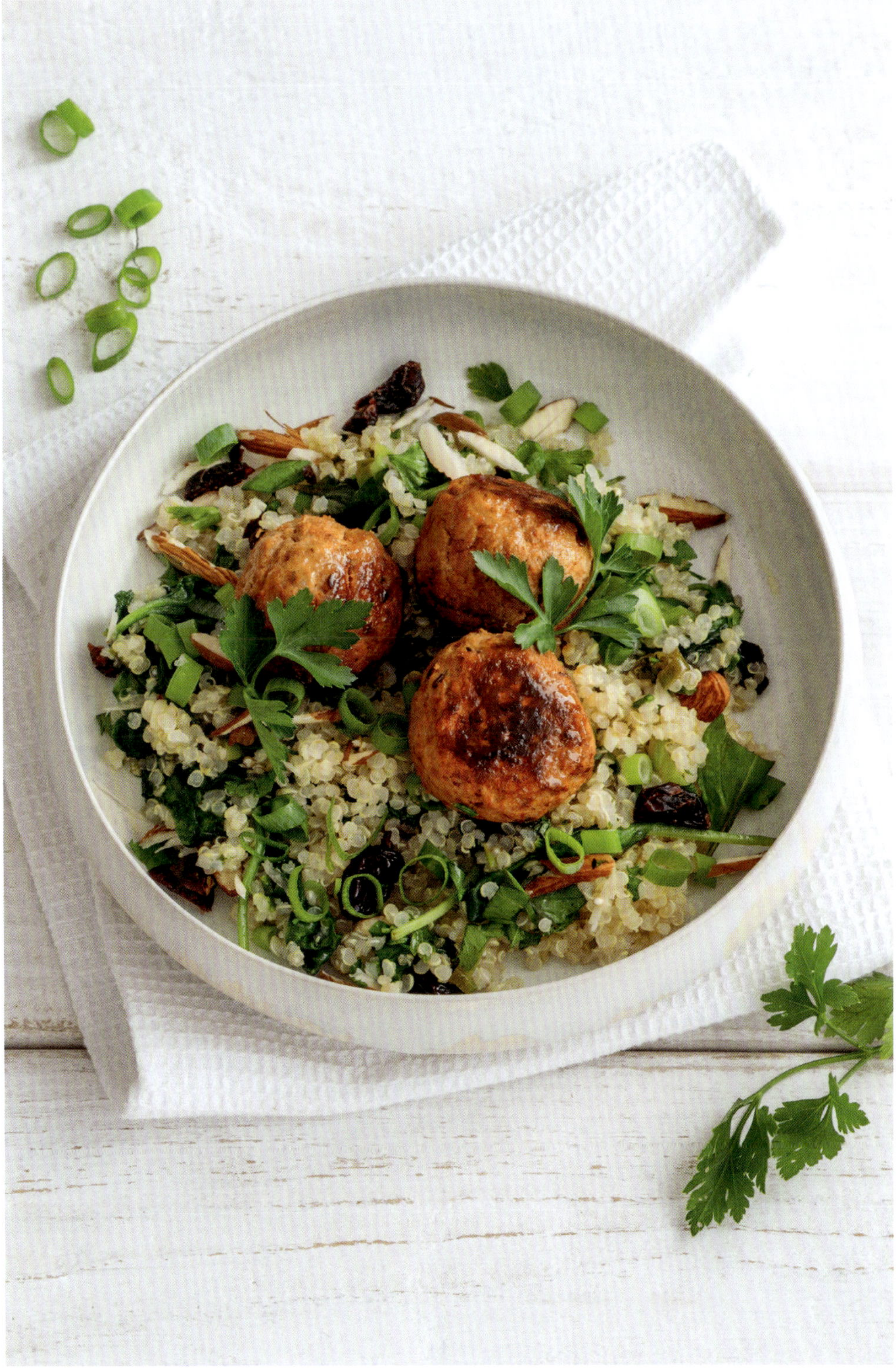

SCHNELLE STEAK-TACOS MIT MANGO UND AVOCADO

FÜR 2 PORTIONEN

Zubereitung: ca. 25 Min.

- 200 g Rumpsteak
- Salz, Cayennepfeffer
- 2 EL Olivenöl
- 1 kleine reife Avocado
- 5 TL Limettensaft
- 150 g Kirschtomaten
- ½ Mango (oder 150 g aufgetaute TK-Mango)
- 3 Frühlingszwiebeln
- Pfeffer
- ½ Bund Koriander
- 2 Vollkorn-Tortillawraps (à ca. 60 g)
- 3 TL geschälte Hanfsamen
- Chilisauce und Limettenspalten zum Servieren

Pro Portion ca. 635 kcal, 33 g EW, 34 g F, 48 g KH

* Das Steak trocken tupfen, mit Salz und Cayennepfeffer würzen. 1 EL Öl in einer Pfanne erhitzen und das Steak darin unter Wenden 5–6 Minuten kräftig anbraten. Herausnehmen und abgedeckt 5–10 Minuten ruhen lassen.

* Inzwischen die Avocado halbieren, den Kern entfernen und das Fruchtfleisch aus der Schale lösen. In einer Schale mit 1 TL Limettensaft beträufeln und mit einer Gabel zerdrücken. Mit Salz abschmecken.

* Die Tomaten waschen, trocken reiben und je nach Größe halbieren oder vierteln. Die Mango schälen und das Fruchtfleisch in dünne Spalten schneiden. Frühlingszwiebeln putzen, waschen und in dünne Ringe schneiden. Den Koriander waschen, trocken schütteln und samt feiner Stiele hacken. Tomaten, Mango und Frühlingszwiebeln mit dem restlichen Öl (1 EL), dem übrigen Limettensaft (4 TL), Salz und Pfeffer verrühren.

* Die Wraps in einer beschichteten Pfanne ohne Fett unter Wenden kurz erwärmen, anschließend mit der Avocadopaste bestreichen. Das Steak quer in dünne Scheiben schneiden, auf den Wraps verteilen. Mit Tomaten-Mango-Salat belegen, mit Koriander und Hanfsamen bestreuen. Die Wraps zusammenklappen und mit Chilisauce und Limettenspalten servieren.

Good to know

Hochwertiges Rindfleisch aus artgerechter Tierhaltung ist eine gute Eiweißquelle und überzeugt mit viel Eisen und B-Vitaminen für einen optimalen Stoffwechsel. Ab und zu kleine Mengen davon zu essen, reicht aus, um die positiven Wirkungen zu nutzen.

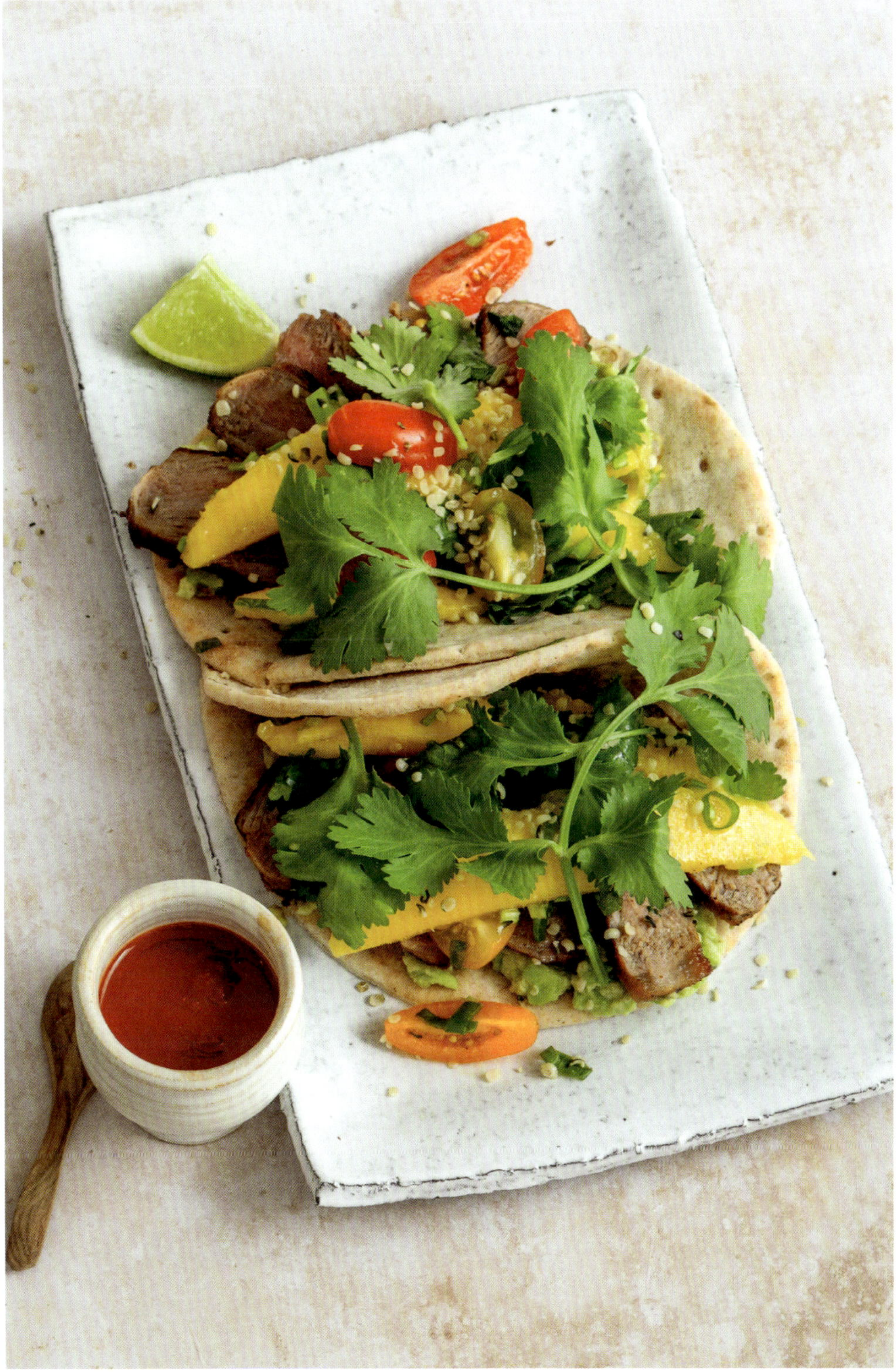

GEFÜLLTE PAPRIKA MIT QUINOA UND HACKFLEISCH

FÜR 2 PORTIONEN

Zubereitung: ca. 50 Min.

- 50 g Quinoa
- Salz
- 50 g rote Linsen
- 2 große rote Paprikaschoten
- 1 kleine Zwiebel
- 1 kleine Knoblauchzehe
- 50 g Baby-Spinat
- 2 TL Chiasamen
- 150 g mageres Rinderhackfleisch
- 1 geh. TL edelsüßes Paprikapulver
- Pfeffer
- 1 Dose stückige Tomaten (400 g)
- 1 TL getrockneter Oregano
- 100 g Feta

Pro Portion ca. 530 kcal, 41 g EW, 17 g F, 52 g KH

* Quinoa in ein feines Sieb geben und unter kaltem Wasser gründlich abspülen. Mit 250 ml Wasser und etwas Salz in einen kleinen Topf geben, aufkochen und dann zugedeckt ca. 10 Minuten köcheln lassen. Die Linsen unterrühren und alles noch mal ca. 5 Minuten köcheln lassen. Vom Herd nehmen, in ein feines Sieb abgießen, abtropfen und abkühlen lassen.

* Inzwischen die Paprikaschoten waschen, trocken reiben, längs halbieren und das Kerngehäuse entfernen (die Stiele jedoch dranlassen). Zwiebel und Knoblauch schälen und fein würfeln. Den Spinat verlesen, waschen, gut abtropfen lassen und grob hacken. Die Chiasamen in einem Blitzhacker grob mahlen.

* Das Hack mit Quinoa-Linsen-Mix, Zwiebel, Knoblauch, Spinat, Paprikapulver, ½ TL Salz und Pfeffer verkneten. Die Paprikahälften mit der Hackmasse füllen. Tomaten mit Salz, Pfeffer und Oregano würzen. In eine flache Auflaufform geben. Die Paprikahälften in die Form setzen und den Feta darüberbröseln. Die Paprika im heißen Ofen auf der 2. Schiene von unten ca. 25 Minuten backen.

Easy going

Für eine Veggie-Variante könnt ihr statt Quinoa und Linsen 100 g Buchweizen garen und statt des Hackfleischs 150 g klein gewürfelten Tempeh verwenden. Alles wie angegeben vermischen und in die Paprikaschoten füllen. Für eine vegane Variante den Feta weglassen und stattdessen einen Mix aus 50 g ungesüßtem Cashewmus und 2 EL geschälten Hanfsamen über die Paprika träufeln.

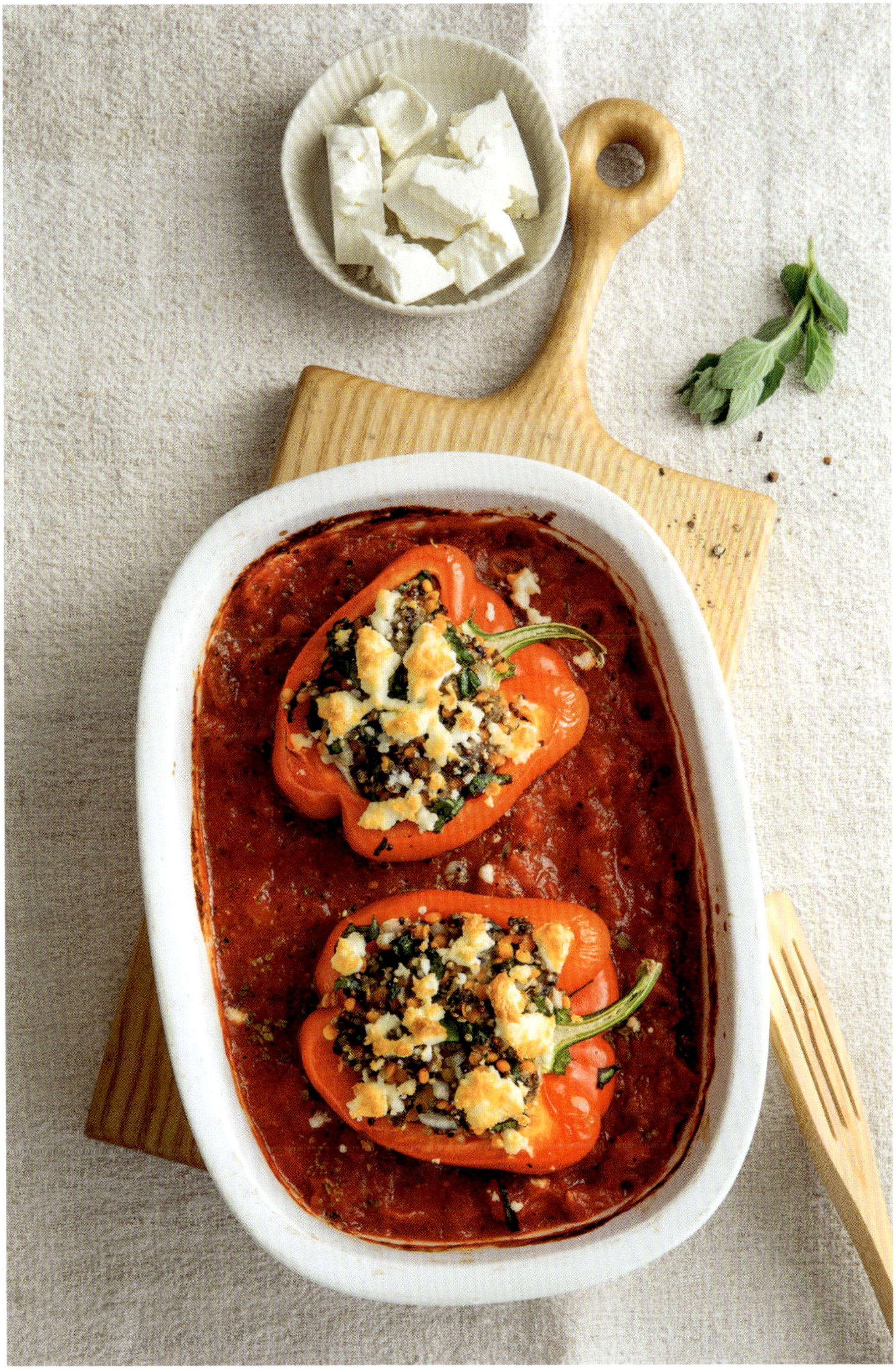

KICHERERBSENPFLANZERL MIT MÖHRENSALAT

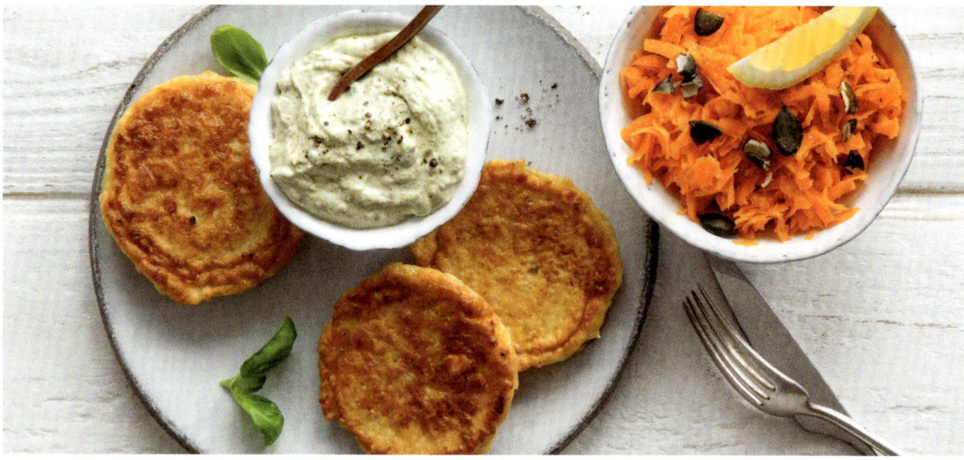

FÜR 2 PORTIONEN

Zubereitung: ca. 30 Min.

- 1 Dose Kichererbsen (240 g Abtropfgewicht)
- 75 g Feta
- 50 g Dinkelvollkornmehl
- 1 TL Backpulver
- 2 Eier (Größe M)
- Salz, Pfeffer
- 1–2 EL + 3 TL Rapsöl
- 300 g Möhren
- 1 TL Ahornsirup
- 3 TL Zitronensaft
- 200 g Magerquark
- 2 TL grünes Pesto (aus dem Glas)

Pro Portion ca. 665 kcal, 41 g EW, 31 g F, 54 g KH

* Die Kichererbsen abgießen und abtropfen lassen. Den Feta klein würfeln. Das Mehl mit dem Backpulver in einer Rührschüssel mischen. Die Eier dazugeben und alles zu einem glatten Teig verrühren. Mit ½ TL Salz und Pfeffer würzen. Kichererbsen und Feta untermischen und den Teig mit dem Stabmixer grob pürieren, sodass noch kleine Stücke zu sehen sind.

* In einer großen Pfanne 1–2 EL Öl erhitzen und aus dem Teig darin portionsweise ca. 6 Pflanzerl backen. Dafür pro Pflanzerl 1 gehäuften EL Teig in die Pfanne geben, etwas flach streichen und auf jeder Seite in 3–4 Minuten goldbraun braten. Die Pflanzerl auf Küchenpapier abtropfen lassen.

* Für den Salat die Möhren putzen, schälen und grob raspeln. Den Ahornsirup mit Zitronensaft, Salz und Pfeffer in einer Salatschüssel gut verrühren, danach 3 TL Öl unterschlagen und die Möhren untermischen.

* Für den Dip den Quark mit Pesto glatt rühren und mit Salz und Pfeffer abschmecken. Die Kichererbsenpflanzerl mit Möhrensalat und Dip anrichten.

SPIEGELEIER MIT TOMATEN-HIRSE

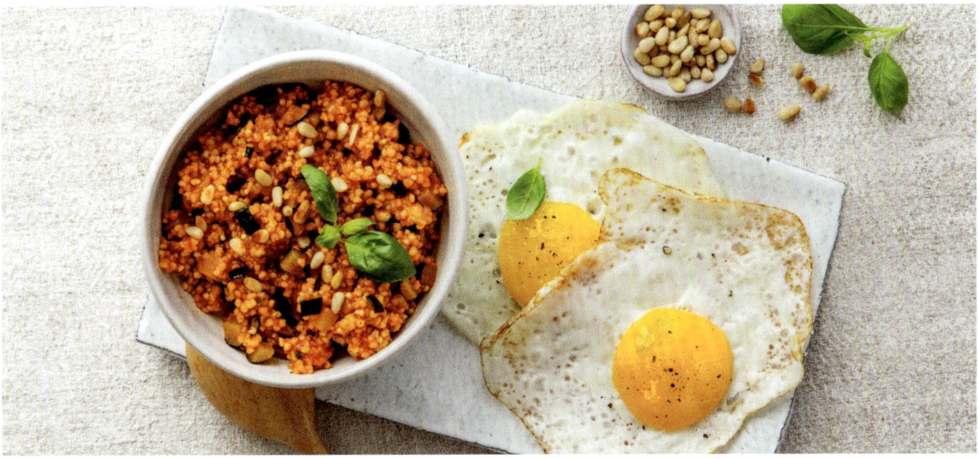

FÜR 2 PORTIONEN

Zubereitung: ca. 30 Min.

- 100 g Hirse
- Salz
- 1 kleine Zwiebel
- 1 Knoblauchzehe
- 1 kleine Zucchini (ca. 250 g)
- 1 EL + 1 TL Olivenöl
- 1 EL Tomatenmark
- 1 TL getrockneter Oregano
- 100 g passierte Tomaten (Flasche oder TetraPak)
- Pfeffer
- 1 EL Pinienkerne
- 4 Eier (Größe M)
- einige Basilikumblätter zum Garnieren

Pro Portion ca. 500 kcal, 26 g EW, 25 g F, 42 g KH

* Die Hirse in ein feines Sieb geben und unter kaltem Wasser abspülen, abtropfen lassen. Mit 200 ml Wasser und etwas Salz in einen Topf geben, aufkochen und zugedeckt ca. 15 Minuten köcheln lassen.

* Die Zwiebel und den Knoblauch schälen und fein würfeln. Die Zucchini putzen, waschen, längs halbieren und klein würfeln. In einem Topf 1 EL Öl erhitzen, die Zwiebel, den Knoblauch und die Zucchini darin unter Wenden kurz andünsten. Das Tomatenmark und den Oregano einrühren, kurz anschwitzen. Die vorgegarte Hirse, die Tomaten und 100 ml Wasser dazugeben. Alles gut verrühren und mit etwas Salz und Pfeffer würzen. Aufkochen und dann etwa 12 Minuten sanft köcheln lassen, dabei häufiger umrühren.

* Die Pinienkerne in einer beschichteten Pfanne ohne Fett goldbraun rösten, herausnehmen. 1 TL Öl in der Pfanne erhitzen und die Eier darin zu Spiegeleiern braten. Mit Salz und Pfeffer würzen. Die Hirse mit Salz und Pfeffer abschmecken und mit den Spiegeleiern anrichten. Mit Pinienkernen bestreuen und nach Belieben mit Basilikum garnieren.

POWER-SANDWICH MIT HÄHNCHEN UND HUMMUS

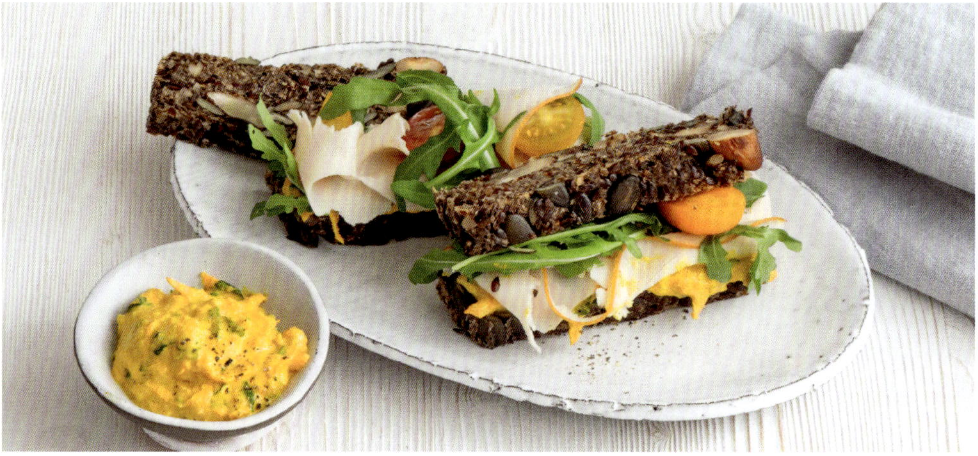

FÜR 2 PORTIONEN

Zubereitung: ca. 15 Min.

- 1 Möhre
- 5 Stiele glatte Petersilie
- ½ TL Currypulver
- 125 g Hummus (Fertigprodukt oder siehe Seite 162)
- Salz, Pfeffer
- 50 g Rucola
- 2 kleine Tomaten
- 4 Scheiben Vollkorn-Sauerteigbrot oder Saatenbrot (siehe Seite 48)
- 100 g Hähnchenbrustaufschnitt (in hauchdünnen Scheiben)

Pro Portion ca. 570 kcal, 30 g EW, 27 g F, 14 g KH

* Die Möhre putzen, schälen und auf einer Küchenreibe grob raspeln. Die Petersilie waschen, trocken schütteln, die Blätter von den Stielen zupfen und fein hacken. Beides mit dem Currypulver unter den Hummus heben. Mit Salz und Pfeffer abschmecken.

* Rucola verlesen, waschen, trocken schleudern und eventuell grobe Stiele entfernen. Tomaten waschen, trocken reiben und in dünne Scheiben schneiden. Die Brotscheiben nach Belieben toasten.

* Die Brotscheiben mit dem Hummus bestreichen. 2 Brote mit Hähnchenbrustaufschnitt, Tomaten und Rucola belegen. Die übrigen Brotscheiben mit der bestrichenen Seite nach unten darauflegen. Die Sandwiches diagonal halbieren und sofort servieren.

VEGGIE-SANDWICH MIT RÄUCHERTOFU

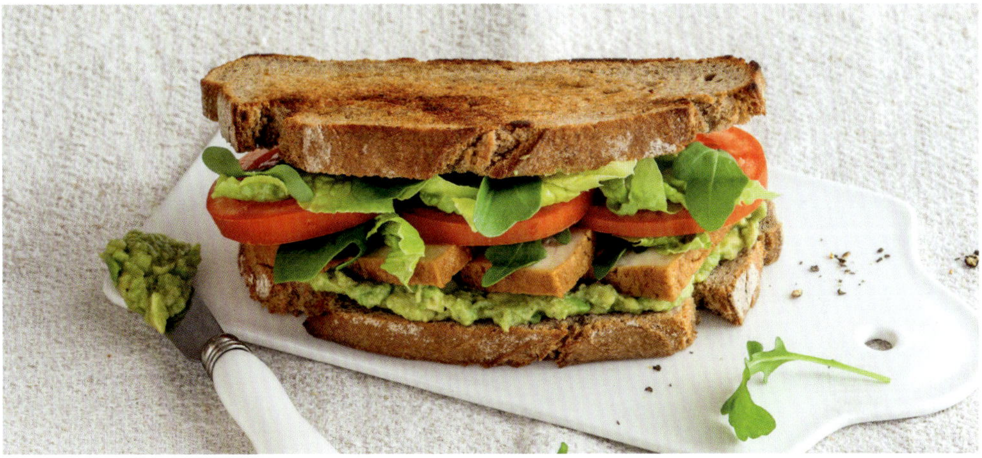

FÜR 2 PORTIONEN

Zubereitung: ca. 10 Min.

- 1 kleine reife Avocado
- 3 TL Limettensaft
- Salz, Pfeffer
- 1 Msp. gemahlener Kreuzkümmel
- 1 Msp. Chilipulver
- 2 Tomaten
- 4 Salatblätter (z. B. Lollo rosso)
- 100 g Räuchertofu
- 4 Scheiben Vollkorn-Sauerteigbrot oder Saatenbrot (siehe Seite 48)

Pro Portion ca. 520 kcal, 24 g EW, 40 g F, 14 g KH

* Die Avocado halbieren, den Kern entfernen und das Fruchtfleisch aus der Schale lösen. Mit Limettensaft beträufeln und mit einer Gabel zerdrücken. Mit Salz, Pfeffer, Kreuzkümmel und Chilipulver würzen.

* Tomaten waschen, trocken reiben und in dünne Scheiben schneiden. Den Salat waschen und trocken schütteln. Den Tofu trocken tupfen und quer in dünne Scheiben schneiden.

* Die Brotscheiben nach Belieben knusprig toasten und 2 Scheiben mit der Avocadocreme bestreichen. Nacheinander mit Tofu, Tomaten und Salat belegen und mit den restlichen beiden Scheiben bedecken. Sandwiches zum Servieren nach Belieben halbieren.

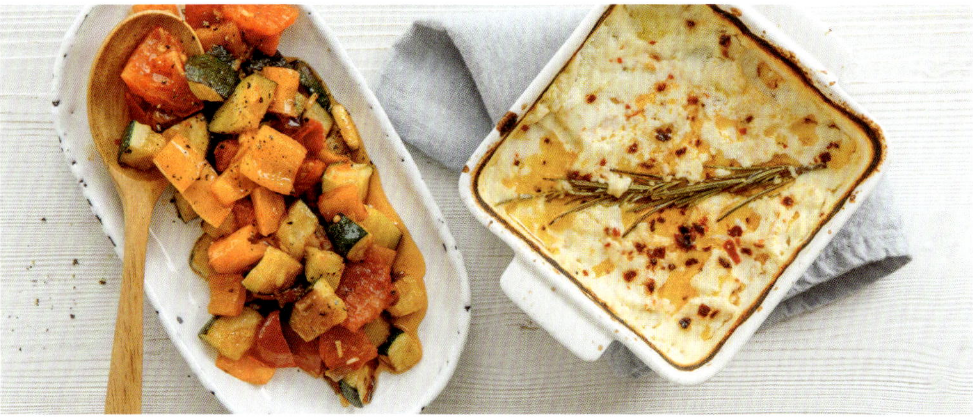
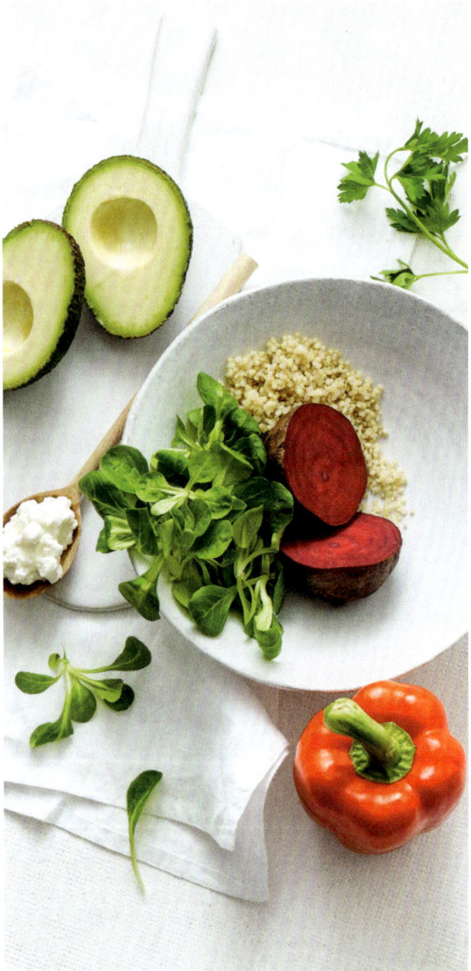
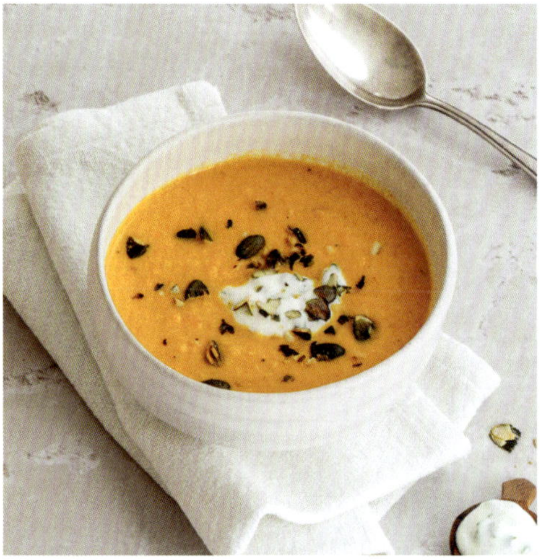
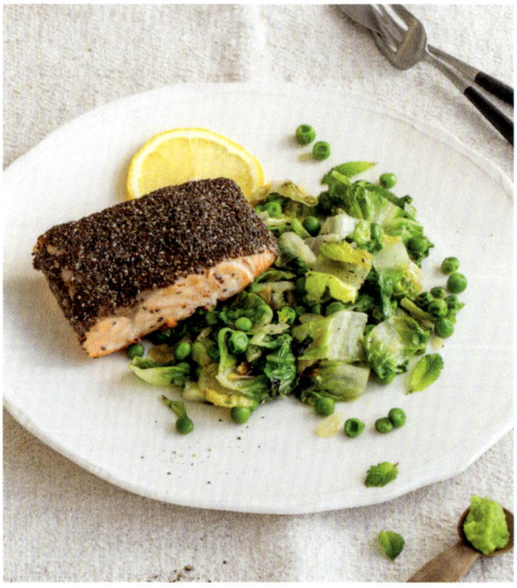

ABENDESSEN

Eiweiß sollte am Ende des Tages bei euch die Hauptrolle spielen. Das ist nicht nur gut für die Figur, sondern auch für euren Schlaf. Leichte, proteinreiche Gerichte halten satt, unterstützen die Regeneration über Nacht und lassen euch erholt aufwachen – wie Ofen-Feta mit Schmorgemüse, die geröstete Möhrensuppe mit weißen Bohnen oder Chia-Lachs mit Kopfsalat-Erbsen-Gemüse.

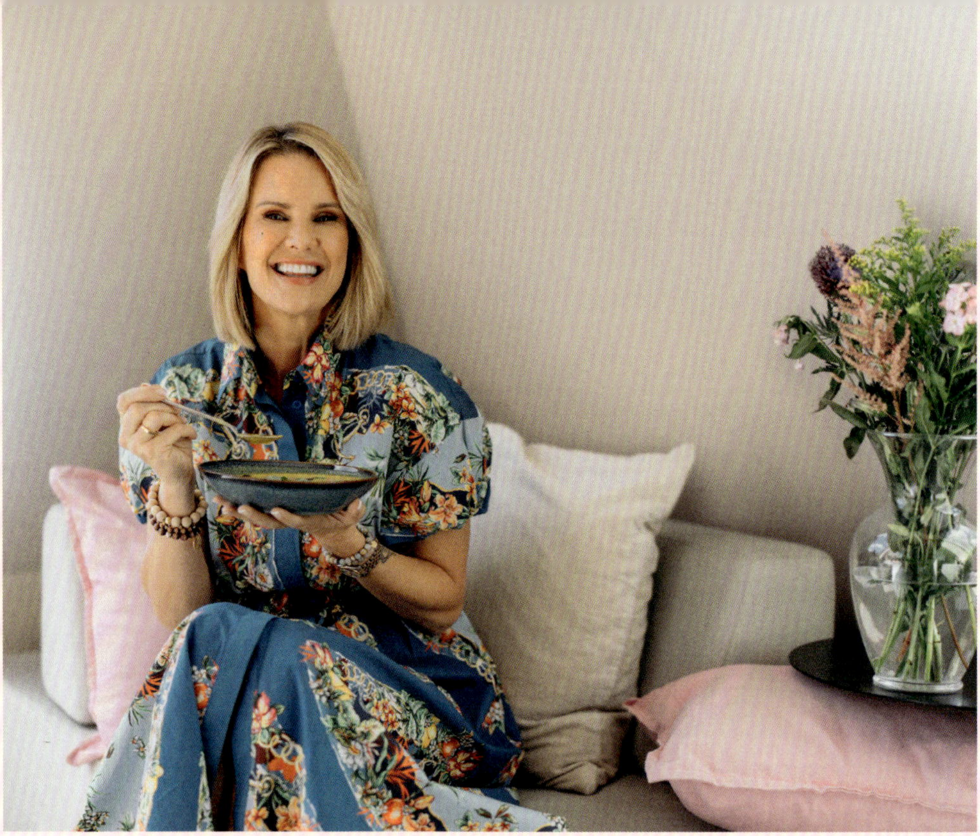

UNTERSTÜTZT EUREN KÖRPER BEI DER REPARATUR

Abends noch mal gut essen? Unbedingt! Aber nicht überladen. Denn die letzte Mahlzeit des Tages entscheidet mit darüber, wie wir schlafen und ob wir am nächsten Morgen klar und kraftvoll in den Tag starten. Ich hab's oft selbst erlebt: Wenn ich abends zu spät oder zu schwer esse, ist meine Nacht unruhig. Deshalb setze ich generell auf ein möglichst leichtes, nährstoffreiches und eiweißbetontes Abendessen.

Warum Eiweiß? Weil es uns abends nicht nur angenehm sättigt, sondern dem Körper auch hilft, zur Ruhe zu kommen und zu regenerieren. Eiweiß liefert wichtige Bausteine für den Zellaufbau, die Reparatur von Gewebe und die Erneuerung von Haut, Haaren und Muskeln – all das passiert vor allem nachts. Außerdem bildet der Körper aus bestimmten Eiweißbausteinen sogenannte Neurotransmitter. Das sind Botenstoffe, die unser Nervensystem beeinflussen. Zwei davon sind besonders wichtig am Abend: Serotonin, bekannt als unser Gute-Laune-Hormon, und GABA (abgekürzt für Gamma-Aminobuttersäure), ein Stoff, der beruhigend wirkt und das Einschlafen fördert.

MEIN SCHLAF-TRACKER ÖFFNETE MIR DIE AUGEN

Früher habe ich tagsüber manchmal zu wenig gegessen und hatte dann abends so richtig Hunger. Ich habe dann noch um 21 Uhr Pasta gekocht und dazu ein Glas Rotwein getrunken, weil ich dachte: Jetzt gönn ich mir was! Erreicht habe ich damit aber genau das Gegenteil. Ich schlief schlecht und wachte gerädert auf.

Seitdem ich meinen Schlaf-Tracker trage (ein Ring, der meine Schlafphasen misst), sehe ich genau, was der Körper schon lange wusste: Spätes, schweres Essen raubt mir den erholsamen Tiefschlaf, weil es den Körper wach hält, wenn er eigentlich runterfahren möchte. Verdauen braucht Energie – und wenn der Magen nachts noch arbeiten muss, kommt der Körper nicht zur Ruhe. Ideal ist, wenn ihr zwei oder drei Stunden vor dem Schlafengehen zu Abend esst.

Alkohol entspannt zwar zunächst, bringt aber später das Nervensystem aus dem Takt und stört dadurch den natürlichen Schlafrhythmus. Oft spüren Frauen diese Effekte stärker als Männer – unter anderem, weil ihr Wassergehalt im Körper geringer ist und Alkohol dadurch intensiver wirkt. Auch hormonelle Schwankungen machen uns abends empfindlicher. Vor allem die Tiefschlafphasen, in denen wir uns am besten erholen, werden dadurch kürzer oder fallen ganz aus.

GEWOHNHEITEN LASSEN SICH ÄNDERN

Inzwischen gestalte ich mein Abendessen bewusst anders: gerne mit leicht verdaulichem Eiweiß wie Hähnchen, Tofu, Eiern, Hüttenkäse oder Fisch – dazu gegartes oder gebratenes Gemüse, vielleicht mit einem Klecks Hummus oder etwas Olivenöl. Wenn es doch ein paar Kohlenhydrate sein sollen, dann in kleiner Menge und möglichst komplex, wie Linsen, Quinoa oder Buchweizen. Rohkost lasse ich weg, weil ich zu den Frauen zähle, die Salat und Co. abends nicht mehr so gut vertragen. Unser Verdauungssystem wird im Laufe des Tages träge. Warmes, gekochtes Gemüse ist dann oft bekömmlicher.

Ihr seid nach dem Abendessen noch nicht satt und zufrieden? Dann ist das ein guter Zeitpunkt zum Reflektieren. Fragt euch: Habe ich tagsüber genug gegessen? Waren die Mahlzeiten nährstoffreich genug? Was hat gefehlt? Was lässt sich optimieren? Manchmal sind es auch Gewohnheiten – wie das Glas Wein oder der Griff zur Schokolade als Betthupferl. Ich verstehe das total. Aber wenn ihr merkt, dass es euch langfristig nicht guttut, lohnt sich ein Umdenken.

Mein Mann und ich trinken inzwischen kaum noch Alkohol. Wenn ich bei einer schönen Feier bin und es gibt ein Glas Champagner – klar, da sag ich nicht Nein. Aber im Alltag vermissen wir ihn nicht. Im Urlaub mit Freunden sind wir diejenigen, die schon vor dem Frühstück am Strand gejoggt sind oder schwimmen waren. Und häufig denken wir: Vielleicht inspirieren wir unsere Mitreisenden dazu, es uns nachzumachen.

DIE EINFACHE EIWEISS-FORMEL

Eiweiß ist bei Frauen nicht nur wichtig für den Schlaf, sondern auch für den Erhalt der Muskulatur, die Hormonbalance und einen stabilen Blutzucker. Die Faustregel lautet: 1,5 bis 2 Gramm Eiweiß pro Kilo Körpergewicht (bei starkem Unter- oder Übergewicht gilt das angestrebte Normalgewicht als Ausgangswert). Diese Menge über den Tag zu verteilen, hilft dem Körper, das Eiweiß optimal zu verwerten. Gleichzeitig bleibt euer Blutzucker stabiler und ihr fühlt euch ausgeglichener.

SCHNELLE GEMÜSESUPPE MIT POCHIERTEM EI

FÜR 2 PORTIONEN

Zubereitung: ca. 25 Min.

- 1 kleine Zwiebel
- 100 g Knollensellerie
- 1 EL Olivenöl
- 1 l Gemüsebrühe
- 400 g Blumenkohl (TK)
- 75 g Erbsen (TK)
- 75 g Edamame (TK)
- 50 g Baby-Blattspinat
- 5 Stiele Basilikum
- je 1 TL abgeriebene Bio-Zitronenschale und -saft
- 40 g gemahlene Kürbiskerne
- 20 g ungesüßtes Nussmus
- Salz, Pfeffer
- 2 EL Weißweinessig
- 2 sehr frische Eier (Größe M)

Pro Portion ca. 535 kcal, 35 g EW, 33 g F, 23 g KH

* Die Zwiebel schälen und klein würfeln. Den Sellerie schälen, waschen und würfeln. Das Öl in einem Topf erhitzen. Die Zwiebel und den Sellerie darin unter Wenden 3–4 Minuten andünsten. Die Brühe dazugießen und aufkochen. Gefrorenen Blumenkohl, Erbsen und Edamame dazugeben und alles nochmals aufkochen. Danach ca. 8 Minuten sanft köcheln lassen. Inzwischen den Spinat verlesen und waschen. Zur Suppe geben und alles weitere ca. 2 Minuten köcheln lassen.

* Inzwischen das Basilikum waschen, trocken schütteln, von den Stielen zupfen und hacken. Mit Zitronenschale und -saft, Kürbiskernen und Nussmus zur Suppe geben und alles cremig pürieren. Mit Salz und Pfeffer abschmecken. Die Suppe warm halten.

* Reichlich Wasser mit Essig in einem weiten Topf zum Kochen bringen. Die Hitze reduzieren, sodass das Wasser nur noch siedet. Die Eier einzeln in eine Tasse aufschlagen und vorsichtig ins Wasser gleiten lassen, dabei das Eiweiß etwas über das Eigelb ziehen. Die Eier ca. 4 Minuten pochieren. Mit einem Schaumlöffel aus dem Wasser heben und auf Küchenpapier abtropfen lassen. Die Suppe in tiefen Tellern anrichten und die pochierten Eier daraufsetzen.

Good to know
Eier sind echte Nährstoffpakete! Sie liefern besonders hochwertiges Eiweiß, das unser Körper optimal verwerten kann. Dazu kommen noch Inhaltsstoffe wie Lecithin, Mineralien und Vitamine, die Haut, Haaren und Nägeln guttun. Beim Pochieren bleibt das Eigelb in der Mitte flüssig. Wer das nicht mag, kocht das Ei einfach etwas länger.

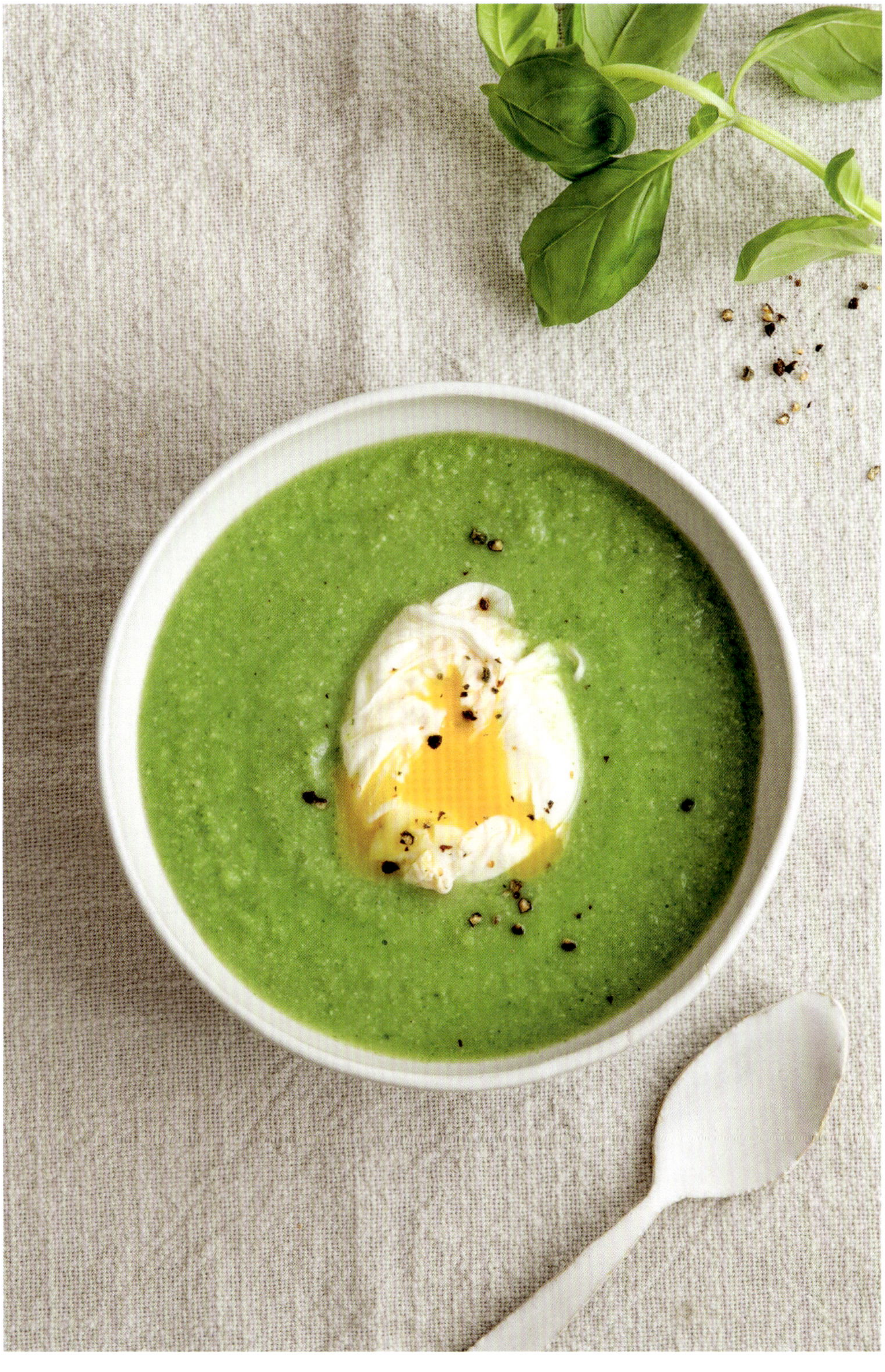

GERÖSTETE MÖHRENSUPPE MIT WEISSEN BOHNEN

FÜR 2 PORTIONEN

Zubereitung ca. 35 Min.

- 300 g Möhren
- 300 g Knollensellerie
- 1 Zwiebel
- 2 EL Olivenöl
- 2 TL Currypulver
- Salz, Pfeffer
- 1 Dose weiße Bohnen (250 g Abtropfgewicht)
- 1 TL getrockneter Thymian
- 650 ml Gemüsebrühe
- 40 g ungesüßtes Erdnussmus
- 2–3 TL Zitronensaft
- 200 g griechischer Joghurt (5 % Fett)
- 2 EL gehackte Petersilie (TK)
- 2 EL geröstete Kürbiskerne

Pro Portion ca. 580 kcal, 35 EW, 38 g F, 23 g KH

* Den Backofen auf 225 °C (200 °C Umluft) vorheizen. Möhren und Sellerie putzen, schälen, waschen und in grobe Stücke schneiden. Die Zwiebel schälen und in Spalten schneiden. Das Gemüse mit Öl, Curry, Salz und Pfeffer mischen. Auf einem mit Backpapier belegten Backblech verteilen und im heißen Ofen auf der mittleren Schiene ca. 25 Minuten rösten.

* Das geröstete Gemüse in einen Topf umfüllen. Die Bohnen abgießen, kalt abspülen und mit dem Thymian hinzufügen. Die Brühe dazugießen und kurz aufkochen. Das Erdnussmus und 2 EL Zitronensaft dazugeben und alles fein pürieren. Die Möhrensuppe mit Salz, Pfeffer und eventuell noch etwas Zitronensaft abschmecken und in Schalen anrichten.

* Den Joghurt mit der Petersilie glatt rühren, mit Salz und Pfeffer abschmecken und je einen Klecks auf die Suppe geben. Die Suppe zum Servieren mit Kürbiskernen bestreuen und den restlichen Joghurt extra dazu reichen.

Good to know
Pflanzliches Eiweiß ist für den Körper weniger gut verfügbar als das aus tierischen Quellen – außer, ihr kombiniert verschiedene pflanzliche Eiweißquellen miteinander. Dann ist das Eiweiß sogar besonders hochwertig, wie hier aus dem Mix von Nussmus, Hülsenfrüchten und Kürbiskernen.

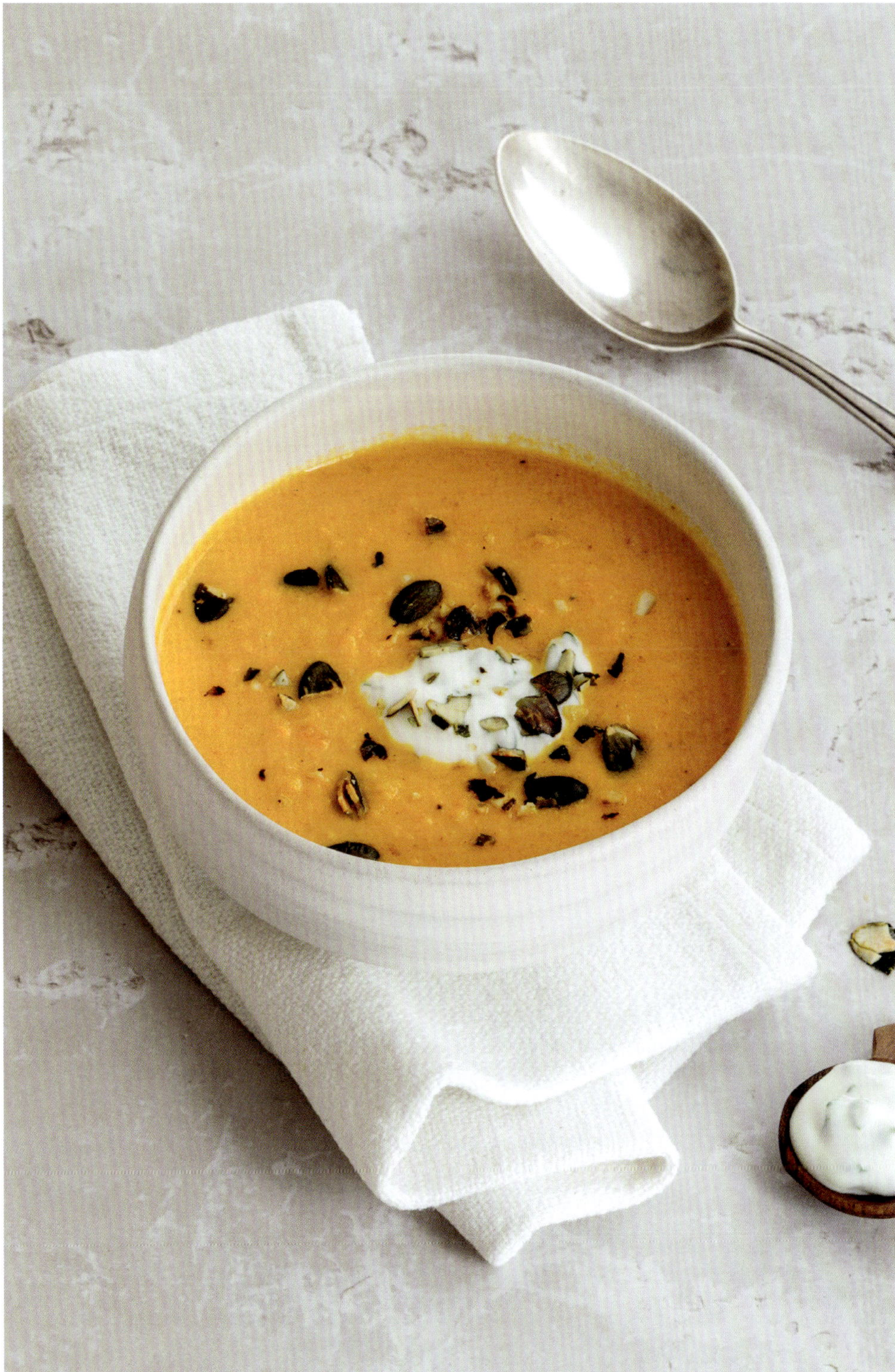

GEMÜSECURRY MIT KNUSPER-TOFU

FÜR 2 PORTIONEN

Zubereitung: ca. 40 Min.

- 250 g Tofu
- 2 EL Raps- oder Kokosöl
- 1 kleine Zwiebel
- 1 Knoblauchzehe
- 1 haselnussgroßes Stück Ingwer
- 1–2 TL Sambal Oelek (Chilipaste)
- 3 Macadamianuss- oder Cashewkerne
- 2 EL geschälte Hanfsamen
- 100 g Möhren
- 1 kleine Aubergine
- 250 g Spitzkohl
- 1 TL Currypulver
- 150 g Kokosmilch
- Salz
- 150 g grüne Bohnen (TK)
- Pfeffer
- 2 EL gehackter Koriander

Pro Portion ca. 580 kcal, 30 g EW, 42 g F, 19 g KH

* Tofu trocken tupfen und in ca. 2 cm große Würfel schneiden. 1 EL Öl in einer beschichteten Pfanne erhitzen und den Tofu darin knusprig braten. Herausnehmen und auf Küchenpapier abtropfen lassen.

* Zwiebel, Knoblauch und Ingwer schälen und grob würfeln. Alles mit Sambal Oelek, Nüssen, Hanfsamen und 1 Schuss Wasser im Blitzhacker oder in einem hohen Rührbecher mit dem Stabmixer fein pürieren.

* Gemüse putzen und waschen. Die Möhren schälen und in dünne Scheiben schneiden. Die Aubergine in grobe Würfel schneiden. Den Kohl in dünnen Streifen vom Strunk schneiden.

* Das restliche Öl (1 EL) in einem Topf erhitzen, die pürierte Würzpaste darin unter Wenden ca. 8 Minuten anrösten. Das Currypulver darüberstäuben und kurz anschwitzen. Das vorbereitete Gemüse dazugeben und kurz andünsten. Dann die Kokosmilch und 175 ml Wasser dazugießen. ½ TL Salz hinzufügen und alles kurz aufkochen, danach ca. 5 Minuten sanft köcheln lassen. Die gefrorenen Bohnen dazugeben und alles weitere 10 Minuten köcheln lassen.

* Zuletzt den Tofu hinzufügen und kurz im Curry erwärmen. Das Curry mit Salz, Pfeffer und nach Belieben noch etwas Sambal Oelek abschmecken. Mit Koriander bestreut servieren.

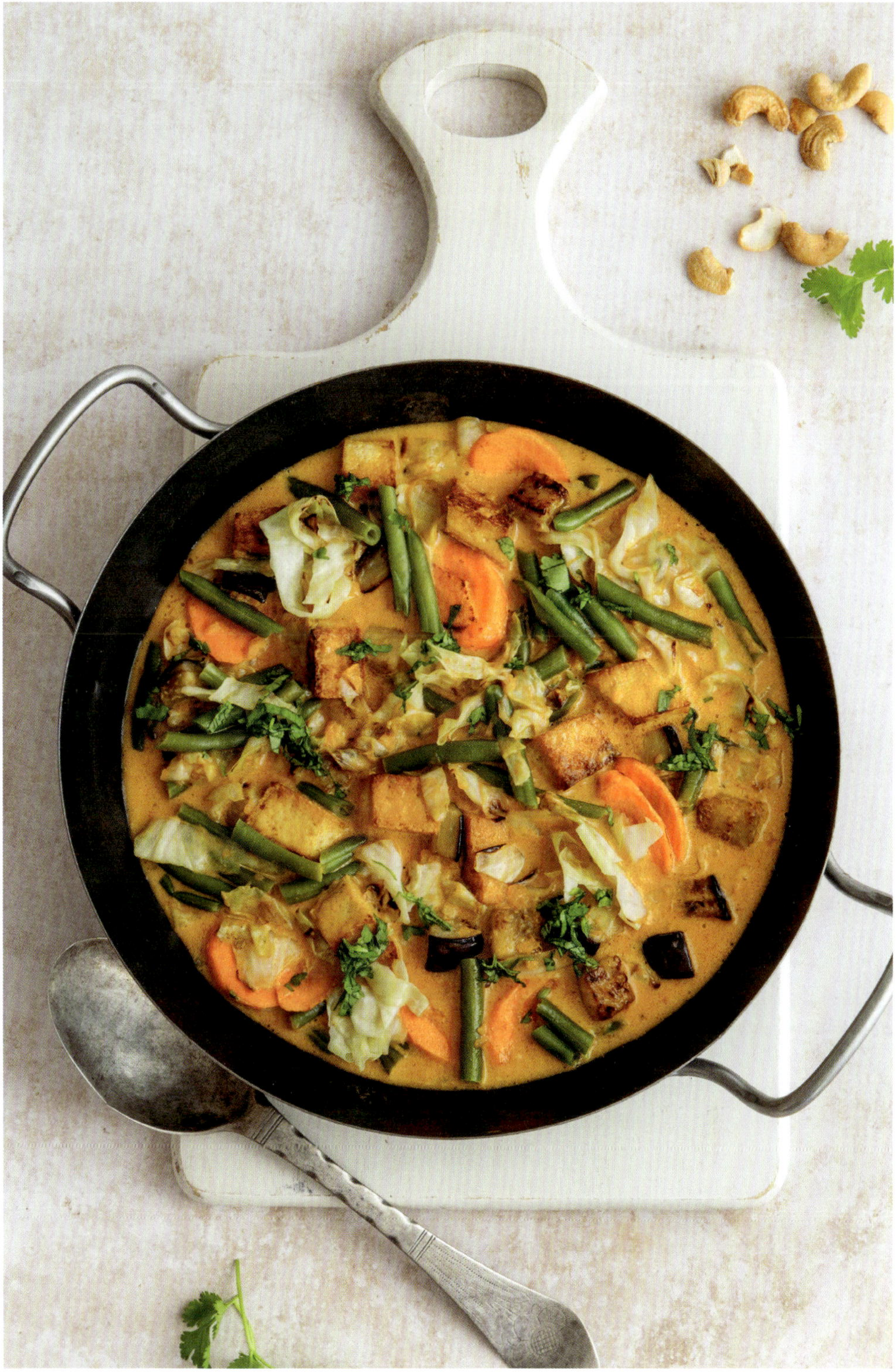

OFEN-FETA MIT SCHMORGEMÜSE

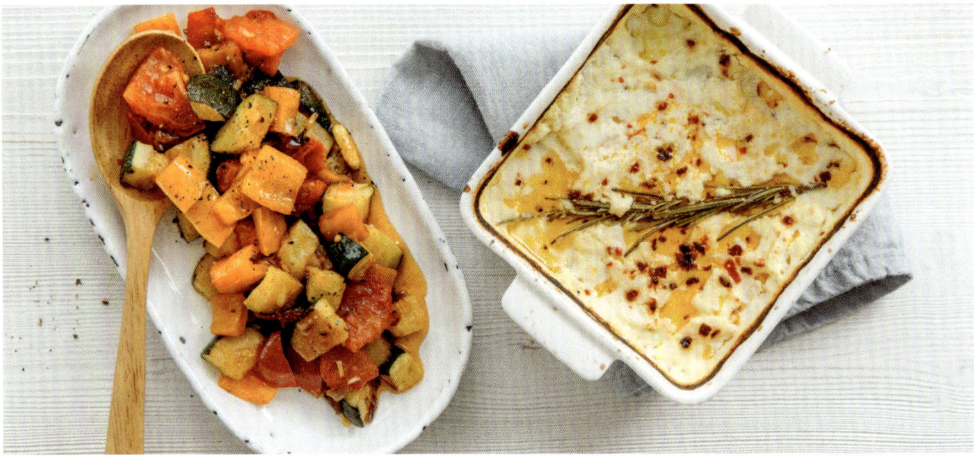

FÜR 2 PORTIONEN

Zubereitung: ca. 35 Min.

- 250 g Feta
- 100 g griechischer Joghurt (5 % Fett)
- 1 Zweig Rosmarin
- ½ TL Chiliflocken (Pul Biber)
- 1 TL + 1 EL Olivenöl
- 1 kleine Zwiebel
- 1 Knoblauchzehe
- 1 kleinere Zucchini (ca. 250 g)
- 1 gelbe Paprikaschote
- 4 mittelgroße Tomaten
- 1 EL getrockneter Oregano
- Salz, Pfeffer

Pro Portion ca. 585 kcal, 32 g EW, 43 g F, 17 g KH

* Den Backofen auf 200 °C (180 °C Umluft) vorheizen. Feta und Joghurt mit dem Stabmixer cremig pürieren. Die Masse in eine kleine, flache Auflaufform (ca. 12 x 12 cm; 300 ml Inhalt) füllen. Den Rosmarin waschen, trocken schütteln und darauflegen. Mit Chiliflocken bestreuen und mit 1 TL Öl beträufeln. Im heißen Ofen ca. 20 Minuten backen.

* Für das Schmorgemüse Zwiebel und Knoblauch schälen und fein würfeln. Zucchini, Paprika und Tomaten putzen, waschen und in mundgerechte Stücke schneiden. 1 EL Öl in einem Topf erhitzen, Zwiebel und Knoblauch darin andünsten. Zucchini und Paprika dazugeben und unter Wenden 3–4 Minuten anbraten. Tomaten und Oregano hinzufügen, mit Salz und Pfeffer würzen und zugedeckt bei schwacher Hitze ca. 15 Minuten schmoren. Dabei ab und zu umrühren und bei Bedarf 1 Schuss Wasser dazugeben.

* Den Feta aus dem Ofen nehmen und 5–10 Minuten ruhen lassen. Das Gemüse mit Salz und Pfeffer abschmecken und nach Belieben mit 2 EL gerösteten Kürbiskernen bestreuen. Mit dem Feta servieren.

GERÖSTETER SPITZKOHL AUF ZITRONEN-HUMMUS

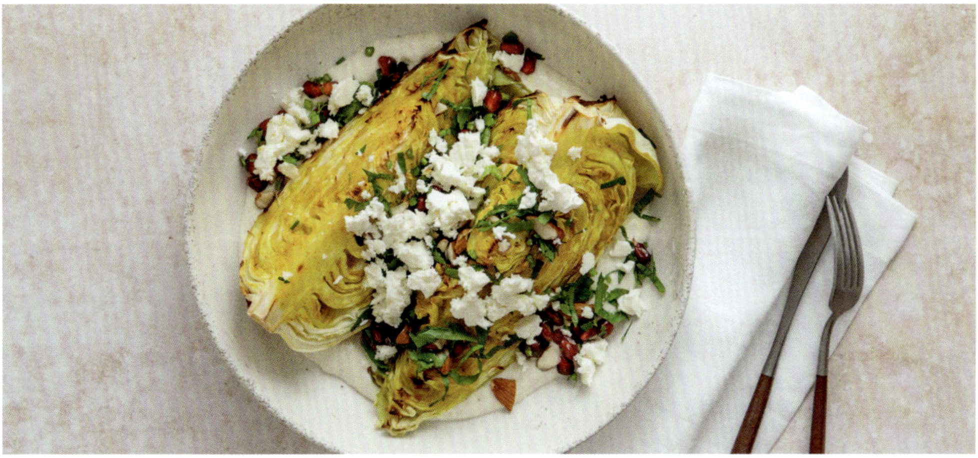

FÜR 2 PORTIONEN

Zubereitung: ca. 25 Min.

- 1 kleiner Spitzkohl (ca. 600 g)
- 2 EL Olivenöl
- ½ TL Ahornsirup
- ½ TL Ras el-Hanout, Salz
- 40 g Mandelkerne (mit Haut)
- 3 Stiele glatte Petersilie
- 30 g Granatapfelkerne
- 200 g griechischer Joghurt (5 % Fett)
- 50 g Hummus (Fertigprodukt oder siehe Seite 162)
- 1 EL Zitronensaft
- 1 TL abgeriebene Bio-Zitronenschale
- 100 g Feta

Pro Portion ca. 575 kcal, 33 g EW, 41 g F, 19 g KH

* Den Backofen auf 225 °C (200 °C Umluft) vorheizen. Den Spitzkohl putzen, waschen und der Länge nach vierteln. Das Öl mit Ahornsirup, Ras el-Hanout und Salz verrühren. Die Schnittflächen des Kohls damit einpinseln. Kohlviertel auf ein mit Backpapier belegtes Blech legen und im heißen Ofen 15–20 Minuten rösten, bis die Ränder beginnen, dunkel zu werden. Dabei nach der Hälfte der Garzeit einmal wenden.

* Inzwischen die Mandeln in einer beschichteten Pfanne ohne Fett rösten. Sofort herausnehmen und hacken. Die Petersilie waschen, trocken schütteln, die Blätter von den Stielen zupfen und fein hacken. Mandeln, Petersilie und Granatapfelkerne mischen.

* Den Joghurt mit Hummus und Zitronensaft glatt verrühren. Die Zitronenschale unterrühren und mit Salz abschmecken. Den Zitronen-Hummus auf Teller streichen und jeweils 2 Kohlviertel daraufsetzen. Mit den Mandeln bestreuen und den Feta darüberbröseln.

PESTO-TOFU MIT TOMATEN-ZUCCHINI-GEMÜSE

FÜR 2 PORTIONEN

Zubereitung: ca. 40 Min.

- 300 g Tofu natur
- 30 g grünes Pesto (aus dem Glas)
- Salz
- 250 g Kirschtomaten
- 1 kleine Zucchini (ca. 250 g)
- 1 Zweig Rosmarin
- 2 EL Olivenöl
- 1–2 TL Aceto balsamico
- 1 TL Ahornsirup
- Pfeffer
- 2 EL Pinienkerne
- einige Basilikumblätter zum Garnieren

Pro Portion ca. 495 kcal, 31 g EW, 37 g F, 10 g KH

* Den Backofen auf 225 °C (200 °C Umluft) vorheizen. Den Tofu in 2 Lagen Küchenpapier wickeln, in einen tiefen Teller legen und mit einem schweren Topf beschweren, sodass möglichst viel Flüssigkeit herausgedrückt wird. Tofu in ca. 1 cm große Würfel schneiden. Das Pesto mit ½ TL Salz verrühren und die Tofuwürfel untermischen. Auf einer Hälfte eines mit Backpapier belegten Backblechs verteilen und im heißen Ofen ca. 15 Minuten backen.

* Inzwischen Tomaten waschen und trocken reiben. Zucchini putzen, waschen, trocken reiben, längs halbieren und in dünne Scheiben schneiden. Rosmarin waschen, trocken schütteln, die Nadeln abzupfen und fein hacken. Das Öl mit Essig, Ahornsirup, Salz und Pfeffer verrühren. Die Rosmarinnadeln unterrühren. Tomaten, Zucchini und den Öl-Mix in einer Auflaufform gut mischen.

* Die Backofentemperatur auf 200 °C (180 °C Umluft) reduzieren. Den Tofu auf dem Blech gut durchrühren. Die Auflaufform auf die freie Seite des Blechs stellen. Alles weitere 20 Minuten backen.

* Währenddessen die Pinienkerne in einer beschichteten Pfanne ohne Fett rösten und herausnehmen. Den Pesto-Tofu mit dem Gemüse anrichten. Mit den Pinienkernen bestreuen und mit Basilikum garnieren.

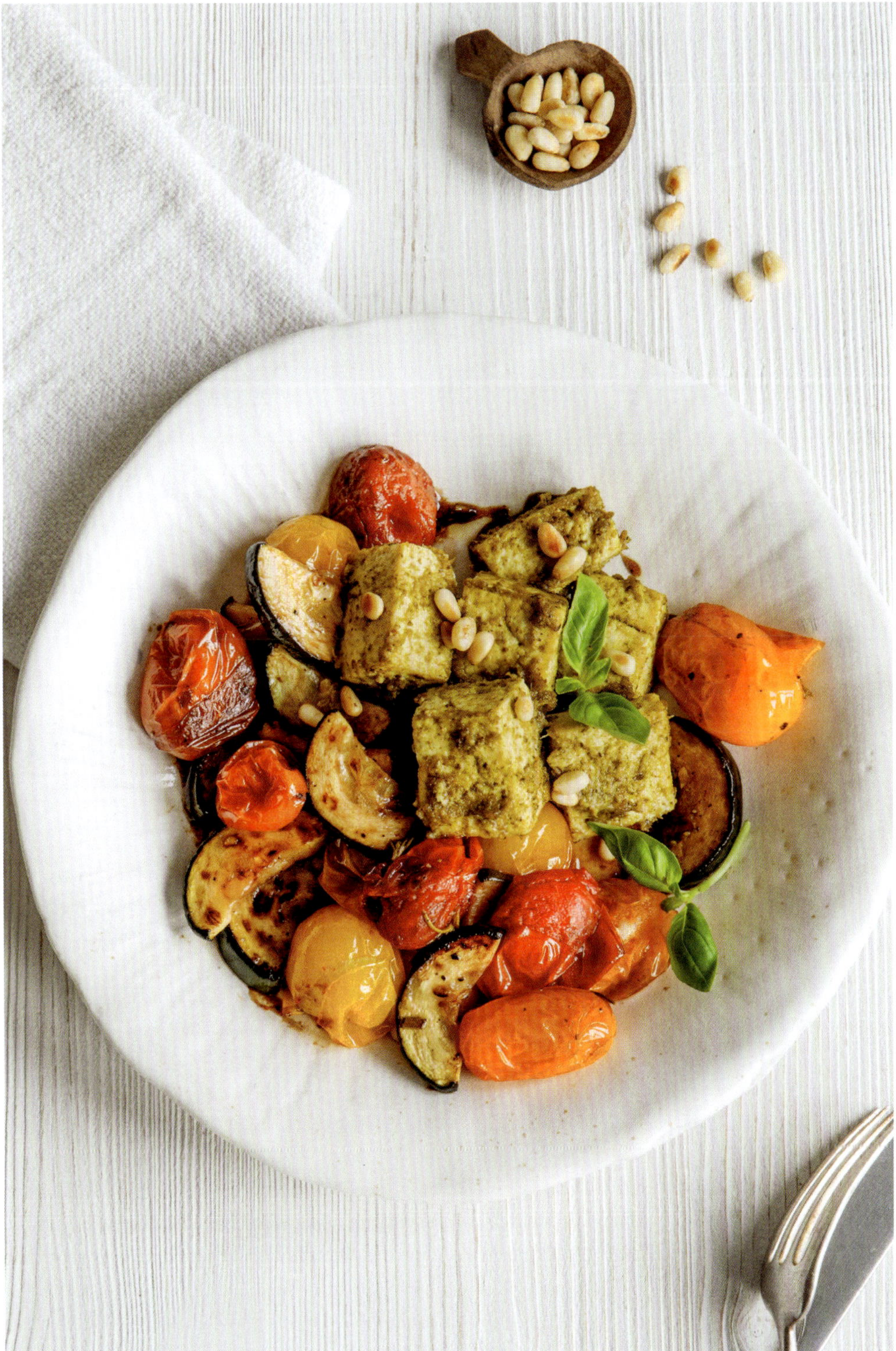

SPINAT-SHAKSHUKA MIT PILZEN

FÜR 2 PORTIONEN

Zubereitung: ca. 35 Min.

- 1 Zwiebel
- 1 Knoblauchzehe
- 400 g braune Champignons
- 300 g Baby-Blattspinat
- 1 EL Olivenöl
- Salz, Pfeffer
- ¼ TL gemahlener Kreuzkümmel
- 1 TL getrockneter Oregano
- 1 Dose stückige Tomaten (400 g)
- 4 Eier (Größe M)
- ½ Bund glatte Petersilie
- 125 g Feta

Pro Portion ca. 495 kcal, 33 g EW, 32 g F, 12 g KH

* Die Zwiebel und den Knoblauch schälen und fein würfeln. Pilze putzen, trocken abreiben und in grobe Würfel schneiden. Spinat verlesen, waschen, abtropfen lassen und grob hacken.

* Das Öl in einer hohen Pfanne erhitzen. Die Pilze darin bei starker Hitze unter Wenden ca. 5 Minuten kräftig anbraten. Zwiebel und Knoblauch dazugeben und mitbraten. Den Spinat nach und nach hinzufügen und unter Rühren in 2–3 Minuten zusammenfallen lassen. Mit Salz, Pfeffer, Kreuzkümmel und Oregano würzen.

* Die Tomaten und 150 ml Wasser dazugeben und aufkochen. Danach ca. 10 Minuten zugedeckt köcheln lassen, dabei ab und zu umrühren und eventuell noch etwas mehr Wasser unterrühren. Das Ragout sollte am Ende nicht zu flüssig sein.

* Mit einem Löffel 4 Kuhlen in das Ragout drücken. Die Eier einzeln in eine Tasse aufschlagen und in die Kuhlen gleiten lassen. Zugedeckt 6–7 Minuten garen, bis die Eier gestockt sind.

* Inzwischen die Petersilie waschen, trocken schütteln, die Blätter von den Stielen zupfen und hacken. Den Feta über die Shakshuka bröseln. Mit Petersilie bestreuen und servieren.

Easy going

Die Shakshuka lässt sich auch mit anderen Gemüsesorten zubereiten. Ich verwende dafür alles, was ich noch so im Kühlschrank habe: etwa Zucchini, Aubergine oder Paprika. Auch Kürbis, Süßkartoffeln, Fenchel oder fein geschnittener Kohl schmecken super.

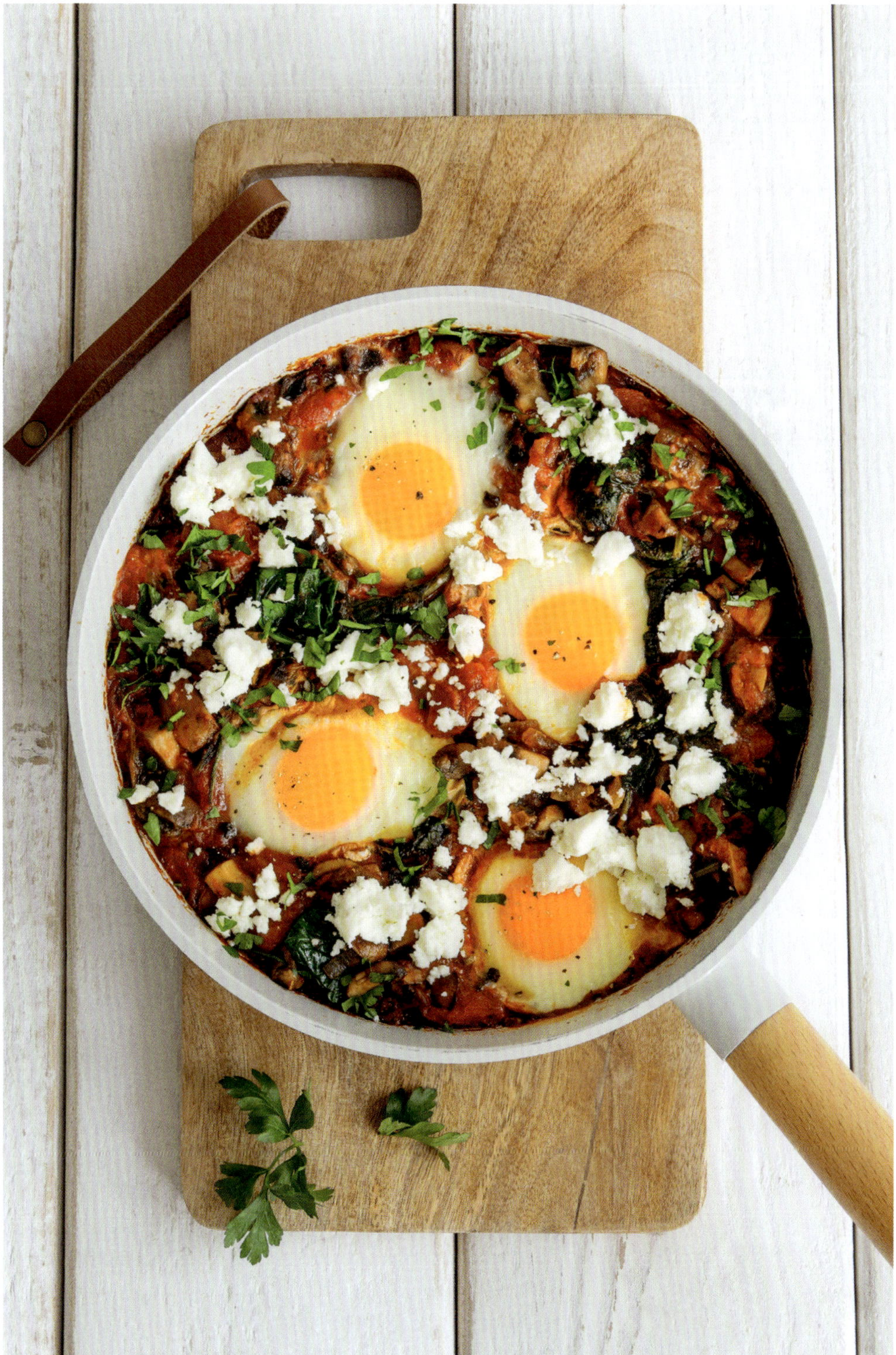

GRATINIERTE GEMÜSERÖLLCHEN MIT MOZZARELLA

FÜR 2 PORTIONEN

Zubereitung: ca. 40 Min.

- 1 Knoblauchzehe
- 4 TL Olivenöl
- 1 Dose stückige Tomaten (400 g)
- Salz, Pfeffer
- 1 TL getrockneter Oregano
- 1 Aubergine
- 1 Zucchini
- Salz
- ½ Bund Basilikum
- ½ Bio-Zitrone
- 250 g körniger Frischkäse
- 20 g Pecorino
- 1 Ei (Größe M)
- Pfeffer
- ½ TL Chiliflocken (Pul Biber)
- 1 Kugel Mozzarella (125 g)

Pro Portion ca. 595 kcal, 41 g EW, 38 g F, 22 g KH

* Den Backofen auf 200 °C (180 °C Umluft) vorheizen. Den Knoblauch schälen und fein würfeln. 1 TL Öl in einem weiten Topf erhitzen, Knoblauch darin andünsten. Die Tomaten dazugeben, mit Salz, Pfeffer und Oregano würzen, kurz aufkochen und dann ca. 10 Minuten köcheln lassen.

* Inzwischen die Aubergine und die Zucchini putzen, waschen und der Länge nach in ca. 3 mm dicke Scheiben schneiden. Die Scheiben salzen. Nach und nach das restliche Öl (3 TL) in einer großen beschichteten Pfanne erhitzen. Erst die Zucchinischeiben, dann die Auberginenscheiben darin unter Wenden kurz anbraten. Auf Küchenpapier abtropfen lassen.

* Für die Füllung das Basilikum waschen, trocken schütteln, die Blätter von den Stielen zupfen und fein hacken. Die Zitrone heiß waschen, trocken reiben und etwa 1 TL Schale fein abreiben. Den Saft auspressen. Den Frischkäse mit 1 EL Zitronensaft im Blitzhacker oder in einem hohen Rührbecher mit dem Stabmixer cremig pürieren. Den Pecorino fein reiben und mit Ei, Basilikum, Salz, Pfeffer, Chiliflocken und Zitronenschale unter die Frischkäsecreme rühren.

* Die Tomatensauce nochmals mit Salz und Pfeffer abschmecken und etwa drei Viertel davon in eine Auflaufform geben. Jeweils 1 TL der Füllung auf die Gemüsescheiben streichen und diese aufrollen. Die Röllchen in die Sauce legen und die übrige Tomatensauce darüberklecksen. Den Mozzarella abtropfen lassen, in Stücke zupfen und auf den Gemüseröllchen verteilen. Im heißen Ofen ca. 20 Minuten backen.

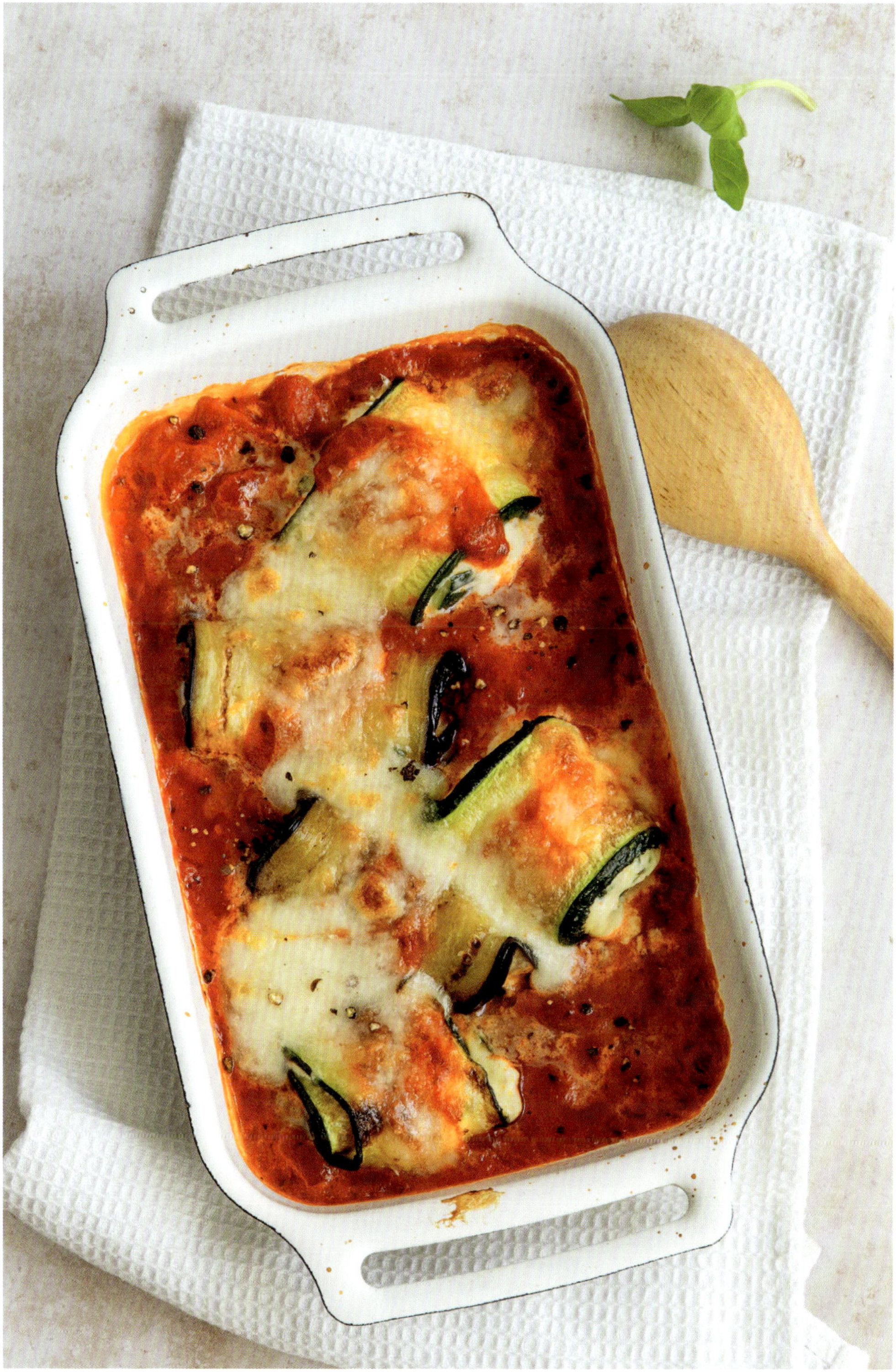

KIMCHI-OMELETT MIT SESAM-SPARGEL

FÜR 2 PORTIONEN

Zubereitung: ca. 25 Min.

- 2 Frühlingszwiebeln
- 1 Möhre
- 6 Eier (Größe M)
- Salz, Pfeffer
- 125 g Kimchi
- 4 TL Olivenöl
- 600 g grüner Spargel
- 4 TL helle Sesamsamen
- 1 EL Sojasauce
- 1 TL Ahornsirup

Pro Portion ca. 550 kcal, 34 g EW, 36 g F, 21 g KH

* Frühlingszwiebeln putzen, waschen und in feine Ringe schneiden. Möhre putzen, schälen und grob raspeln. Eier mit Salz und Pfeffer in einer Schüssel verquirlen. Frühlingszwiebeln und Möhrenraspel untermischen. Das Kimchi klein schneiden. 1 TL Öl in einer Pfanne erhitzen und das Kimchi darin unter Wenden 3–4 Minuten braten. Aus der Pfanne nehmen.

* Den Spargel waschen, die holzigen Enden entfernen und die Stangen im unteren Drittel schälen. Den Sesam in einer großen beschichteten Pfanne ohne Fett rösten, bis er duftet. Sofort herausnehmen. Dann 1 TL Öl in der Pfanne erhitzen und den Spargel darin unter Wenden 4–5 Minuten kräftig anbraten.

* Inzwischen 2 TL Öl in einer zweiten beschichteten Pfanne (ca. 24 cm Durchmesser) erhitzen. Etwa ein Viertel der Eimasse in die Pfanne gießen, dünn verteilen und ca. 1 Minute stocken lassen. Das Kimchi auf das untere Drittel des Omeletts geben und das Omelett mithilfe des Pfannenwenders von der Kimchiseite aus aufrollen. Danach an den Pfannenrand schieben. Etwa ein Drittel der restlichen Eimasse in die Pfanne gießen, dünn verteilen und kurz stocken lassen. Die Omelettrolle über die neue Eilage rollen und an den Pfannenrand schieben. Diesen Vorgang noch zweimal mit dem Rest der Eimasse wiederholen. Zuletzt die Omelettrolle rundum anbraten und herausnehmen.

* Die Sojasauce mit Ahornsirup und 2 EL Wasser mischen und über den Spargel gießen. Den Deckel auflegen und den Spargel 1–2 Minuten ziehen lassen. Mit dem Sesam bestreuen. Die Omelettrolle in Scheiben schneiden und mit dem Spargel anrichten. Nach Belieben Chilisauce dazu servieren.

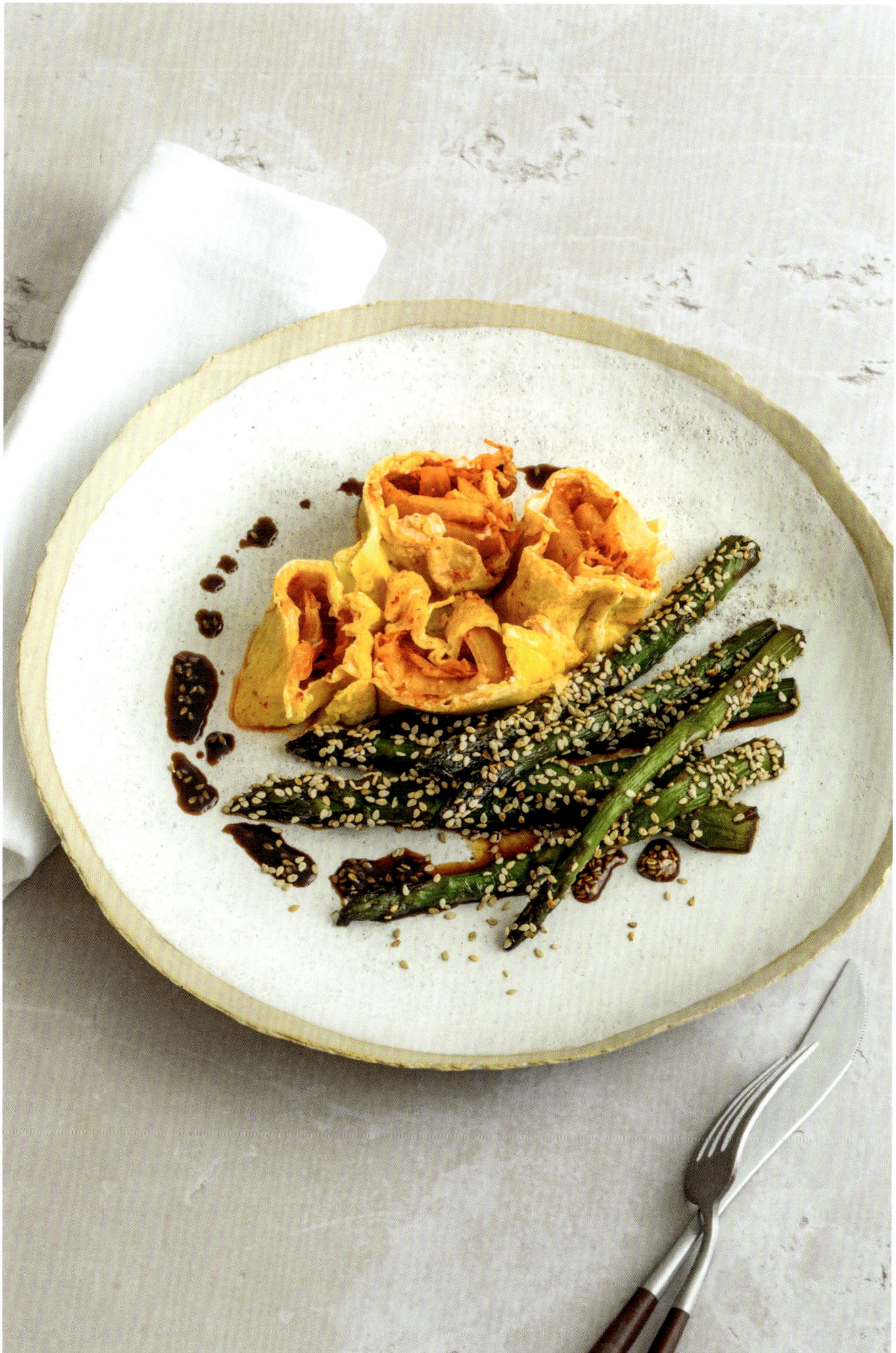

CURRY-FISCH MIT BUNTEM WOK-GEMÜSE

FÜR 2 PORTIONEN

Zubereitung: ca. 25 Min.

- 3 Frühlingszwiebeln
- 1 Knoblauchzehe
- 1 walnussgroßes Stück Ingwer
- 1 rote Paprikaschote
- 1 Pak Choi (ca. 300 g)
- 3 EL Rapsöl
- 100 g Edamame (TK)
- 3 EL Sojasauce
- Salz, Pfeffer
- 1 TL Currypulver
- 400 g Seelachsfilet
- 1–2 TL Limettensaft
- 2–3 Spritzer Chilisauce
- 2 TL geröstete helle Sesamsamen

Pro Portion ca. 480 kcal, 45 g EW, 24 g F, 17 g KH

* Für das Gemüse die Frühlingszwiebeln putzen, waschen und den grünen und weißen Teil getrennt in Ringe schneiden. Knoblauch und Ingwer schälen und fein hacken. Die Paprika putzen, waschen und klein würfeln. Pak Choi putzen, waschen, trocken schütteln und quer in dünne Streifen schneiden.

* In einem Wok oder einer beschichteten Pfanne 2 EL Öl erhitzen. Paprika und festere Pak-Choi-Stiele darin unter Wenden 2–3 Minuten anbraten. Weiße Frühlingszwiebelringe, Knoblauch, Ingwer und die Pak-Choi-Blätter dazugeben und weitere 1–2 Minuten unter Wenden braten. Gefrorene Edamame hinzufügen, mit Sojasauce ablöschen und 80 ml Wasser dazugießen. Mit Salz und Pfeffer abschmecken und alles bei mittlerer Hitze weitere 3–5 Minuten garen.

* Inzwischen das Currypulver mit etwas Salz und Pfeffer auf einem flachen Teller mischen. Das Fischfilet in 2 Stücke schneiden und im Curry-Mix wenden. Das restliche Öl (1 EL) in einer beschichteten Pfanne erhitzen. Den Fisch darin je nach Dicke 2–4 Minuten pro Seite braten.

* Das Wok-Gemüse mit Salz, Pfeffer, Limettensaft und Chilisauce abschmecken. Mit den grünen Frühlingszwiebelringen und dem Sesam bestreuen und mit dem Curry-Fisch servieren.

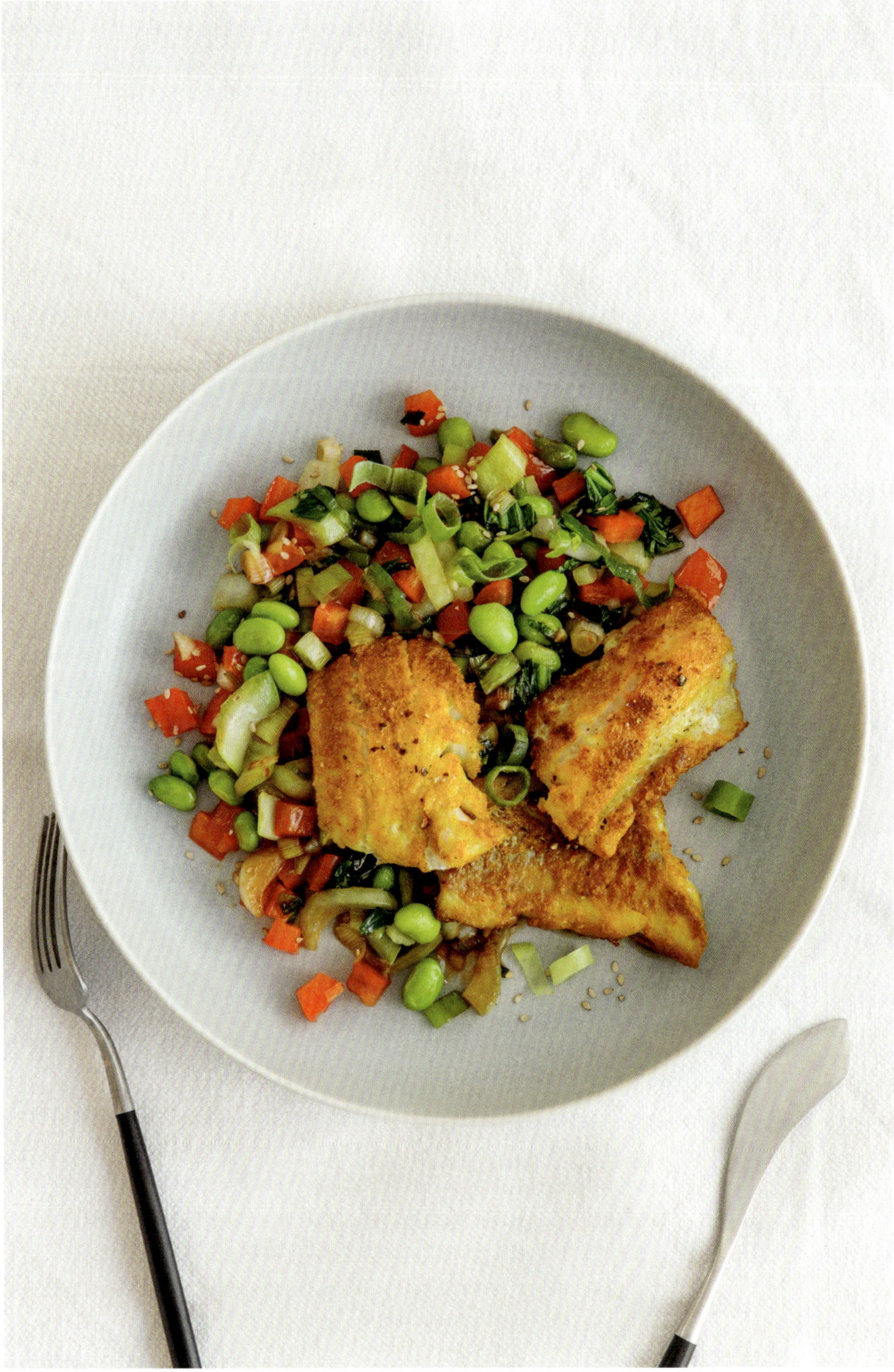

LACHS MIT QUINOA-KRUSTE UND FENCHELGRATIN

FÜR 2 PORTIONEN

Zubereitung ca. 30 Min.

- 2 mittelgroße Fenchelknollen (à ca. 300 g; am besten mit viel Grün)
- 2 Tomaten
- 50 ml Gemüsebrühe
- 100 ml Kochsahne (15 % Fett; oder pflanzliche Alternative)
- Salz, Pfeffer
- frisch geriebene Muskatnuss
- 30 g geriebener Gratinkäse
- 2 Lachsfilets (à ca. 150 g)
- 20 g gepuffte Quinoa
- 1 EL geschrotete Leinsamen
- ½ TL edelsüßes Paprikapulver
- 1 EL Olivenöl
- Fett für die Form

Pro Portion ca. 580 kcal, 42 g EW, 36 g F, 20 g KH

* Den Backofen auf 200 °C (180 °C Umluft) vorheizen. Den Fenchel putzen und waschen, Fenchelgrün zur Seite legen. Fenchel längs halbieren und in sehr dünne Scheiben hobeln oder schneiden. Die Tomaten waschen, kreuzweise einritzen, mit heißem Wasser überbrühen, kurz ziehen lassen, dann herausnehmen und die Haut abziehen. Tomaten vierteln, entkernen und klein würfeln.

* Fenchel und Tomaten in eine flache gefettete Auflaufform (ca. 25 x 15 cm; 1,2 l Inhalt) verteilen. Brühe und Sahne aufkochen, mit Salz, Pfeffer und etwas Muskatnuss würzen. Gleichmäßig über das Gemüse gießen und mit Käse bestreuen. Im heißen Ofen auf der mittleren Schiene ca. 20 Minuten gratinieren.

* Inzwischen den Lachs waschen und trocken tupfen. Die Quinoa in einem tiefen Teller mit Leinsamen, Paprikapulver, ¼ TL Salz und Pfeffer mischen. Lachs in der Quinoa-Mischung wenden und andrücken. Das Öl in einer beschichteten Pfanne erhitzen. Den Lachs darin bei schwacher bis mittlerer Hitze je nach Dicke der Filets 8–10 Minuten unter Wenden braten.

* Das Fenchelgrün fein hacken und über das Gratin streuen. Den Lachs mit dem Fenchelgratin anrichten und sofort servieren.

Good to know

Fenchel ist ein echtes Wohlfühlgemüse, denn seine ätherischen Öle tun dem Bauch und der Verdauung gut. Außerdem überzeugt er mit einer ordentlichen Portion Vitamin C für starke Abwehrkräfte und ein gutes Bindegewebe.

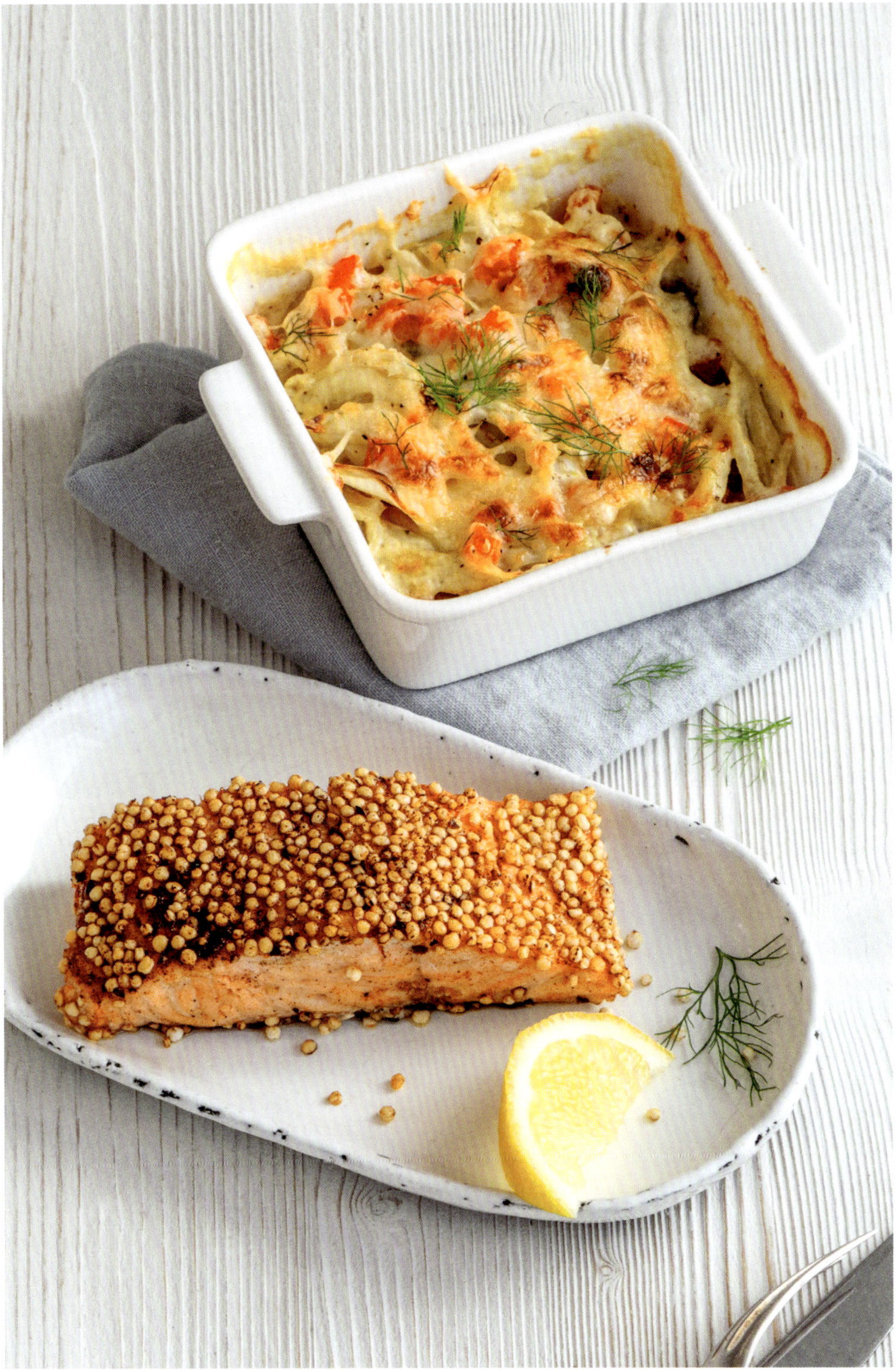

CHIA-LACHS MIT KOPFSALAT-ERBSEN-GEMÜSE

FÜR 2 PORTIONEN

Zubereitung: ca. 20 Min.

- 1 kleine Zwiebel
- 200 g Mini-Romanasalat
- 3 Stiele Minze
- 40 g Butter
- 250 g grüne Erbsen (TK)
- 100 ml Gemüsebrühe
- Salz, Pfeffer
- 2 Lachsfilets (à ca. 150 g)
- 1 TL Wasabipaste (japanischer Meerrettich; alternativ Meerrettich)
- 3 TL Chiasamen
- 1 EL Olivenöl

Pro Portion ca. 600 kcal, 43 g EW, 38 g F, 21 g KH

* Die Zwiebel schälen und fein würfeln. Den Strunk vom Salat abschneiden, die Blätter ablösen, waschen und abtropfen lassen. Den Salat quer in ca. 2 cm breite Streifen schneiden. Die Minze waschen, trocken schütteln, die Blätter von den Stielen zupfen und in feine Streifen schneiden.

* Die Butter in einer Pfanne zerlassen und die Zwiebel darin andünsten. Erbsen, Brühe und etwas Salz hinzufügen, kurz aufkochen und danach zugedeckt ca. 5 Minuten dünsten. Den Salat und die Minze hinzufügen und alles unter Wenden ca. 2 Minuten ohne Deckel weitergaren. Mit Salz und Pfeffer würzen.

* In der Zwischenzeit die Lachsfilets trocken tupfen, mit Salz und Pfeffer würzen und auf einer Seite mit jeweils ½ TL Wasabi bestreichen. Die Chiasamen auf einen Teller geben, die Fischfilets mit der bestrichenen Seite nach unten in die Samen drücken und die Panade gut andrücken.

* In einer Pfanne das Öl erhitzen. Den Lachs darin auf der nicht panierten Seite ca. 5 Minuten braten. Dann vorsichtig wenden und je nach Dicke der Filets bei nicht zu starker Hitze (sonst verbrennen die Chiasamen) 3–5 Minuten weiterbraten.

* Den Chia-Lachs mit dem Kopfsalat-Erbsen-Gemüse auf Tellern anrichten und sofort servieren.

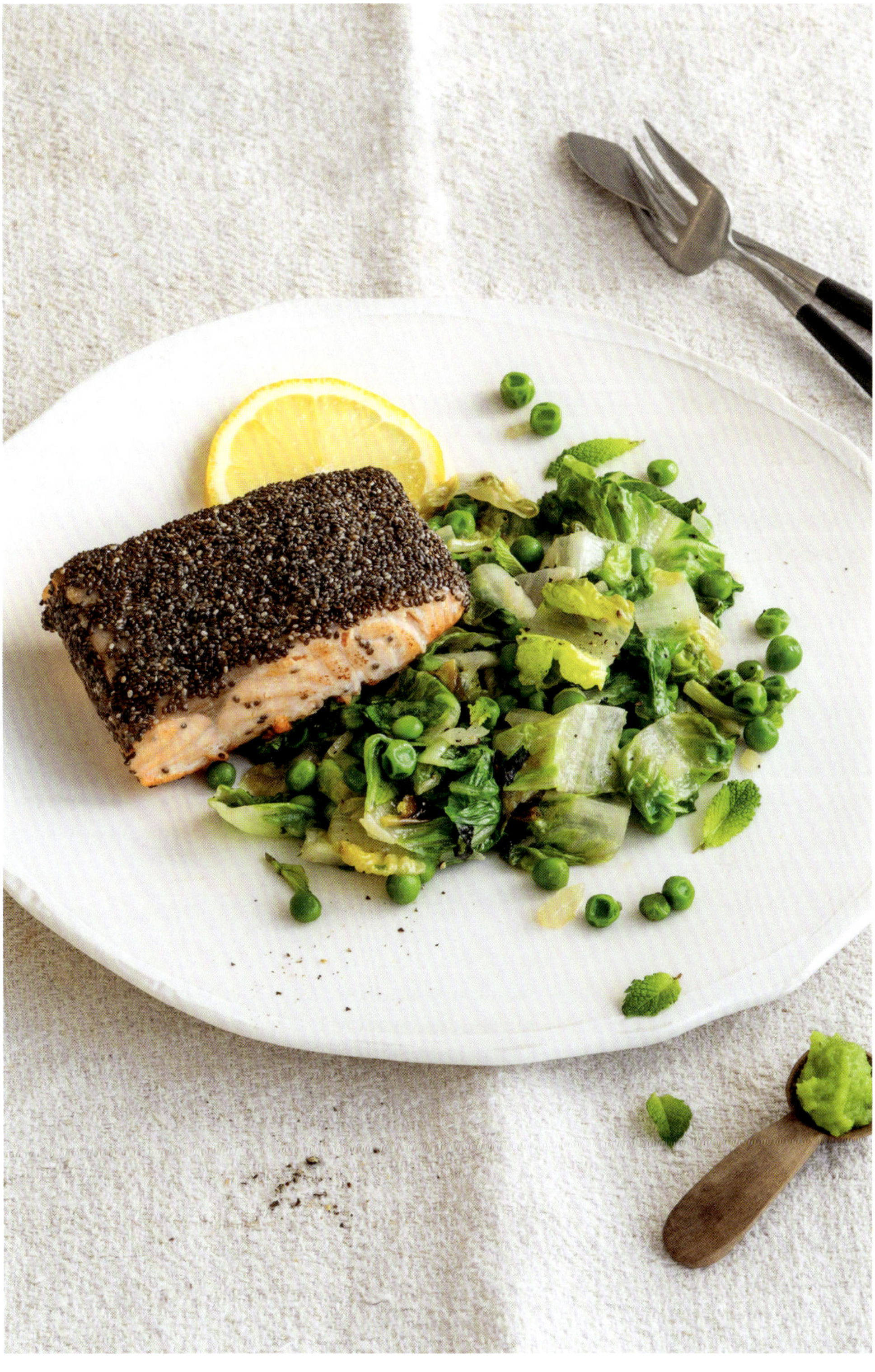

SCHNELLE ZOODLES-PFANNE MIT TOMATEN UND GARNELEN

FÜR 2 PORTIONEN

Zubereitung: ca. 25 Min.

- 500 g Zucchini
- Salz
- 200 g Kirschtomaten
- 3 Stiele Basilikum
- ½ Bio-Zitrone
- je 2 TL Kürbis- und Sonnenblumenkerne
- 1 EL Olivenöl
- 100 g Doppelrahmfrischkäse
- 50 g grünes Pesto (aus dem Glas)
- 250 g küchenfertige Garnelen (ohne Kopf und Schale)
- Pfeffer

Pro Portion ca. 590 kcal, 41 g EW, 41 g F, 15 g KH

* Zucchini putzen, waschen und mit einem Spiralschneider oder einem Sparschäler in dünne Zoodles schneiden. Auf einem Tablett ausbreiten und salzen. Die Tomaten waschen, trocken reiben und halbieren. Basilikum waschen, trocken schütteln und die Blätter abzupfen, einige Blätter zum Garnieren beiseitelegen, den Rest fein schneiden. Die Zitrone heiß waschen, trocken reiben, die Schale abreiben und den Saft auspressen. Zoodles mit Küchenpapier trocken tupfen.

* Die Kürbis- und Sonnenblumenkerne in einer beschichteten Pfanne ohne Fett rösten, bis sie duften, und sofort herausnehmen.

* Dann das Öl in der Pfanne erhitzen und die Zoodles darin unter Wenden 4–5 Minuten anbraten. Die Tomaten dazugeben und mitbraten. Den Frischkäse mit Pesto, 2 EL Zitronensaft und ca. 100 ml Wasser glatt rühren. Zu den Zoodles geben und gut unterrühren. Die Garnelen untermischen und alles 3–4 Minuten köcheln lassen, bis die Garnelen gar sind.

* Die Zoodles-Pfanne mit Salz, Pfeffer und Zitronenschale abschmecken. Auf Tellern anrichten, mit den Kürbis- und Sonnenblumenkernen bestreuen und mit dem beiseitegelegten Basilikum garnieren.

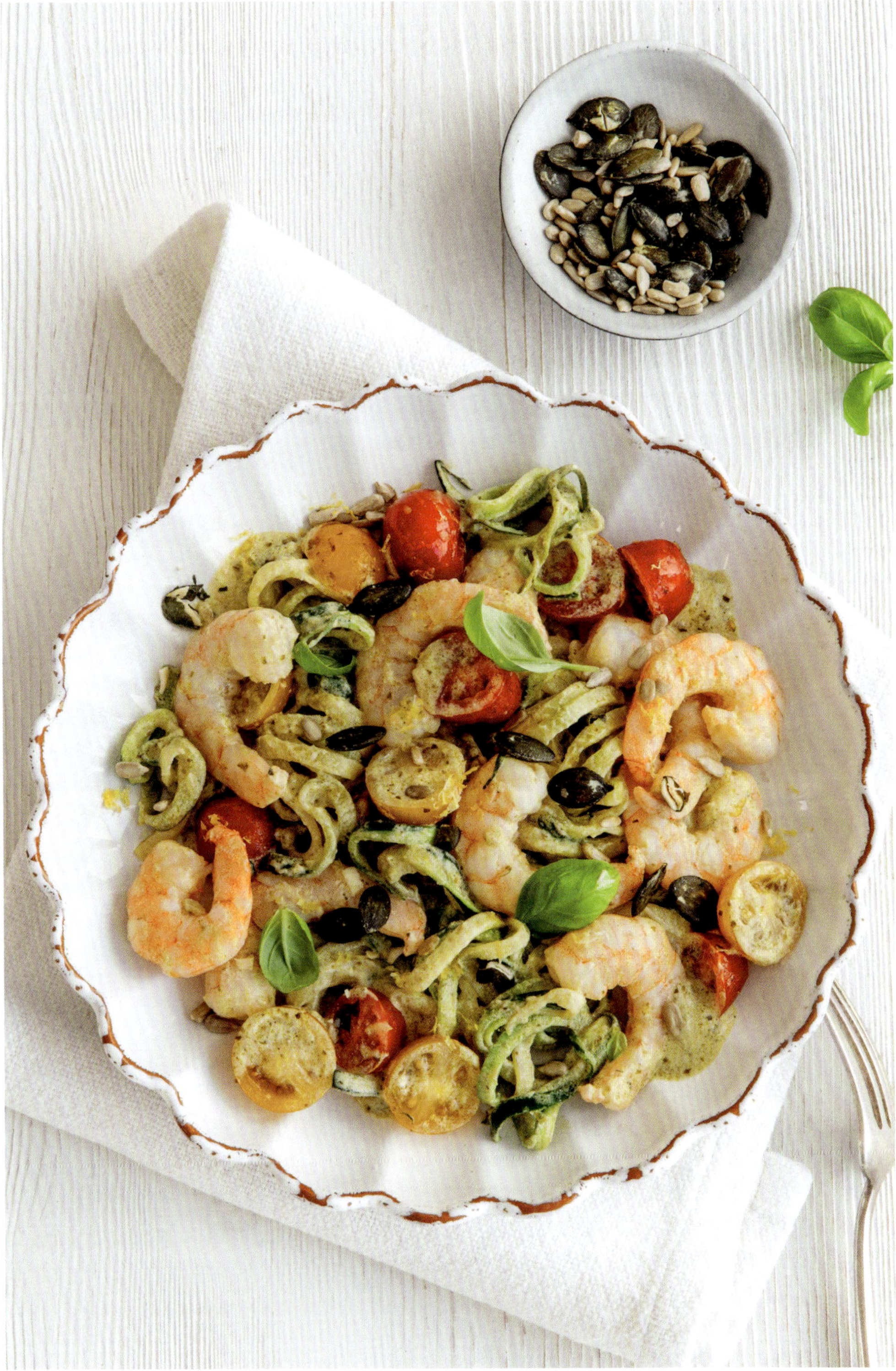

RUMPSTEAK MIT WÜRZIGEM SCHMORKRAUT

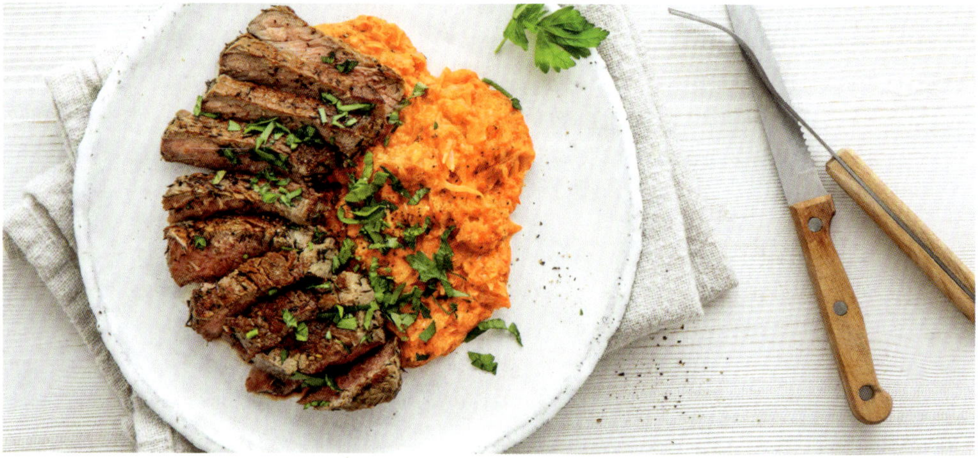

FÜR 2 PORTIONEN

Zubereitung: ca. 25 Min.

- 1 Zwiebel
- 500 g frisches Sauerkraut
- 2 EL Olivenöl
- 1 Lorbeerblatt
- 200 g stückige Tomaten (Dose oder TetraPak)
- Salz, Pfeffer
- 1 TL getrockneter Thymian
- ½ TL grobes Meersalz
- 2 Rumpsteaks (à 200 g)
- 50 g Sahne (oder pflanzliche Alternative)
- 2–3 TL Ajvar
- 1 EL gehackte Petersilie

Pro Portion ca. 530 kcal, 50 g EW, 32 g F, 8 g KH

* Für das Schmorkraut die Zwiebel schälen und fein würfeln. Das Sauerkraut in einem Sieb abtropfen lassen. 1 EL Öl in einem weiten Topf erhitzen und die Zwiebel darin andünsten. Sauerkraut und Lorbeer dazugeben. Die Tomaten angießen, alles mit Salz und Pfeffer würzen, aufkochen und zugedeckt bei schwacher Hitze ca. 10 Minuten schmoren.

* Inzwischen Thymian und Meersalz im Blitzhacker fein mahlen oder im Mörser zerstoßen. Die Steaks trocken tupfen und mit dem Thymiansalz würzen. Übriges Öl (1 EL) in einer Pfanne erhitzen. Die Steaks darin unter Wenden 6–8 Minuten braten (medium). In Alufolie wickeln und kurz ruhen lassen.

* Sahne und Ajvar unter das Schmorkraut rühren, kurz weiterköcheln lassen. Mit Salz und Pfeffer abschmecken. Die Steaks mit dem Schmorkraut anrichten und mit Petersilie bestreut servieren.

FRUCHTIGER FENCHELSALAT MIT HÄHNCHEN

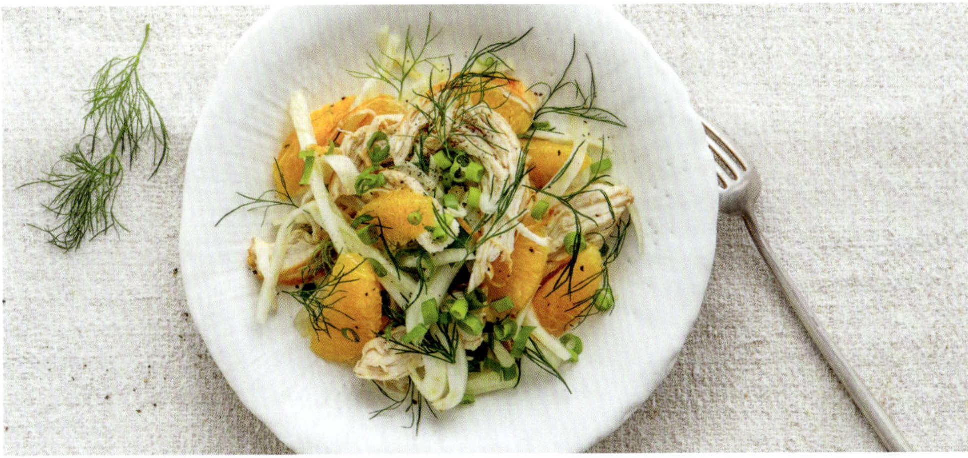

FÜR 2 PORTIONEN

Zubereitung: ca. 25 Min.

- 2 Fenchelknollen
- 1 kleines Bund Dill
- 2 Frühlingszwiebeln
- 1 Orange
- 4 EL + 2 TL Olivenöl
- Saft von 1 Zitrone
- Salz
- 300 g Hähnchenbrustfilets
- Pfeffer

Portion ca. 515 kcal,
42 g EW, 27 g F, 24 g KH

* Den Fenchel putzen, waschen, längs halbieren und in feine Scheiben schneiden oder hobeln. Den Dill waschen, trocken schütteln, die Spitzen von den Stielen zupfen und fein schneiden. Die Frühlingszwiebeln putzen, waschen und in feine Ringe schneiden. Die Orange so schälen, dass auch die weiße Haut mit entfernt wird, die Filets zwischen den Trennhäuten herausschneiden und in kleine Stücke schneiden.

* Für das Dressing 4 EL Öl mit dem Zitronensaft und etwas Salz in einer Salatschüssel verquirlen. Alle vorbereiteten Zutaten dazugeben und alles gut mischen.

* Die Hähnchenbrustfilets trocken tupfen. 2 TL Öl in in einer beschichteten Pfanne erhitzen und die Filets darin auf jeder Seite ca. 3 Minuten kräftig anbraten. Danach zugedeckt bei schwacher Hitze 5–7 Minuten ziehen lassen, bis sie gar sind. Die Filets herausnehmen und etwas abkühlen lassen, mit zwei Gabeln in Stücke zupfen. Das Hähnchenfleisch auf dem Fenchelsalat anrichten.

ITALIENISCHE PUTENRÖLLCHEN MIT BROKKOLI UND MANDELN

FÜR 2 PORTIONEN

Zubereitung: ca. 30 Min.

- 50 g getrocknete Tomaten (in Öl)
- 25 ml + 1 TL Olivenöl
- 25 g frisch geriebener Parmesan
- Salz, Pfeffer
- 500 g Brokkoli
- 3 Stiele Basilikum
- 2 Putenschnitzel (à ca. 150 g)
- 50 g Kochsahne (15 % Fett)
- 1 EL geröstete Mandelblättchen
- Holzspießchen

Pro Portion ca. 530 kcal, 52 g EW, 29 g F, 9 g KH

* Für die Würzpaste die Tomaten gut abtropfen lassen, dabei das Öl auffangen und mit ca. 25 ml Olivenöl auf 50 ml auffüllen. Das Öl mit Tomaten und Parmesan im Blitzhacker oder mit dem Stabmixer fein pürieren. Mit Salz und Pfeffer abschmecken.

* Brokkoli putzen, waschen und in kleine Röschen teilen. Den Stiel schälen und klein schneiden. Den Brokkoli in einen Dämpfeinsatz geben. Einen passenden Topf eine Handbreit mit Wasser füllen und den Dämpfeinsatz hineinsetzen. Das Wasser aufkochen, den Brokkoli zugedeckt bei mittlerer Hitze ca. 8 Minuten dämpfen, bis er bissfest ist.

* Das Basilikum waschen, trocken schütteln und die Blätter von den Stielen zupfen. Die Schnitzel trocken tupfen, zwischen 2 Lagen Frischhaltefolie mit einem schweren Topf flach klopfen. Die Schnitzel mit Salz und Pfeffer würzen und mit je ca. 2 TL Tomatenpesto bestreichen. Mit einigen Basilikumblättern belegen, aufrollen und mit Holzspießchen feststecken.

* In einer beschichteten Pfanne 1 TL Öl erhitzen und die Putenröllchen darin unter Wenden ca. 5 Minuten kräftig anbraten, herausnehmen. Übrige Würzpaste, Kochsahne und 75 ml Wasser zum Bratensatz in die Pfanne geben, aufkochen und ca. 5 Minuten köcheln lassen. Mit Salz und Pfeffer abschmecken. Die Putenröllchen in die Sauce legen und alles zugedeckt weitere ca. 5 Minuten köcheln lassen.

* Das übrige Basilikum fein schneiden. Brokkoli mit Salz und Pfeffer würzen. Putenröllchen mit Brokkoli auf Tellern anrichten, etwas Sauce darübergeben, zuletzt mit Mandelblättchen und Basilikum bestreuen.

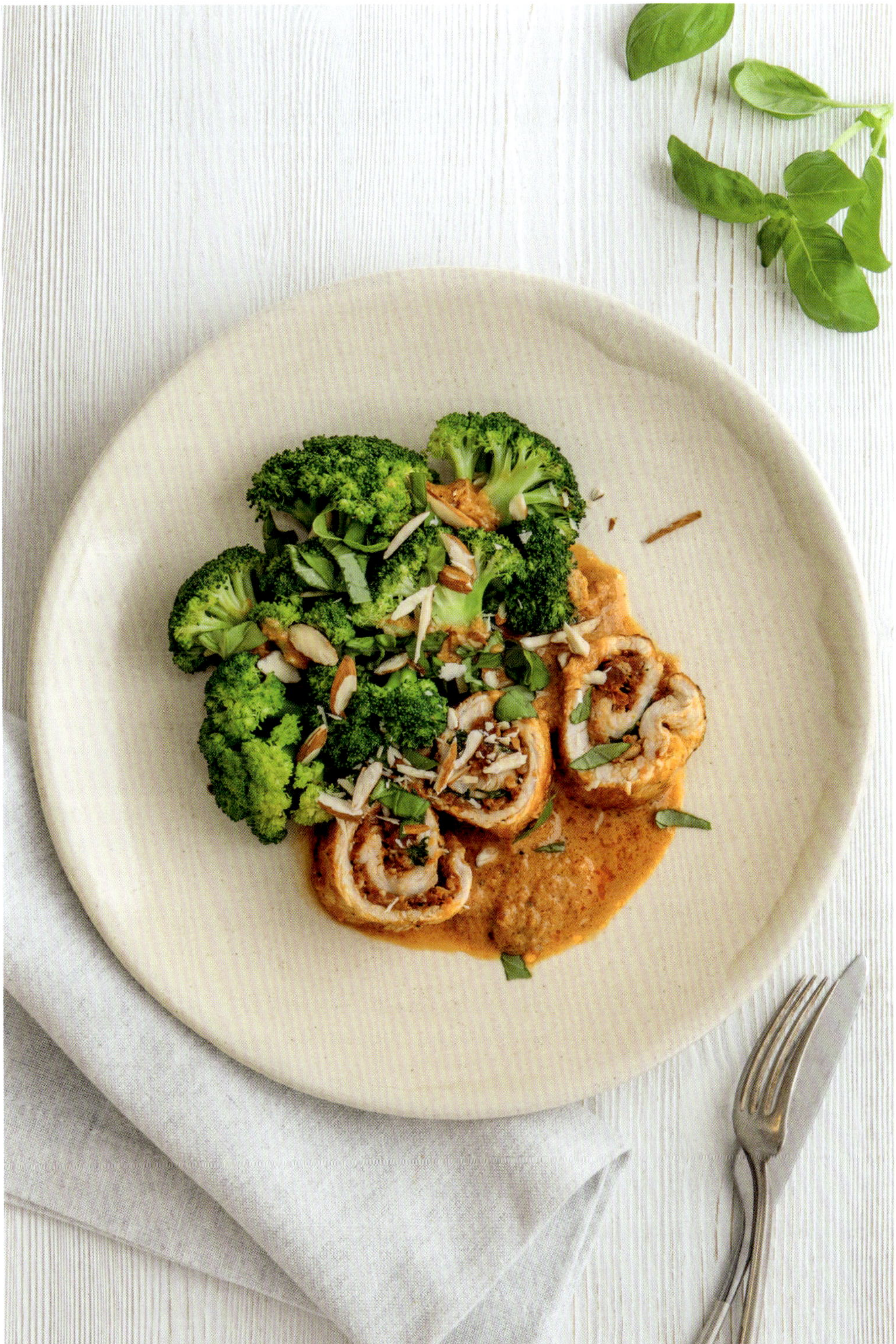

GEMÜSEEINTOPF MIT BOHNEN UND HÄHNCHEN

FÜR 2 PORTIONEN

Zubereitung: ca. 25 Min.

- 300 g Hähnchenbrustfilet
- 1 Stange Lauch
- 2 Möhren
- 2 EL Rapsöl
- Salz, Pfeffer
- 1 TL Tomatenmark
- 30 g rote Linsen
- 200 g stückige Tomaten (Dose oder TetraPak)
- 400 ml Gemüsebrühe
- 250 g grüne Bohnen (TK)
- 3–4 TL Ajvar
- 2 EL gehackte Petersilie

Pro Portion ca. 460 kcal, 49 g EW, 15 g F, 29 g KH

* Das Hähnchenbrustfilet trocken tupfen und in 2–3 cm große Würfel schneiden. Den Lauch putzen, waschen, längs halbieren und in dünne Scheiben schneiden. Möhren putzen, schälen und kleine Würfel schneiden.

* Das Öl in einem Topf erhitzen, das Fleisch darin unter Wenden anbraten. Lauch und Möhren hinzufügen und kurz mitbraten. Mit Salz und Pfeffer würzen. Tomatenmark unterrühren und kurz anschwitzen. Linsen, Tomaten und Brühe dazugeben und kurz aufkochen. Die gefrorenen Bohnen hinzufügen und alles zugedeckt ca. 12 Minuten sanft köcheln lassen. Dabei ab und zu umrühren.

* Das Ajvar unter den Eintopf rühren, den Eintopf mit Salz und Pfeffer abschmecken. In Suppenschalen oder tiefen Tellern anrichten und mit Petersilie bestreut servieren.

Good to know
Rote Linsen werden im Gegensatz zu anderen Linsen geschält, weshalb sie ruckzuck fertig sind – gesundes Fast Food quasi. Das macht sie außerdem bekömmlicher als viele andere Hülsenfrüchte.

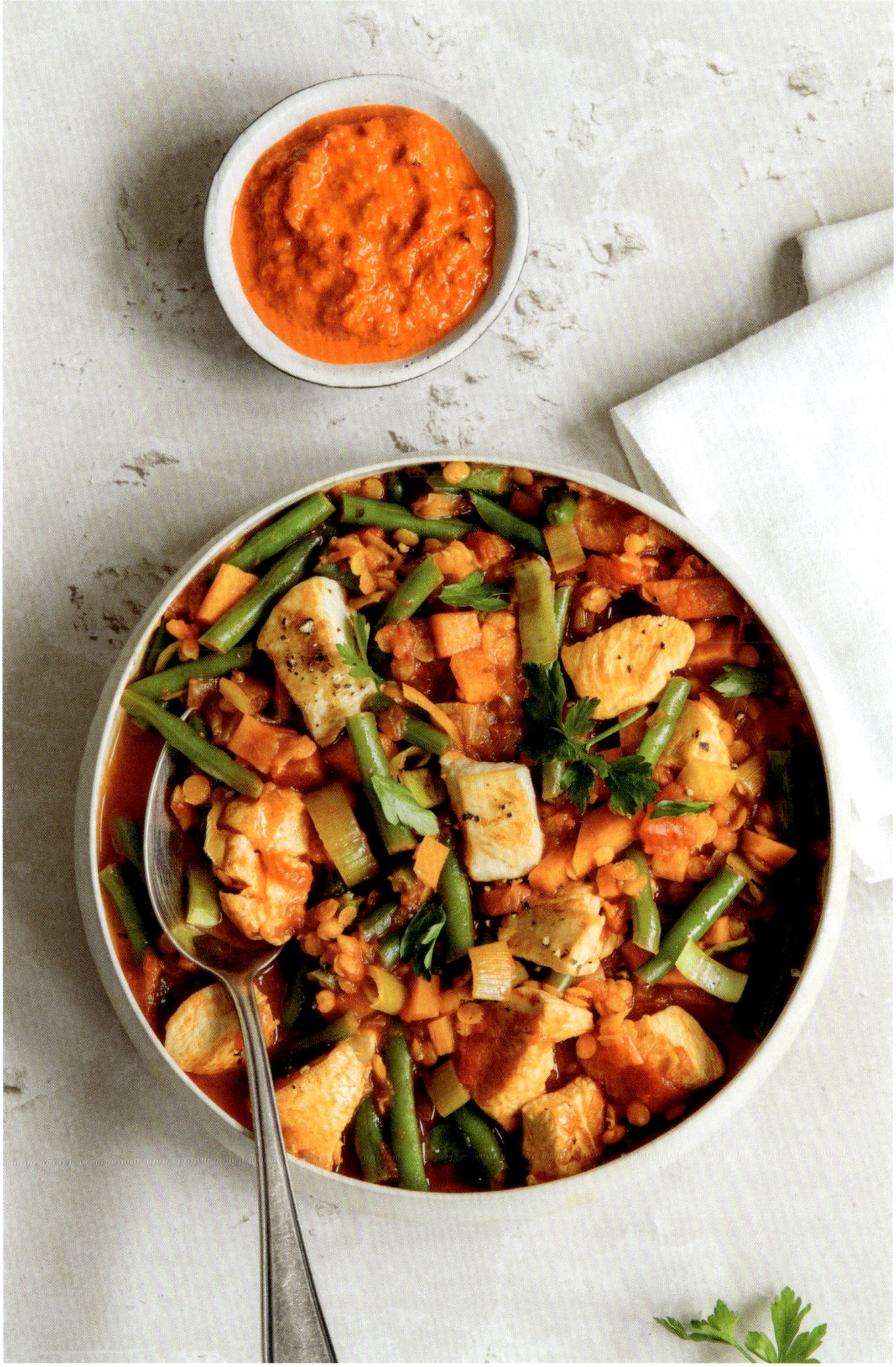

HASSELBACK-HÄHNCHEN MIT BLUMENKOHLPÜREE

FÜR 2 PORTIONEN

Zubereitung: ca. 35 Min.

- 1 Kugel Mozzarella (125 g)
- 100 g eingelegte Röstpaprika (aus dem Glas)
- 2 Hähnchenbrustfilets (à ca. 150 g)
- Salz, Pfeffer
- 5 Stiele glatte Petersilie
- ½ Bio-Zitrone
- 1 Knoblauchzehe
- 5 TL Olivenöl
- 500 g Blumenkohl (TK)
- 50 g leichter Frischkäse (1,5 % Fett)
- etwas geriebene Muskatnuss
- 1 EL geröstete Haselnussblättchen
- Fett für die Form

Pro Portion ca. 595 kcal, 59 g EW, 34 g F, 13 g KH

* Den Backofen auf 220 °C (180 °C Umluft) vorheizen. Den Mozzarella abtropfen lassen, mit Küchenpapier gut trocken tupfen und in 10 dünne Scheiben schneiden. Die Röstpaprika sehr gut abtropfen lassen und die Stücke eventuell etwa kleiner schneiden, sodass 10 Stücke entstehen. Die Hähnchenfilets trocken tupfen, mit Salz und Pfeffer würzen und auf der Oberseite jeweils quer fünfmal tief ein-, aber nicht durchschneiden. In jeden Einschnitt eine Scheibe Mozzarella und ein Stück Paprika stecken. Die Filets in eine leicht gefettete flache Auflaufform legen.

* Petersilie waschen, trocken schütteln, die Blätter von den Stielen zupfen und fein hacken. Die Zitrone heiß waschen, trocken reiben, die Schale fein abreiben. Den Saft auspressen und zur Seite stellen. Den Knoblauch schälen und fein hacken. Das Öl mit Petersilie, Zitronenschale und Knoblauch verrühren, mit Salz würzen. Mit einem Pinsel die Einschnitte der Hähnchenfilets damit bestreichen. Im heißen Ofen 20–25 Minuten backen, bis die Filets gar sind.

* Inzwischen den Blumenkohl in kochendes Salzwasser geben und 6–8 Minuten garen, bis er weich ist. Den Blumenkohl abgießen, zurück in den Topf geben, den Frischkäse hinzufügen und alles pürieren. Mit Salz und Muskatnuss abschmecken.

* 2 EL Zitronensaft unter das übrige Petersilienöl rühren, mit Salz und Pfeffer würzen. Die Hähnchenfilets mit dem Püree anrichten und mit etwas Petersilienöl beträufeln. Zum Servieren mit den Nüssen bestreuen und das übrige Petersilienöl dazu reichen.

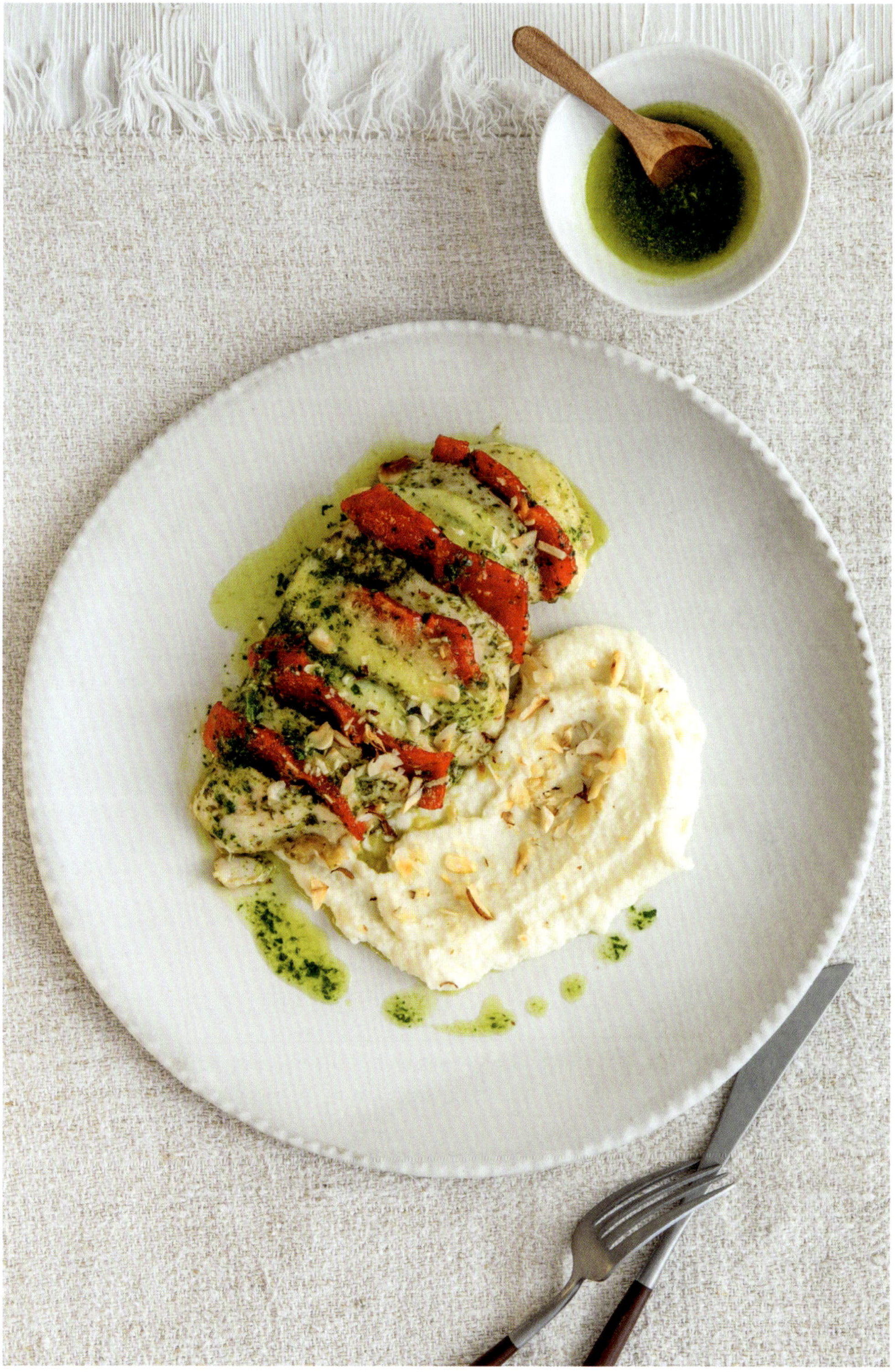

HACKBÄLLCHEN MIT PARMESAN-KÜRBIS

FÜR 2 PORTIONEN

Zubereitung: ca. 30 Min.

- ½ Hokkaido-Kürbis (ca. 500 g)
- 3 EL Olivenöl
- Salz, Pfeffer
- 250 g mageres Rinderhackfleisch
- 250 g Magerquark
- 1 TL Dijon-Senf
- 2 EL gehackter Kräutermix (TK)
- 20 g Parmesan
- 20 g helle Sesamsamen
- 1 EL Mango-Chutney (aus dem Glas)
- ½ TL Currypulver

Pro Portion ca. 550 kcal, 53 g EW, 28 g F, 20 g KH

* Den Backofen auf 200 °C (180 °C Umluft) vorheizen. Den Kürbis waschen und die Kerne entfernen. Das Kürbisfleisch in 3–4 mm breite Spalten schneiden und auf einem mit Backpapier belegten Backblech ausbreiten. Dabei sollten die Stücke möglichst nicht übereinanderliegen. Mit 1 EL Öl beträufeln und mit Salz und Pfeffer würzen. Im heißen Ofen auf der mittleren Schiene ca. 15 Minuten garen.

* Inzwischen für die Hackbällchen das Hack mit 50 g Quark, Senf, Kräutern, ½ TL Salz und Pfeffer verkneten. Die Masse zu ca. 8 golfballgroßen Bällchen formen. 1 EL Öl in einer beschichten Pfanne erhitzen und die Hackbällchen darin unter Wenden 10–12 Minuten braten.

* Während die Bällchen braten, den Parmesan fein reiben. Mit Sesam und 1 EL Öl mischen, mit Salz und Pfeffer würzen. Nach ca. 15 Minuten Garzeit den Kürbis aus dem Ofen holen und die Parmesanmischung auf den Kürbisspalten verteilen. Weitere 10 Minuten garen, bis die Parmesankruste goldbraun und knusprig ist.

* Für den Dip den übrigen Quark (200 g) mit dem Mango-Chutney und dem Currypulver glatt rühren, mit Salz abschmecken. Die Hackbällchen und den Kürbis mit dem Dip servieren.

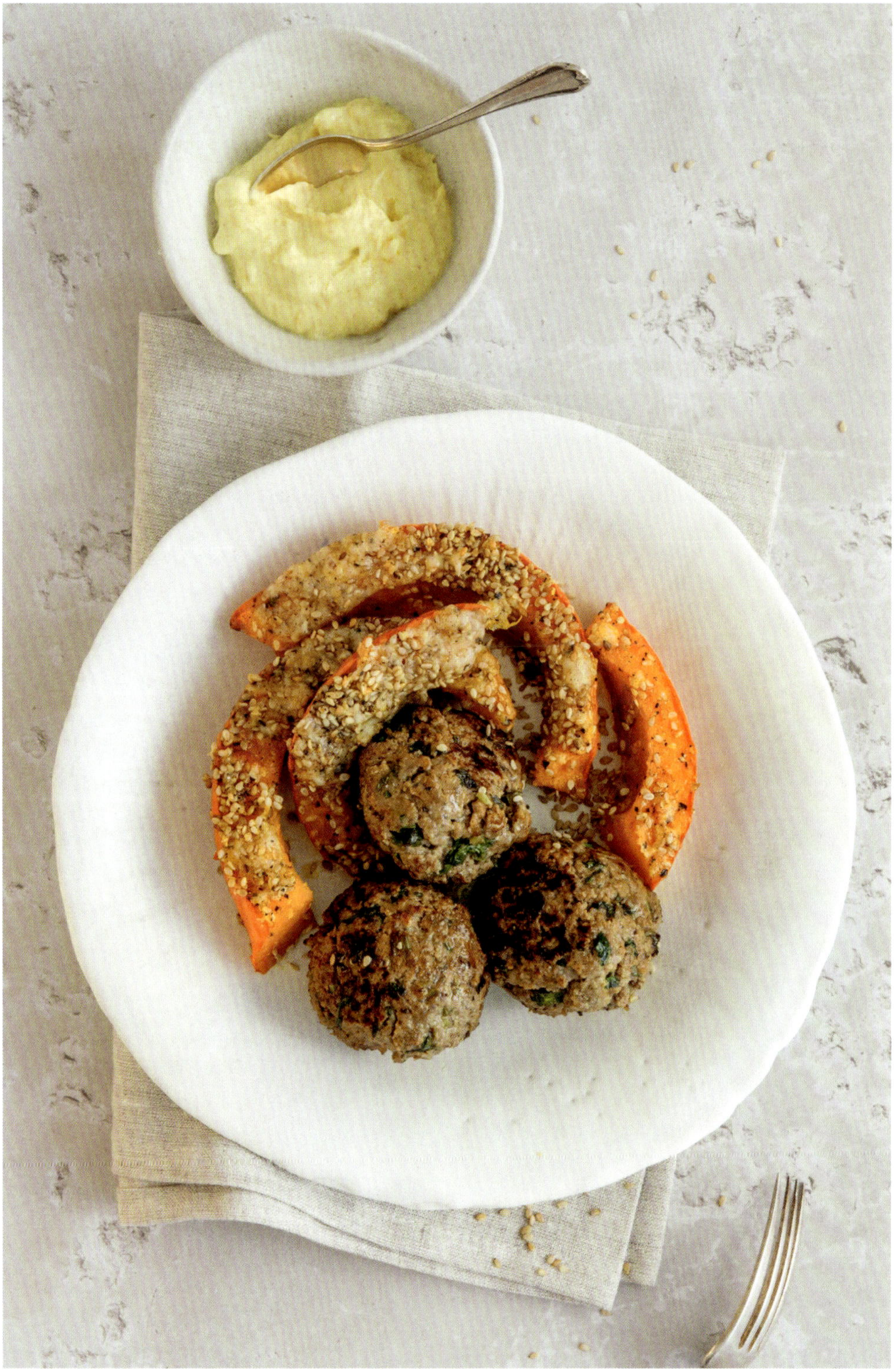

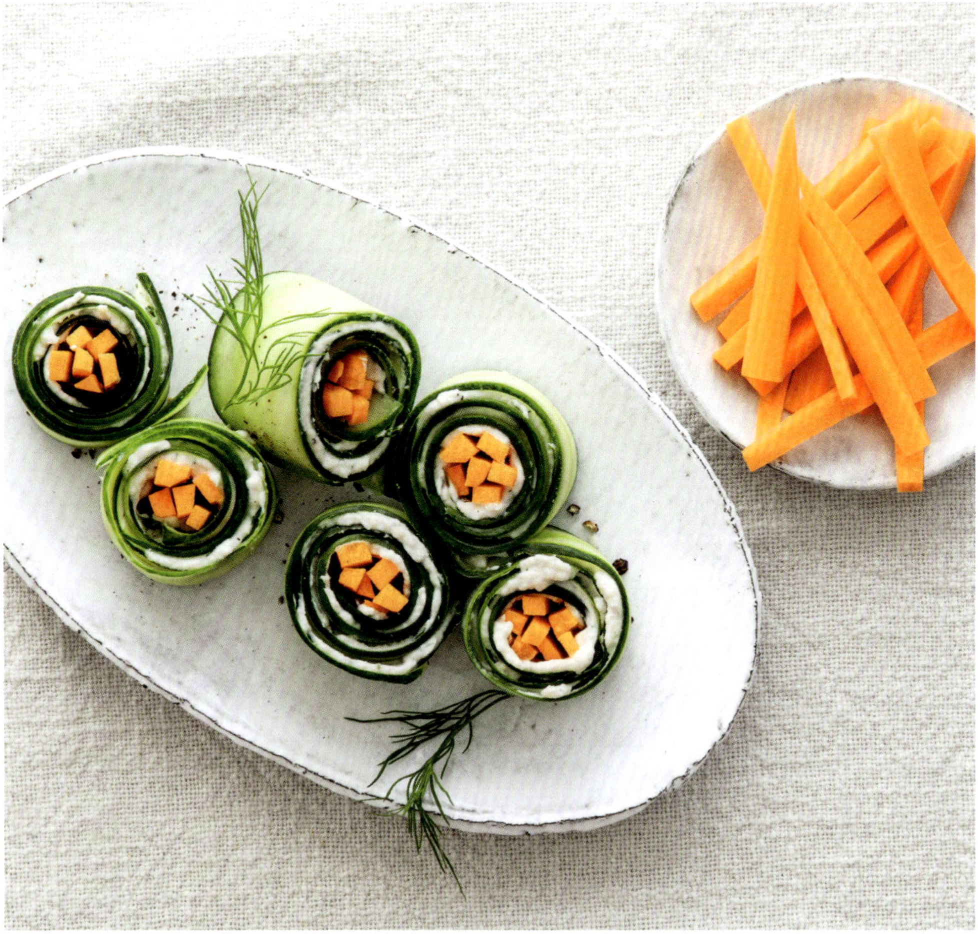
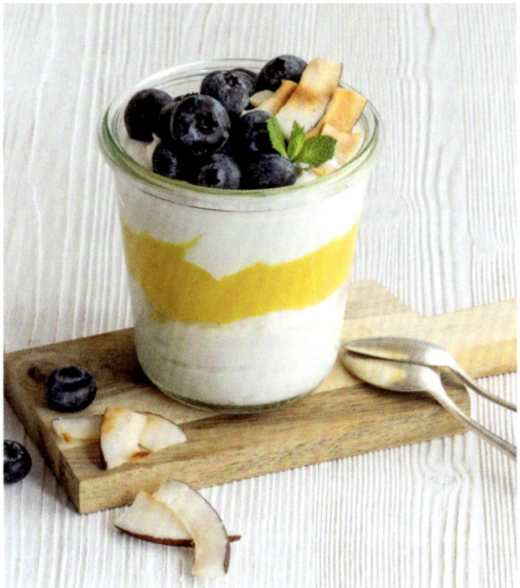
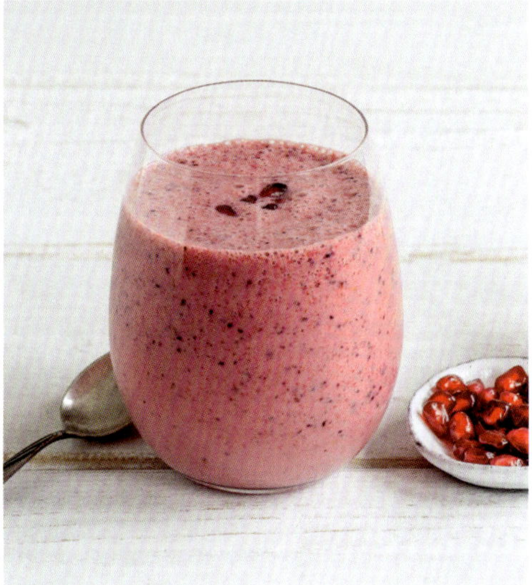

SÜSSES, SNACKS & EXTRAS

Ihr braucht zwischendurch eine kleine Stärkung oder ein süßes Betthupferl? Völlig okay. Aber bitte mit Nährstoffen statt mit leeren Kalorien! So stillt ihr den Appetit, ohne in die Blutzuckerfalle zu tappen. Auf euch warten unter anderem ein Antioxidantien-Shake mit Granatapfel, Blaubeerquark mit Mango und Kokos und Gurkenröllchen mit Forellencreme.

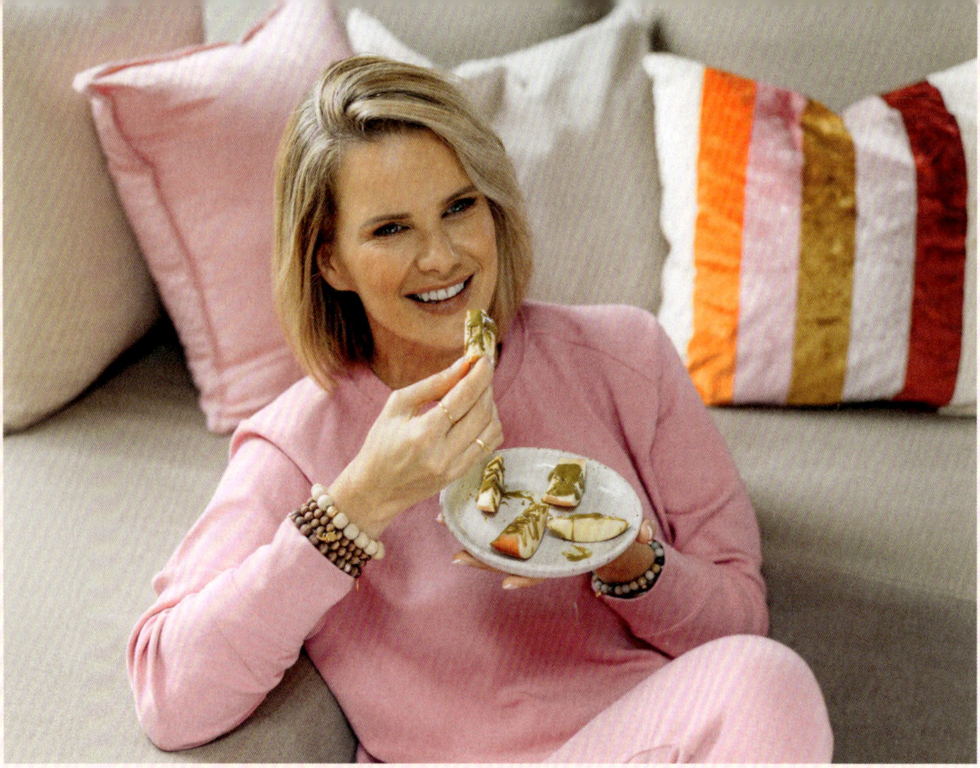

EIN KLEINES STÜCK SCHOKI MIT FOLGEN

Kennt ihr das auch? Gegen 15 oder 16 Uhr kommt bei vielen ein Durchhänger: Der Kopf ist müde, der Magen meldet sich und die Lust auf ein Kaffeepäuschen mit etwas Süßem wächst. Ein Energie-Kick muss her! Gerne in Form von Müsliriegeln, Schokolade oder Reiswaffeln.

Aber Snacks wie diese sind vor allem eins: leere Versprechen. Denn sie liefern zwar schnell Energie, werfen uns danach allerdings in ein noch tieferes Loch. Der Blutzuckerspiegel schnellt hoch, stürzt ab, die berüchtigte Achterbahnfahrt. Auch schon ein kleines Stück Schokolade kann diesen Effekt auslösen! Vor allem, wenn davor nichts Sättigendes gegessen wurde. Erst fühlt sich die Nascherei gut an, dann folgen Müdigkeit, Gereiztheit – oder der nächste Snack. Und das Spiel geht von vorne los.

SO FUNKTIONIEREN WEIBLICHE SNACKS

Wie empfindlich wir auf solche Schwankungen reagieren, hängt auch vom Hormonhaushalt ab. Und da sind wir Frauen sehr feinfühlig gestrickt. Im Frühstückskapitel habt ihr ja schon gelesen, wie wichtig ein stabiler Blutzuckerspiegel ist. Auch beim Snacken solltet ihr das im Hinterkopf behalten. Denn wenn ihr zu oft kleine Zwischenmahlzeiten einlegt, hält das den Insulinspiegel dauerhaft hoch – und das bringt unser sensibles System aus dem Takt. Besonders ungünstig wirkt sich das bei hormonellen Beschwerden wie PMS (prämenstruelles Syndrom) oder PCOS (polyzystisches Ovarialsyndrom, eine hormonelle Störung, bei der zu viele männliche Hormone gebildet werden) aus: Stimmungsschwankungen, Zyklusunregelmäßigkeiten, Hautprobleme oder Heißhungerattacken können dann verstärkt auftreten.

Hinzu kommt: Viele klassische Snacks wie Chips, Gummibärchen oder Fruchtjoghurt liefern zwar Kalorien, enthalten aber kaum das, was wir eigentlich brauchen: Eisen, Magnesium, Omega-3-Fettsäuren. Und genau deshalb lohnt es sich, Alternativen zu kennen, die euch wirklich etwas bringen. Ich mache mir zum Beispiel abends gerne mal einen Apfel mit Mandel- oder Pistazienmus. Auch gefriergetrocknete Beeren in einem Nussmix finde ich super: Da steckt nicht nur Crunch drin, sondern auch eine ordentliche Portion an Antioxidantien. Mandeln, ein paar Dinkelbrezeln, dunkle Schokolade – und zack: Auch meine Kinder und mein Mann essen das mit.

Habe ich plötzlich Hunger auf etwas Herzhaftes, greife ich am liebsten zu einem hart gekochten Ei – mit einem Klecks Tomatenmark drauf, wie meine Mutter das früher für Reisen vorbereitet hat. Man kann auch mehrere Eier vorkochen, mit Hüttenkäse zerdrücken, Sesam und Gewürze dazu – und dann in eine halbierte Paprikaschote füllen. Das sättigt wirklich und es fühlt sich nicht wie ein „Notfallplan" an.

WARUM ICH IMMER NÜSSE IN DER TASCHE HABE

Euer Ziel sollte generell sein, möglichst wenig zu snacken. Aber ich weiß natürlich auch: Für viele ist das im Alltag nicht realistisch. Und das ist völlig in Ordnung. Aber sorgt vor! Wenn ihr wisst, dass der Hunger zwischendurch häufiger mal auftritt, nehmt euch etwas mit: einen klugen Snack, den ihr vorbereitet habt oder der euch guttut. Ich habe zum Beispiel fast immer eine kleine Tüte Nüsse in meiner Handtasche. Die kann ich unterwegs essen, statt auf das Angebot beim nächsten Bäcker angewiesen zu sein. Nach dem Mittagessen gönne ich mir manchmal einen Espresso mit einem Stück dunkler Schokolade. Auch dazu gibt es dann ein paar blutzuckerfreundliche Mandeln.

Und wenn es nachmittags doch mal Kuchen sein muss? Auch das geht! Ich liebe meinen Bananenkuchen mit Leinsamen, Haferflocken und Walnüssen (das Rezept findet ihr auf Seite 138). Dazu noch ein Löffel Joghurt – diese süße Pause gönne ich mir mit gutem Gefühl.

SMART SNACKEN: EURE TAUSCHBÖRSE

Gummibärchen → selbst gemachtes Studentenfutter (Nüsse + gefriergetrocknete Früchte + dunkle Schokolade)
Kartoffelchips → im Ofen geröstete Kichererbsen
Fruchtjoghurt → Skyr mit Apfelstückchen, Vanilleextrakt und Leinsamen
Vollmilchschokolade → dunkle Schokolade (mit mindestens 70 % Kakaoanteil)
Reiswaffel mit Honig → eine Scheibe Vollkornknäckebrot mit Hüttenkäse
Schoko- oder Vanillepudding → Chiapudding mit Zimt und Beeren
Erdnüsse → geröstete Kürbiskerne
Nutella-Toast → Vollkornbrot mit Mandelmus und Kakaonibs
Laugenbrezel → Dinkelbrezel mit Hummus
Eiscreme → gefrorene Banane, mit etwas Mandelmus püriert

SCHNELLER BANANENKUCHEN MIT HAFERFLOCKEN

FÜR 8 STÜCKE

Zubereitung: ca. 45 Min.

- 2 reife Bananen
- 400 ml ungesüßter Pflanzendrink (z.B. Mandel- oder Erbsendrink)
- 50 ml + 2 TL Ahornsirup
- 2 TL natürlicher Vanilleextrakt
- 225 g grobe Haferflocken
- 2 EL geschrotete Leinsamen
- ½ TL Zimtpulver
- 1 TL Weinstein-Backpulver
- ¼ TL Meersalz
- 50 g grob gehackte Walnusskerne
- 250 g Magerquark (oder eine pflanzliche Alternative)
- Fett für die Form

Pro Stück ca. 265 kcal,
12 g EW, 8 g F, 36 g KH

* Den Backofen auf 200 °C (180 °C Umluft) vorheizen. Eine Auflaufform (ca. 20 x 13 cm; 0,8 l Inhalt) dünn einfetten.

* Die Bananen schälen, in die Form geben und mit einer Gabel zerdrücken. Pflanzendrink, 50 ml Ahornsirup, 1 TL Vanilleextrakt, Haferflocken, Leinsamen, Zimt, Backpulver, Salz und Nüsse dazugeben und alles mit einem Löffel gut verrühren. Nach Belieben 1 weitere Banane schälen, längs halbieren und dekorativ auf den Kuchen legen. Den Bananenkuchen im heißen Ofen ca. 35 Minuten backen. Herausnehmen und auskühlen lassen.

* Für den Vanillequark den Quark mit dem übrigem Vanilleextrakt (1 TL) und 2 TL Ahornsirup verrühren.

* Zum Servieren den Kuchen in 8 Stücke schneiden und den Vanillequark jeweils als Klecks daraufgeben.

Easy going
Ich liebe diesen fix gemachten Kuchen! Abgedeckt bleibt er mindestens 3 Tage frisch. Ihr könnt ihn aber auch in Scheiben geschnitten bis zu 3 Monate einfrieren und dann bei Bedarf im Toaster kurz aufbacken. Auch lecker: noch etwas gehackte Zartbitterschokolade unter die Bananenmasse heben.

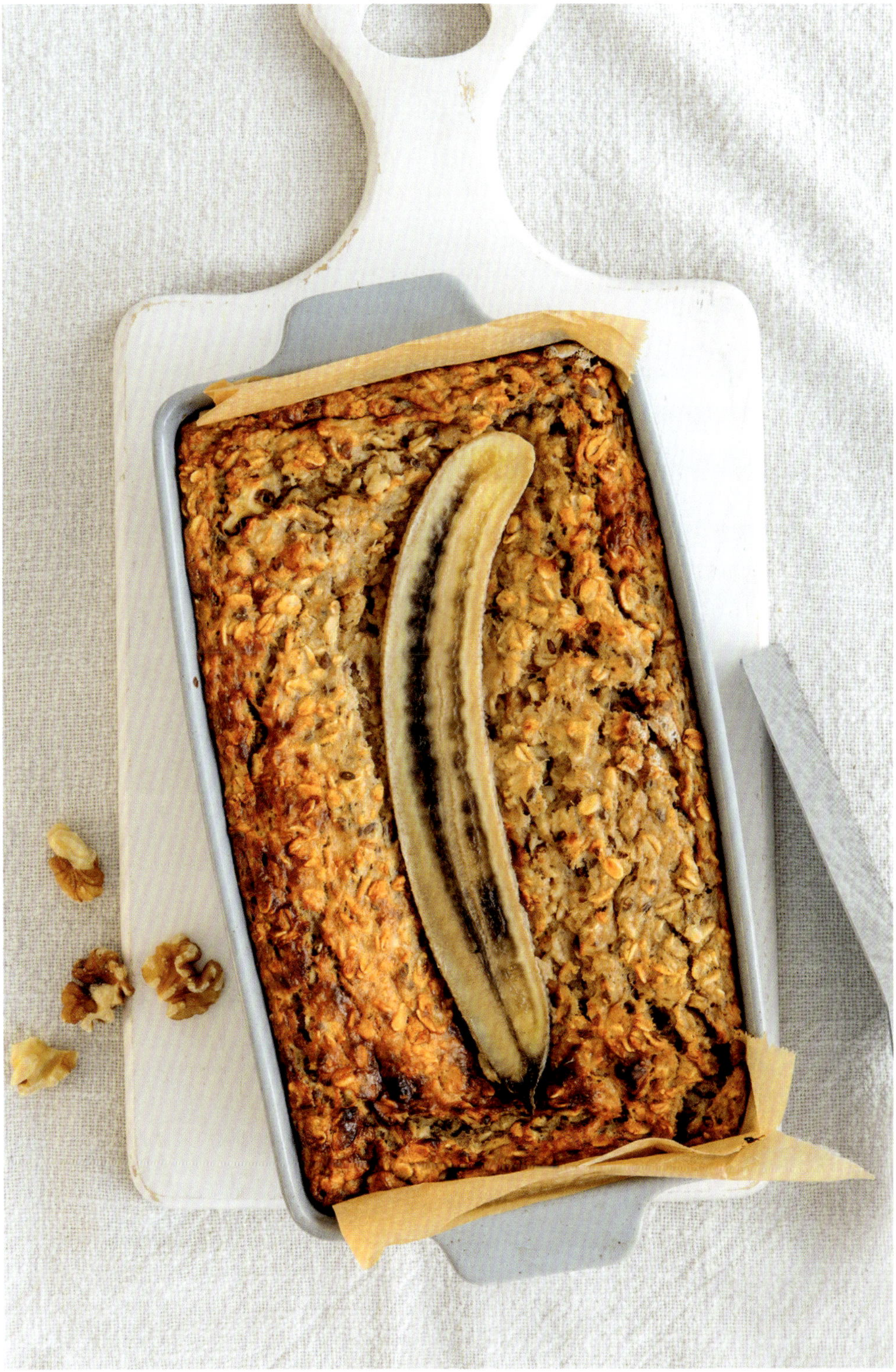

BLUEBERRY CHEESECAKE IM GLAS

FÜR 4 GLÄSER

Zubereitung: ca. 20 Min.
+ mind. 2 Std. Wartezeit

- 30 g Medjool-Datteln (ohne Stein)
- 15 g Kokosraspel
- 15 g geschrotete Leinsamen
- 2 TL ungesüßtes Kakaopulver
- 25 g Cashewkerne
- 150 g Blaubeeren (TK)
- 50 g Kokosmus (aus dem Bioladen)
- 2 EL ungesüßtes veganes Proteinpulver
- 2 TL Ahornsirup
- 1 EL Zitronensaft
- 50 g Himbeeren

Pro Glas ca. 220 kcal,
8 g EW, 14 g F, 13 g KH

* Die Datteln grob hacken. Mit Kokosraspeln, Leinsamen und Kakaopulver in einem leistungsstarken Mixer zu einer klebrigen Masse mixen. Die Dattelmasse auf 4 kleine Schraubgläser mit weiter Öffnung (à ca. 160 ml Inhalt) verteilen und mit einem Löffel am Boden andrücken.

* Die Cashewkerne mit heißem Wasser übergießen und ca. 10 Minuten ziehen lassen. Die Blaubeeren antauen lassen. Die Cashewkerne abgießen, gut abtropfen lassen und mit Blaubeeren, Kokosmus, Proteinpulver, Ahornsirup und Zitronensaft in einem leistungsstarken Mixer cremig pürieren. Die Creme gleichmäßig auf die Gläser verteilen.

* Die Himbeeren verlesen und auf die Gläser verteilen. Die Gläser verschließen und vor dem Servieren mindestens 2 Stunden kühl stellen.

Easy going

Der Cheesecake im Glas hält sich im Kühlschrank ca. 3 Tage. Wenn man ihn einfriert, ist er ca. 3 Monate haltbar. Dann vor dem Servieren bei Zimmertemperatur auftauen lassen.

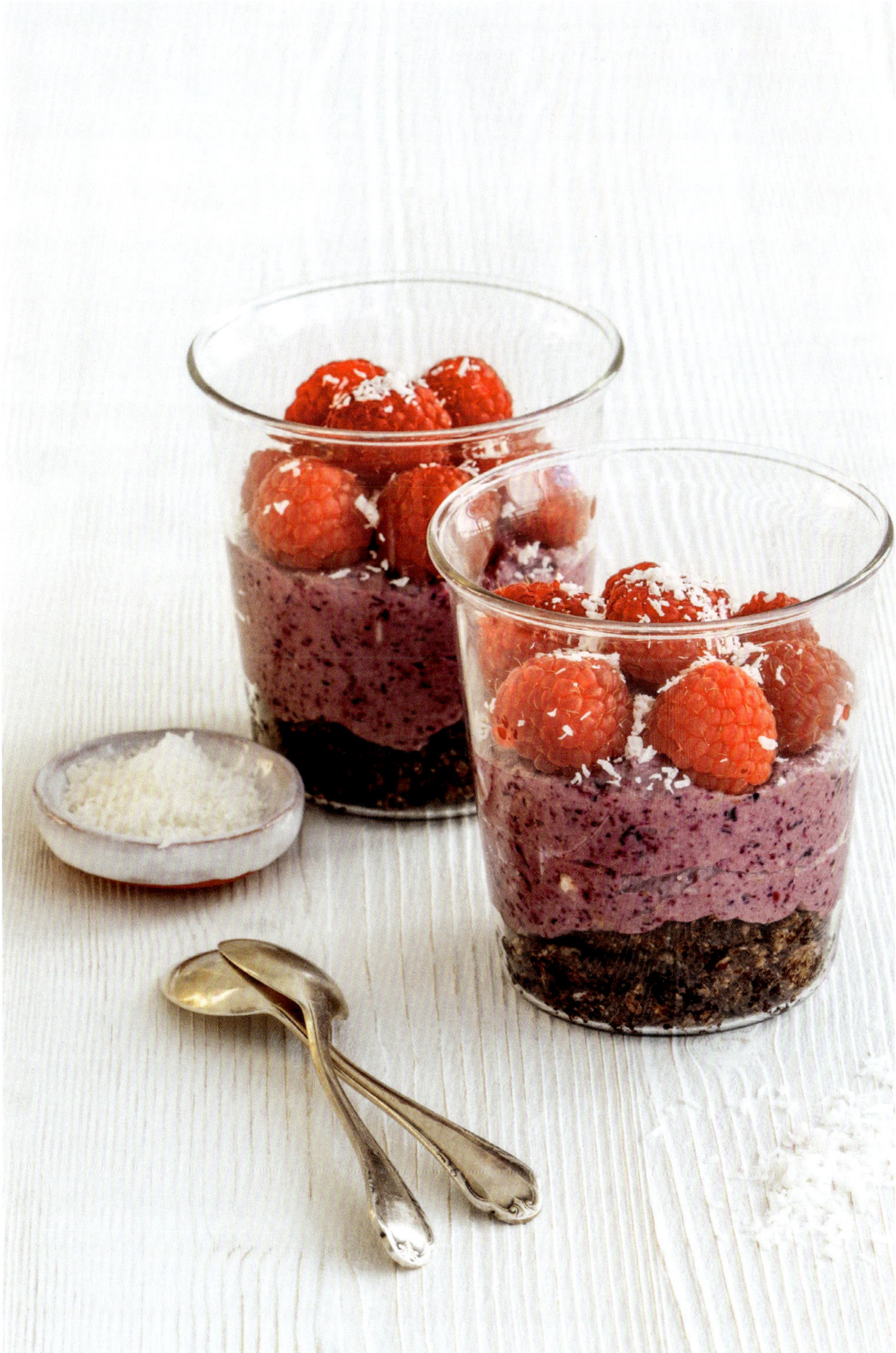

BLAUBEERQUARK MIT MANGO UND KOKOS

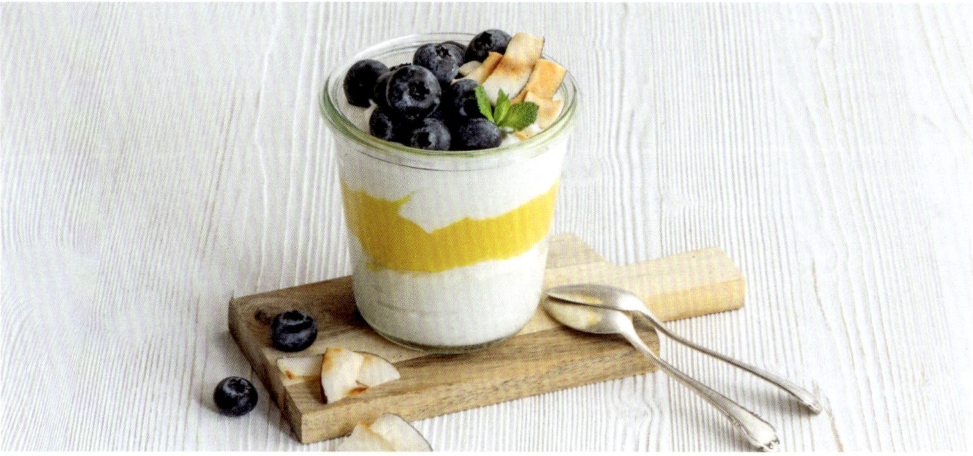

FÜR 2 PORTIONEN

Zubereitung: ca. 10 Min.

- 300 g Magerquark
- 1 TL flüssiger Honig
- 1–2 Tropfen natürlicher Vanilleextrakt
- 1 kleine Mango
- 2 TL Zitronensaft
- 200 g Blaubeeren (frisch oder TK)
- 2 TL geröstete Kokoschips

Pro Portion ca. 260 kcal, 22 g EW, 5 g F, 30 g KH

* Den Quark mit Honig und Vanilleextrakt glatt rühren. Die Mango schälen, das Fruchtfleisch zuerst in breiten Streifen vom Stein und dann in grobe Würfel schneiden. Mit dem Zitronensaft in einem hohen Rührbecher mit dem Stabmixer fein pürieren.

* Den Quark im Wechsel mit dem Mangopüree in 2 Schraubgläser (à ca. 350 ml Inhalt) schichten, dabei mit einer Schicht Quark abschließen.

* Die frischen Blaubeeren verlesen, waschen und gut abtropfen lassen (TK-Beeren kurz antauen lassen). Die Beeren auf den Quark geben und mit Kokoschips bestreuen. Die Gläser verschließen und bis zum Servieren kühl stellen.

PINK NICECREAM MIT DATTELN

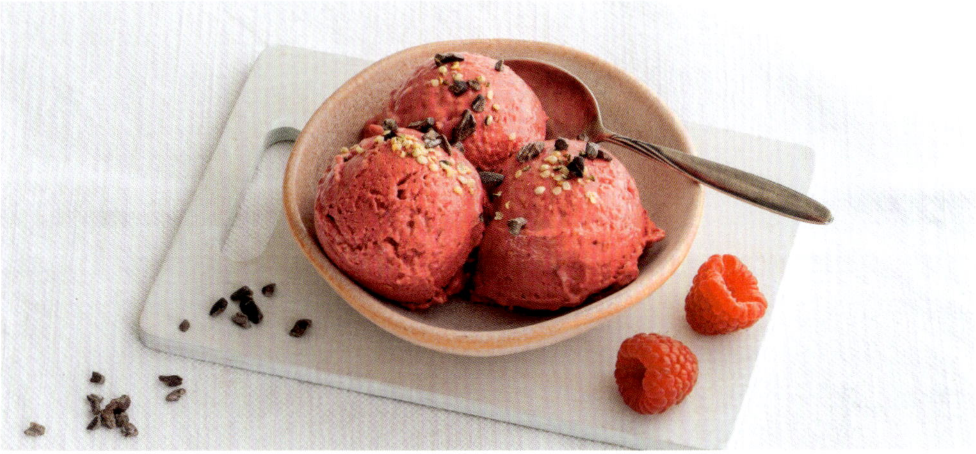

FÜR 2 PORTIONEN

Zubereitung: ca. 10 Min.

- 2 TL geschälte Hanfsamen
- 1–2 Medjool-Datteln (ohne Stein)
- 250 g Himbeeren (TK)
- 100 g Magerquark
- 2 TL Kakaonibs

Pro Portion ca. 130 kcal, 10 g EW, 3 g F, 12 g KH

* Die Hanfsamen in einer kleinen beschichteten Pfanne ohne Fett rösten und sofort herausnehmen.

* Die Datteln in grobe Würfel schneiden. Mit den gefrorenen Himbeeren in einen leistungsstarken Mixer geben und fein zerkleinern.

* Den Quark dazugeben und kurz untermixen, bis ein cremiges Eis entstanden ist. Das Eis zu Kugeln formen und in Schälchen setzen. Mit den gerösteten Hanfsamen und den Kakaonibs bestreuen und sofort servieren.

Good to know
Datteln sorgen hier für eine natürliche, sanfte Süße und sind eine prima Alternative zu herkömmlichem Haushaltszucker. Der Fruchtzucker, den sie enthalten, geht weniger schnell ins Blut, weil er von reichlich Ballaststoffen „eingekleidet" wird. Ein weiteres Plus von Datteln: Sie liefern wertvolle Vitamine und Mineralstoffe wie Eisen und Magnesium.

POWER-BITES MIT HANF UND WALNÜSSEN

FÜR 24 STÜCK

Zubereitung: ca. 20 Min.
+ 30 Min. Wartezeit

- 75 g Walnusskerne
- 150 g zarte Haferflocken
- 30 g geschälte Hanfsamen
- 25 g helle Sesamsamen
- 125 g ungesüßtes helles Mandelmus
- 30 ml Rapsöl
- 50 ml Ahornsirup (oder Honig)
- 250 g saftige Medjol-Datteln (ohne Stein)
- ½ TL Zimtpulver
- Salz

Pro Stück ca. 135 kcal,
3 g EW, 8 g F, 13 g KH

* Die Walnüsse klein hacken. Mit den Haferflocken, den Hanfsamen und dem Sesam in einer großen beschichteten Pfanne mischen und bei mittlerer Hitze unter Wenden ca. 5 Minuten rösten, bis alles leicht gebräunt ist. In eine Rührschüssel umfüllen.

* Eine flache Auflaufform (ca. 25 x 15 cm) mit Backpapier auslegen. Das Mandelmus mit Öl und Ahornsirup unter Rühren erwärmen, bis sich alles gut verbunden hat. Vom Herd nehmen.

* Datteln klein hacken. Mit dem Mandelmus-Mix, dem Zimt und 1 Prise Salz zur Flockenmischung geben. Alles gut mit den Händen vermischen, die Datteln dabei so gut wie möglich zerdrücken. Die Masse in die vorbereitete Form füllen und mit den Händen andrücken. Die Masse ca. 30 Minuten einfrieren.

* Die Power-Bites-Platte mithilfe des Backpapiers aus der Form heben und in ca. 24 Würfel schneiden. In einer Vorratsdose im Kühlschrank aufbewahren. Die Power-Bites halten sich mindestens 4 Wochen.

Easy going
Damit die Power-Bites gut gelingen, ist es wichtig, unbedingt saftige Datteln zu verwenden. Zu trockene Datteln kann man vor der Verwendung ca. 10 Minuten in heißem Wasser einweichen.

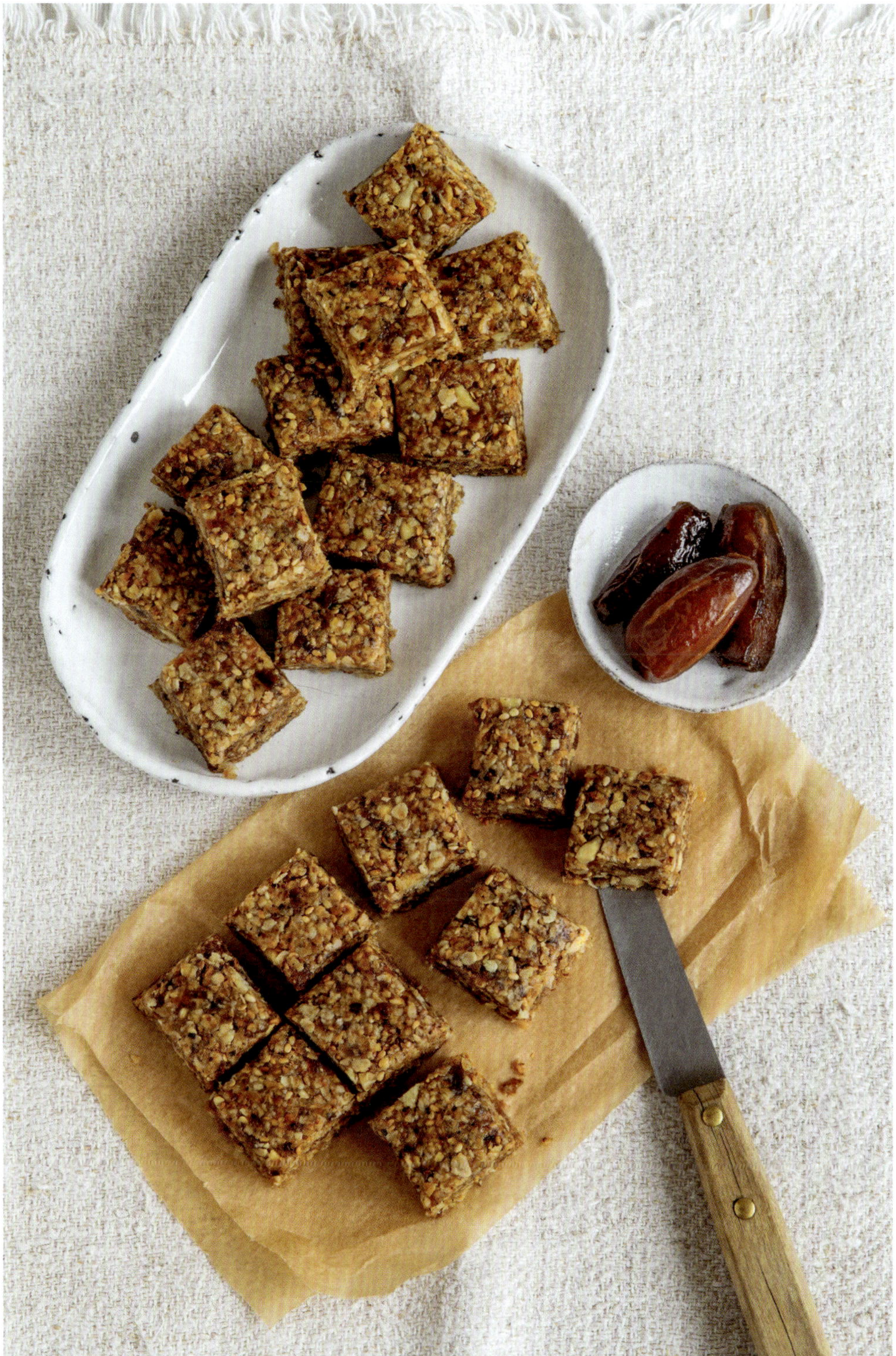

ANTIOXIDANTIEN-SHAKE MIT GRANATAPFEL

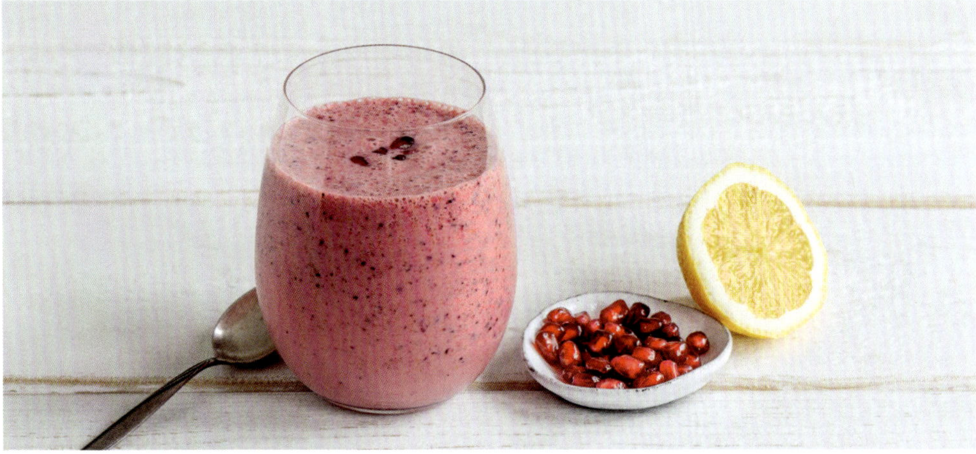

FÜR 2 GLÄSER

Zubereitung: ca. 10 Min.

- 1 Granatapfel
- 1 Zitrone
- 250 g Beerenmix (TK)
- 40 g ungesüßtes veganes Proteinpulver
- 20 g Chiasamen
- 200 ml Kefir
- 200 ml ungesüßtes Kokoswasser

Pro Glas ca. 335 kcal, 25 g EW, 7 g F, 34 g KH

* Den Granatapfel halbieren und die Hälften auf einer Zitruspresse auspressen. Die Zitrone halbieren und ebenfalls auspressen.

* Die gefrorenen Beeren mit allen übrigen Zutaten und dem ausgepressten Granatapfel- und Zitronensaft in einen leistungsstarken Mixer geben und fein pürieren. Nach Belieben noch etwas kaltes Wasser untermixen.

* Den Shake in Gläser füllen und sofort servieren.

Good to know

Die Farbe verrät es: Granatapfel und Beeren sind besonders reich an Polyphenolen. Diese sekundären Pflanzenstoffe verleihen den Früchten nicht nur ihre kräftige Farbe, sondern haben auch eine besonders starke antioxidative Wirkung. Das heißt, sie können schädliche freie Radikale abwehren und so unsere Zellen schützen. Das senkt das Risiko für viele Krankheiten und hält außerdem die Haut von innen jung.

GREEN DREAM MIT BUTTERMILCH UND MINZE

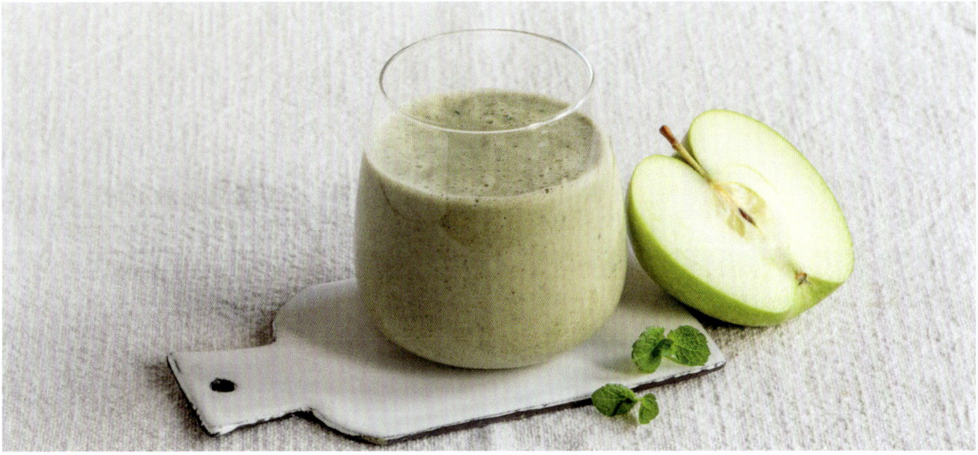

FÜR 2 GLÄSER

Zubereitung: ca. 10 Min.

- ½ Salatgurke
- ½ grüner Apfel
- 2 Stiele Minze
- 300 ml Buttermilch
- 2 EL Zitronensaft
- 30 g ungesüßtes helles Mandel- oder Nussmus
- 1 EL ungesüßtes veganes Proteinpulver
- 1 TL Matchapulver

Pro Glas ca. 225 kcal, 13 g EW, 11 g F, 18 g KH

* Die Gurke putzen, waschen, längs halbieren und die Kerne entfernen. Den Apfel waschen und entkernen. Gurke und Apfel in grobe Stücke schneiden. Die Minze waschen, trocken schütteln und die Blätter von den Stielen zupfen.

* Die vorbereiteten Zutaten mit der Buttermilch, dem Zitronensaft, dem Mandel- oder Nussmus und dem Proteinpulver in einen leistungsstarken Mixer geben. Das Matchapulver hinzufügen und und alles fein pürieren.

* Den Smoothie in große Gläser füllen und nach Belieben mit Minzeblättern garnieren. Sofort servieren.

Good to know
Buttermilch ist die Flüssigkeit, die bei der Butterherstellung entsteht, wenn sich das Fett aus der Milch zusammenklumpt. Sie ist daher sehr fett- und kalorienarm, dafür aber eine gute Quelle für Eiweiß und Mineralstoffe – ideal für gesunde und leichte Drinks.

GURKENRÖLLCHEN MIT FORELLENCREME

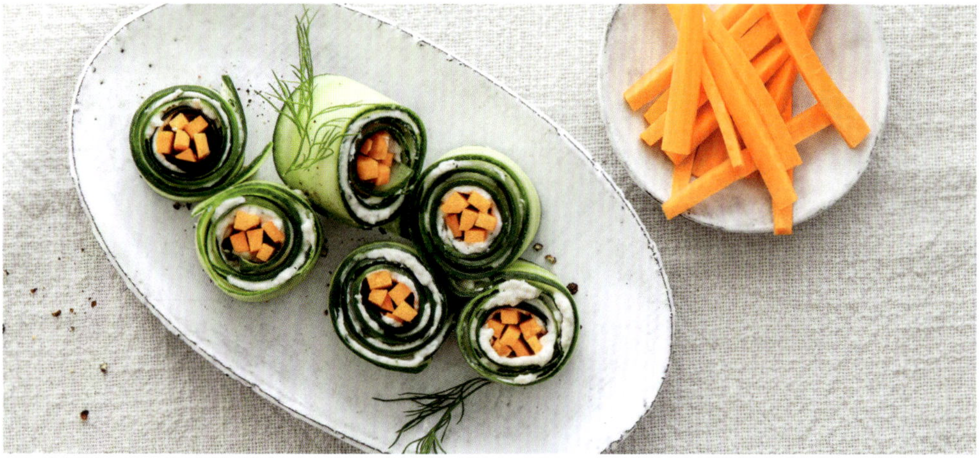

FÜR 2 PORTIONEN

Zubereitung: ca. 15 Min.

- 1 Salatgurke
- 50 g Magerquark
- 50 g geräuchertes Forellenfilet
- 1 TL Dijon-Senf
- Salz, Pfeffer
- 1 Spritzer Zitronensaft
- 5 Stiele Dill
- 1 dünne kleine Möhre

Pro Portion ca. 110 kcal, 12 g EW, 2 g F, 10 g KH

* Die Gurke waschen, nach Belieben schälen und die Enden entfernen. Gurke der Länge nach mit einem Sparschäler in lange breite Streifen schneiden. Die Streifen auf Küchenpapier legen und auf der Oberseite mit Küchenpapier trocken tupfen.

* Für die Creme den Quark mit Forellenfilet und Senf in einem hohen Rührbecher mit dem Stabmixer fein pürieren. Mit Salz, Pfeffer und Zitronensaft abschmecken. Den Dill waschen, trocken schütteln, die Spitzen von den Stielen zupfen, fein schneiden und unter den Quark heben. Die Möhre putzen, schälen, längs halbieren und in dünne Stifte schneiden.

* Jeweils 2 Gurkenstreifen übereinanderlegen und mit je ½ TL Forellencreme bestreichen. Die Möhrenstifte auf die passende Länge schneiden, auf ein Ende der Gurkenstreifen legen und die Gurkenstreifen von der Möhrenseite aus aufrollen. Auf diese Weise 12 Gurkenröllchen herstellen. Jeweils 6 Gurkenröllchen auf einem Teller anrichten und die restlichen Möhrenstifte extra dazu reichen.

GEFÜLLTE EIER MIT THUNFISCH

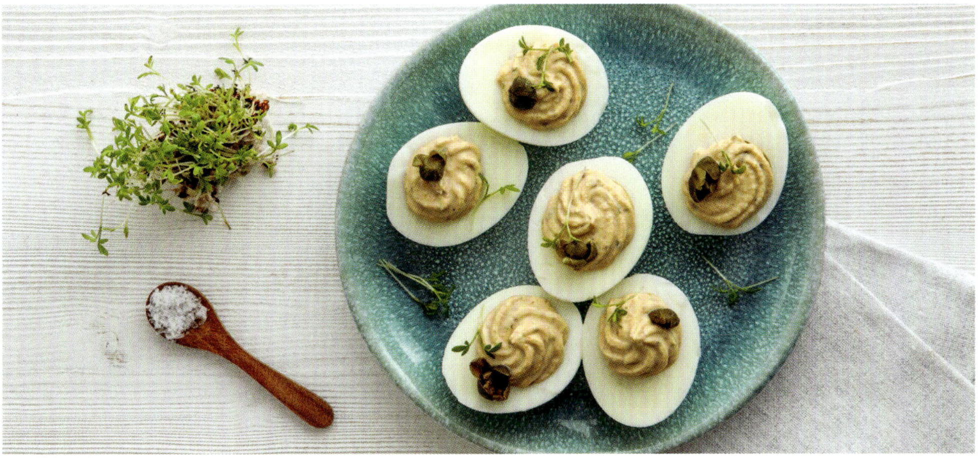

FÜR 6 STÜCK

Zubereitung: ca. 15 Min.

- 3 Eier (Größe M)
- 1 kleine Dose Thunfisch (im eigenen Saft; ca. 75 g Abtropfgewicht)
- 1 ½ EL Kapern
- 1–2 EL Zitronensaft
- 1 ½ EL griechischer Joghurt (5 % Fett)
- 1 EL Doppelrahmfrischkäse
- Salz, Pfeffer
- Kresse zum Garnieren

Pro Stück ca. 100 kcal, 7 g EW, 7 g F, 1 g KH

* Die Eier in kochendem Wasser in 8–9 Minuten hart kochen, kalt abschrecken, etwas abkühlen lassen und pellen.

* Die Eier längs halbieren und die Eigelbe mit einem Teelöffel vorsichtig herauslösen, anschließend durch ein feines Sieb in ein Schälchen drücken. Den Thunfisch abgießen, abtropfen lassen und grob zerzupfen. ½ EL Kapern beiseitestellen, den Rest mit Thunfisch, 1 EL Zitronensaft, Joghurt und Frischkäse mit dem Stabmixer fein pürieren. Die Masse zu den Eigelben geben, alles verrühren, mit Salz, Pfeffer und übrigem Zitronensaft würzen.

* Die Thunfischmasse in die Eier füllen und jeweils ein paar Kapern und etwas Kresse daraufgeben. Die gefüllten Eier sofort servieren.

HERZHAFTES FÜR ZWISCHENDURCH

Wenn der kleine Hunger kommt, sind diese Rezepte genau richtig: proteinreich, knackig, würzig und ruckzuck fertig. Perfekt, um Energie zu tanken, ohne gleich eine ganze Mahlzeit kochen zu müssen.

FÜR 1 GLAS

MEIN „VOGELFUTTER“

300 g Nüsse, Kerne oder Samen nach Geschmack und Vorrat (z.B. Walnusskerne, Haselnusskerne, Mandelkerne, Sesam, Sonnenblumenkerne, Kürbiskerne, Chiasamen, geschälte Hanfsamen, Leinsamen) in einer beschichteten Pfanne ohne Fett unter Wenden rösten, bis sie duften. Größere Nüsse vorher grob hacken. Die Mischung aus der Pfanne nehmen, auskühlen lassen und in ein Schraubglas (ca. 350 ml Inhalt) füllen. Nach Bedarf esslöffelweise über Salate, Suppen, Gemüsegerichte usw. streuen. Für einen süßen Frühstücks-Mix noch 50 g gefriergetrocknete Beeren oder klein geschnittene Trockenfrüchte und Kakaonibs untermischen. Super auf Porridge, Overnight Oats, Joghurt oder Quark.

Pro Portion (30 g) ca. 175 kcal, 8 g EW, 16 g F, 2 g KH (für die Basis-Variante ohne Früchte)

FÜR 2

PROTEIN-SCHNITTCHEN MIT HARZER KÄSE

3 mittelgroße Tomaten waschen, trocken reiben, vierteln, entkernen und in kleine Würfel schneiden, dabei die Stielansätze entfernen. 4 Stiele Basilikum waschen, trocken schütteln, die Blätter abzupfen, einige Blätter zum Garnieren beiseitelegen, den Rest fein schneiden. Tomatenwürfel und Basilikum mit 2 TL Olivenöl mischen, mit einem Spritzer Zitronensaft, Salz und Pfeffer abschmecken. 1 Rolle Harzer Käse (200 g) längs in dünne Scheiben schneiden und auf einer Platte auslegen. Die Tomatenmischung darauf verteilen und die „Schnittchen“ mit den übrigen Basilikumblättern garnieren.

Pro Portion ca. 195 kcal, 31 g EW, 6 g F, 3 g KH

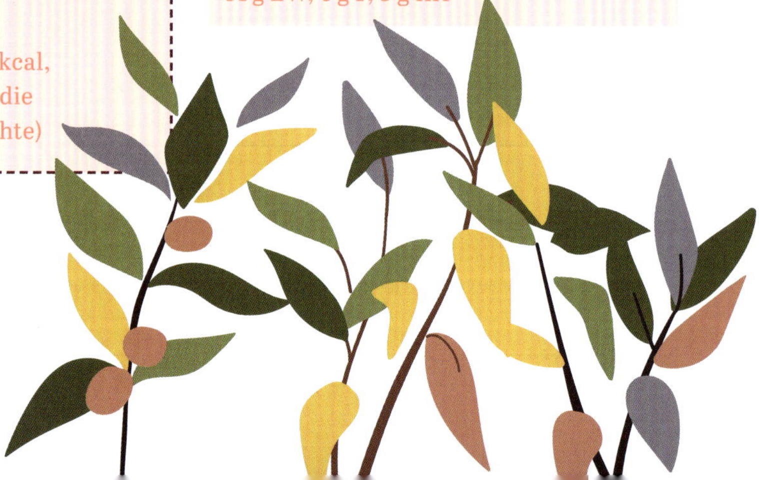

FÜR 2

GEFÜLLTE AVOCADO

1 reife Avocado heiß waschen, trocken reiben, längs halbieren und den Kern auslösen. Die Hälften jeweils auf einen Teller setzen und mit 1 TL Zitronensaft beträufeln. 1 Tomate waschen, vierteln, entkernen und das Fruchtfleisch in kleine Würfel schneiden, dabei den Stielansatz entfernen. 100 g körnigen Frischkäse mit 2 TL grünem Pesto (aus dem Glas) verrühren. Die Tomatenwürfel unterheben, mit Salz und Pfeffer abschmecken. Den Frischkäse-Mix in die Avocadohälften füllen. Zum Servieren mit jeweils 1 TL gerösteten Pinienkernen bestreuen.

Pro Portion ca. 235 kcal,
10 g EW, 19 g F, 6 g KH

FÜR 1 GLAS

EDAMAME-KNABBERMIX

Den Backofen auf 180 °C (160 °C Umluft) vorheizen. 250 g TK-Edamame in ein Sieb geben, auftauen lassen und gut trocken tupfen. 3 EL Sojasauce, 3 EL Rapsöl, ½ TL flüssigen Honig und ½ TL Salz in einer Schüssel mischen. Die Edamame dazugeben, darin wenden und auf einem mit Backpapier belegten Blech verteilen. Im heißen Ofen 25–30 Minuten garen, bis sie bräunen. Anschließend 200 g Cashewkerne sowie ⅓ TL Currypulver dazugeben und alles gut durchrühren. Dann in weiteren 15–20 Minuten knusprig braun garen. Herausnehmen, auskühlen lassen und in ein Schraubglas (ca. 500 g Inhalt) füllen. Der Knabbermix hält sich ca. 1 Woche.

Pro Portion (40 g) ca. 180 kcal,
7 g EW, 13 g F, 9 g KH

FÜR 2

CHICORÉESCHIFFCHEN-MIT HÜTTENKÄSE

3 Radieschen putzen, waschen und in feine Würfel schneiden. Mit 2 TL gehacktem TK-Kräutermix und 1 TL geriebenem Meerrettich (aus dem Glas) unter 200 g körnigen Frischkäse rühren. Mit Salz und Pfeffer abschmecken. 2 Stauden Chicorée waschen, die Blätter einzeln vom Strunk lösen und trocken tupfen. Den Hüttenkäse-Mix auf die Blätter verteilen und die Schiffchen auf eine Platte setzen. Zuletzt mit jeweils 1 TL gerösteten Kürbis- und Sonnenblumenkernen bestreuen.

Pro Portion ca. 150 kcal,
16 g EW, 7 g F, 6 g KH

SÜSSE KNABBEREIEN

Kleine Power-Happen: Diese Snacks stillen den Süßhunger, ohne dass ihr euch danach träge fühlt oder ein schlechtes Gewissen haben müsst. Ideal für unterwegs, nach dem Work-out oder einfach, wenn ihr euch etwas Leckeres gönnen wollt.

20 STÜCK

WACHMACHER-ENERGYBALLS

85 g gemahlene Mandeln (mit Haut), 1 EL ungesüßtes veganes Proteinpulver, 30 g zarte Haferflocken und 1 Prise Salz in einer Rührschüssel mischen. 70 g entsteinte Medjool-Datteln grob würfeln, mit 90 ml kaltem Espresso und ½ TL natürlichem Vanilleextrakt fein pürieren. Den Dattelmix zur Mandel-Flocken-Mischung geben und alles zu einer glatten Masse verkneten. Von der Masse mit einem Teelöffel kleine Portionen abstechen und diese mit leicht angefeuchteten Händen zu etwa walnussgroßen Bällchen formen. Ca. 2 EL ungesüßtes Kakaopulver auf einen flachen Teller geben und die Bällchen darin wälzen. Die Energyballs in einer gut schließenden Dose im Kühlschrank aufbewahren, so halten sie sich ca. 1 Woche.

Pro Stück ca. 50 kcal,
2 g EW 3 g F, 4 g KH

16 STÜCK

MINI-SCHOKOCUPS

2 Medjool-Datteln entkernen, grob würfeln und mit 60 g ungesüßtem hellem Mandelmus und ¼ TL Zimtpulver im Blitzhacker oder mit dem Stabmixer cremig pürieren. 150 g Zartbitterschokolade (mind. 70 % Kakaoanteil) grob hacken und mit 2 TL Kokosöl in einer Metallschüssel über dem heißen Wasserbad schmelzen. 16 Mulden einer Mini-Muffinform mit Papierförmchen auslegen. Jeweils so viel Schokolade in die Förmchen gießen, dass der Boden bedeckt ist. Jeweils 1 TL der Füllung daraufgeben und je 1 gefriergetrocknete Himbeere hineindrücken. Übrige Schokolade darauf verteilen, sodass die Füllung bedeckt ist. Mit einigen geschälten Hanfsamen bestreuen und mindestens 30 Minuten kühl stellen. Aus den Mulden lösen. Gut verpackt sind die Mini-Cups im Kühlschrank ca. 2 Wochen haltbar.

Pro Stück ca. 80 kcal,
1 g EW, 6 g F, 5 g KH

18 STÜCK

SCHOKO-CROSSIES

100 g Zartbitterschokolade (mind. 70 % Kakaoanteil) in Stücke brechen oder hacken und in einer Metallschüssel über dem heißen Wasserbad schmelzen. Inzwischen ein Tablett oder Brett mit Backpapier belegen. 30 g Kokoschips in einer beschichteten Pfanne ohne Fett anrösten, bis sie duften, und sofort herausnehmen. Mit 20 g gefriergetrockneten Blaubeeren zur Schokolade geben und alles gut mischen. Aus der Schokomasse mithilfe von 2 Teelöffeln 18 kleine Crossies abstechen und diese auf das Backpapier setzen. In den Kühlschrank stellen und in ca. 30 Minuten fest werden lassen. Danach vom Backpapier lösen und in eine gut schließende Dose füllen. Kühl aufbewahrt sind die Crossies mindestens 2 Wochen haltbar.

Pro Stück ca. 40 kcal,
1 g EW, 3 g F, 3 g KH

4 STÜCK

GEFÜLLTE SCHOKO-DATTELN

4 Medjool-Datteln längs aufschneiden, aber nicht durchschneiden, und die Kerne entfernen. Die Datteln mit jeweils 1 TL ungesüßtem hellem Mandelmus füllen. 20 g Zartbitterschokolade (mind. 70 % Kakaoanteil) in 4 gleich große Stücke schneiden. Je 1 Stück in jede Dattel geben. Mit 1 TL geschälten Hanfsamen bestreuen und mit etwas Zimtpulver bestäuben. Bis zum Servieren kühl stellen.

Pro Stück ca. 110 kcal,
2 g EW, 5 g F, 13 g KH

FÜR 2

APFEL-DONUTS

1 Apfel (ca. 200 g) waschen und trocken reiben. Das Kerngehäuse ausstechen und den Apfel quer in 8 Ringe schneiden. Die Ringe sofort mit 1–2 TL Zitronensaft mischen, damit sie sich nicht bräunlich verfärben. Die Apfelringe mit 40 g ungesüßtem hellem Mandelmus oder mit Pistazienmus bestreichen und auf eine Platte setzen. 1 TL geröstete Mandelstifte grob hacken, mit je 1 TL geschälten Hanfsamen und Kakaonibs mischen. Den Mix über die Apfel-Donuts streuen – und genießen.

Pro Portion ca. 250 kcal,
6 g EW, 17 g F, 20 g KH

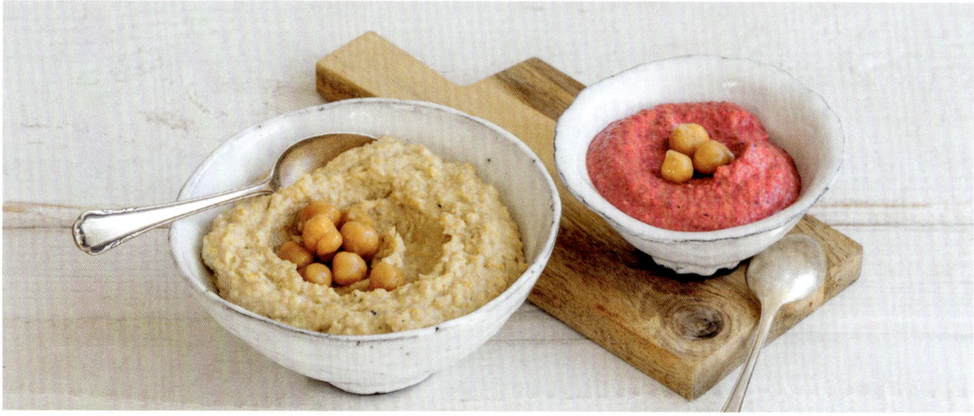
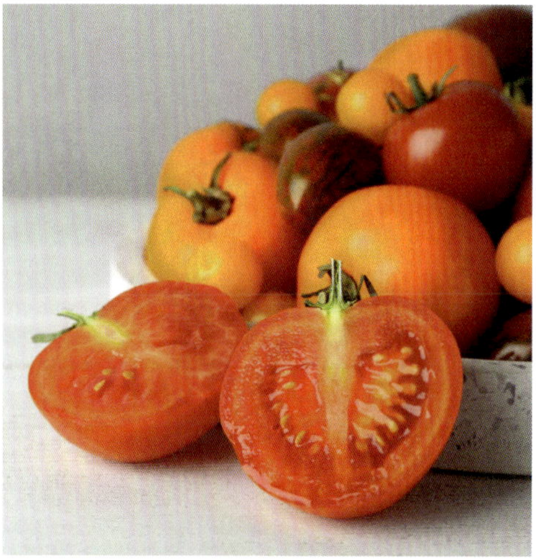
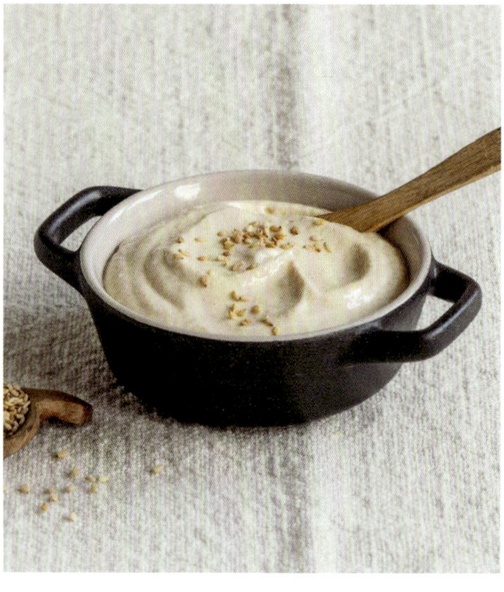
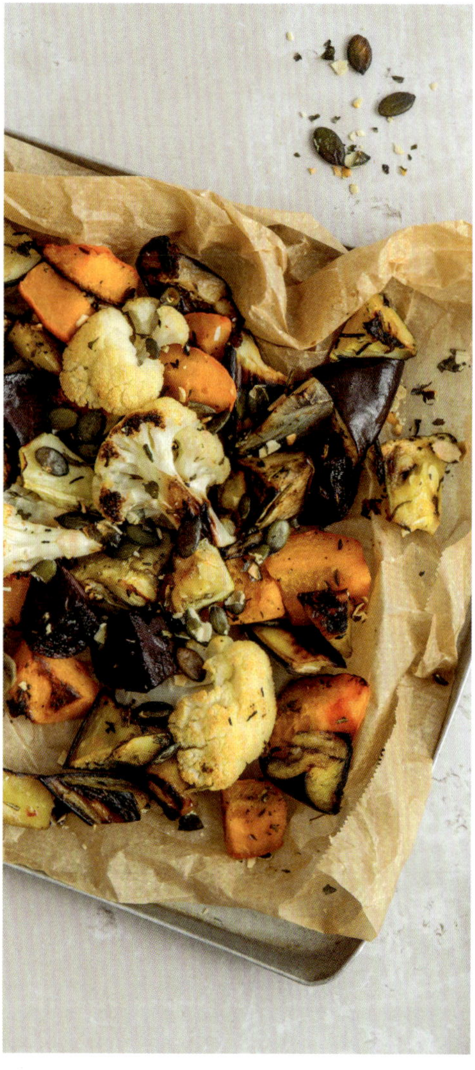

MEINE BASICS

Manche Rezepte begleiten euch das ganze Jahr durch den Alltag – weil sie unkompliziert sind, sich gut vorbereiten lassen und (fast) alles ein bisschen besser machen. Sie bilden das Fundament eurer Küche, auf das ihr immer zurückgreifen könnt. Mit ihnen zaubert ihr ohne großen Aufwand ein gesundes, leckeres Essen: ob Ofengemüse, Tomatensauce oder ein schneller Hummus, den man immer wieder neu abwandeln kann.

BUNTES OFENGEMÜSE ALS MAGIC ALLROUNDER

FÜR 4 PORTIONEN

Zubereitung: ca. 40 Min.

- 1 kg Gemüse nach Geschmack (z. B. Paprikaschoten, Aubergine, Zucchini, Zwiebel, Möhren, Brokkoli, Blumenkohl, Lauch, Knollensellerie)
- 3 EL Olivenöl
- 1 EL gehackte Kräuter (z. B. Rosmarin, Thymian oder Oregano)
- Salz, Pfeffer

Pro Portion ca. 115 kcal, 5 g EW, 8 g F, 6 g KH

* Den Backofen auf 200 °C (180 °C Umluft) vorheizen. Das Gemüse je nach Sorte putzen, waschen, schälen und in grobe Stücke schneiden. Das Öl mit gehackten Kräutern, Salz und Pfeffer mischen.

* Das Gemüse auf einem mit Backpapier belegten Backblech verteilen. Im heißen Ofen 25–35 Minuten backen. Dabei zwischendurch mehrmals den Ofen öffnen, um entstehenden Dampf entweichen zu lassen. Das Ofengemüse sofort servieren oder auskühlen lassen und abgedeckt bis zu 3 Tage kühl stellen.

Easy going

Wer mag, kann das Ofengemüse ca. 10 Minuten vor Ende der Backzeit noch mit 2 EL „Vogelfutter" (siehe Seite 150) bestreuen. Verfeinern lässt es sich außerdem mit klein geschnittenem Knoblauch oder Gewürzen wie Paprikapulver, Kreuzkümmel oder Currypulver. Ich mag das Ofengemüse gerne als Beilage zu den Kichererbsen-Pflanzerln von Seite 92, wenn ich anstelle des Möhrensalats lieber etwas Warmes dazu mag. Und ich liebe es als Extra-Gemüseportion auf der Hirse-Bowl mit Hähnchen von Seite 84.

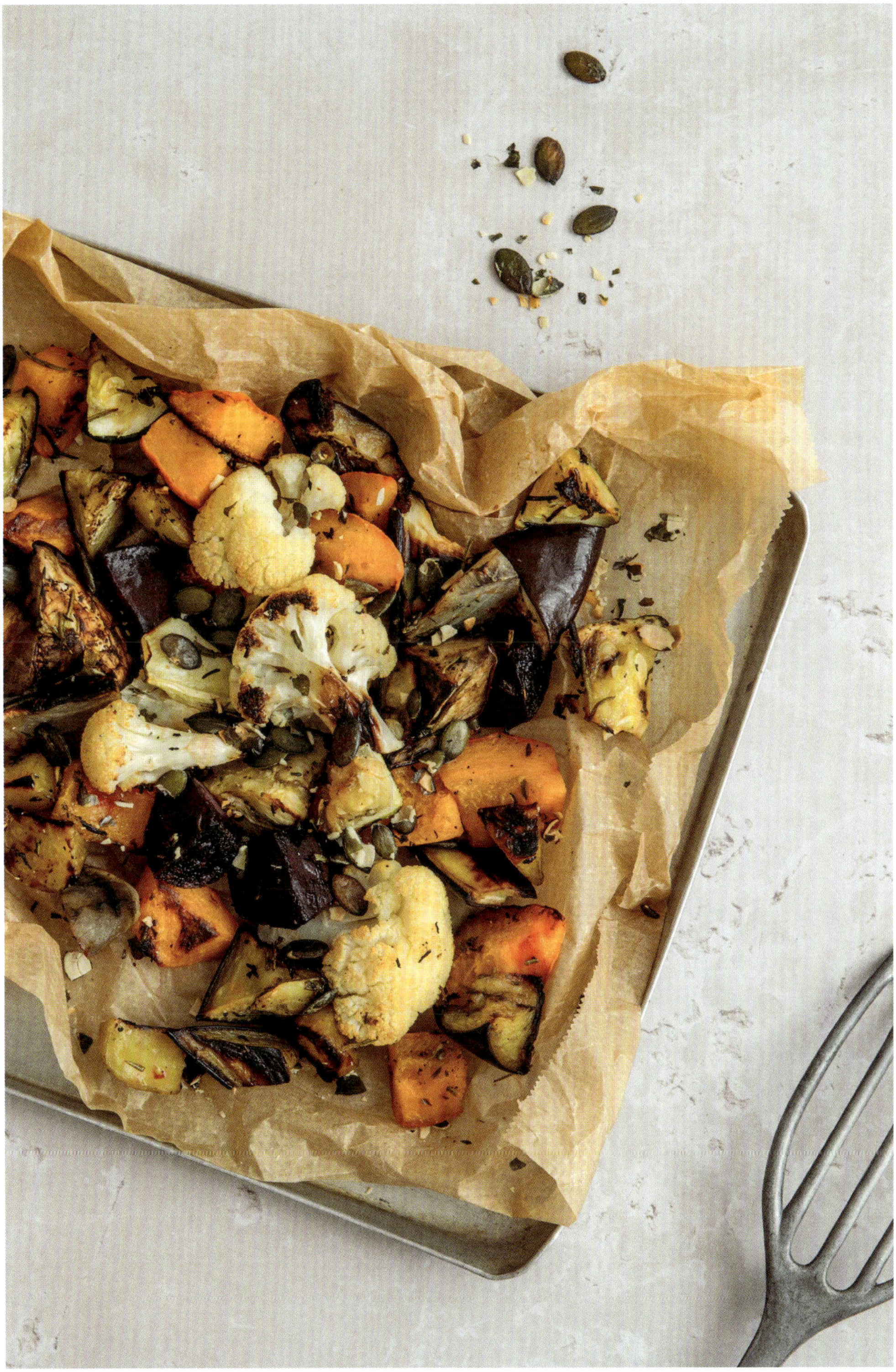

LIEBLINGSTOMATENSAUCE AUF VORRAT

FÜR 2–4 PORTIONEN

Zubereitung: ca. 35 Min.

- 1 kleine Zwiebel
- 1 Knoblauchzehe
- 125 g Knollensellerie
- 1 Möhre
- 1 Zucchini (ca. 250 g)
- 1 EL Olivenöl
- 1 TL getrockneter Oregano
- 1 EL geschälte Hanfsamen
- 1 Dose stückige Tomaten (400 g)
- Salz, Pfeffer
- einige Spritzer Ahornsirup

Pro Portion (bei 4 Portionen)
ca. 95 kcal, 4 g EW, 5 g F, 9 g KH

* Die Zwiebel und die Knoblauchzehe schälen und fein würfeln. Den Knollensellerie und die Möhre putzen, schälen und grob würfeln. Die Zucchini putzen, waschen und ebenfalls grob würfeln.

* Das Öl in einem weiten Topf erhitzen, Zwiebel und Knoblauch darin andünsten. Dann das Gemüse dazugeben und unter Wenden ca. 5 Minuten anbraten.

* Anschließend Oregano und geschälte Hanfsamen dazugeben, kurz anrösten. Stückige Tomaten und ca. 200 ml Wasser hinzufügen, mit Salz und Pfeffer würzen. Alles einmal aufkochen und anschließend offen ca. 25 Minuten sanft köcheln lassen. Die Sauce vom Herd nehmen und mit dem Stabmixer pürieren. Mit Salz, Pfeffer und Ahornsirup abschmecken. Im Kühlschrank bleibt die Sauce ca. 3 Tage frisch, eingefroren hält sie sich mindestens 3 Monate. Es lohnt sich also, gleich eine größere Menge zuzubereiten.

Easy going
Diese Sauce verwende ich – außer als Nudelsauce zu Vollkorn- oder Hülsenfruchtnudeln – auch gerne für die Zubereitung der gratinierten Gemüseröllchen von Seite 112 oder als Extrasauce für das bunte Ofengemüse von Seite 156.

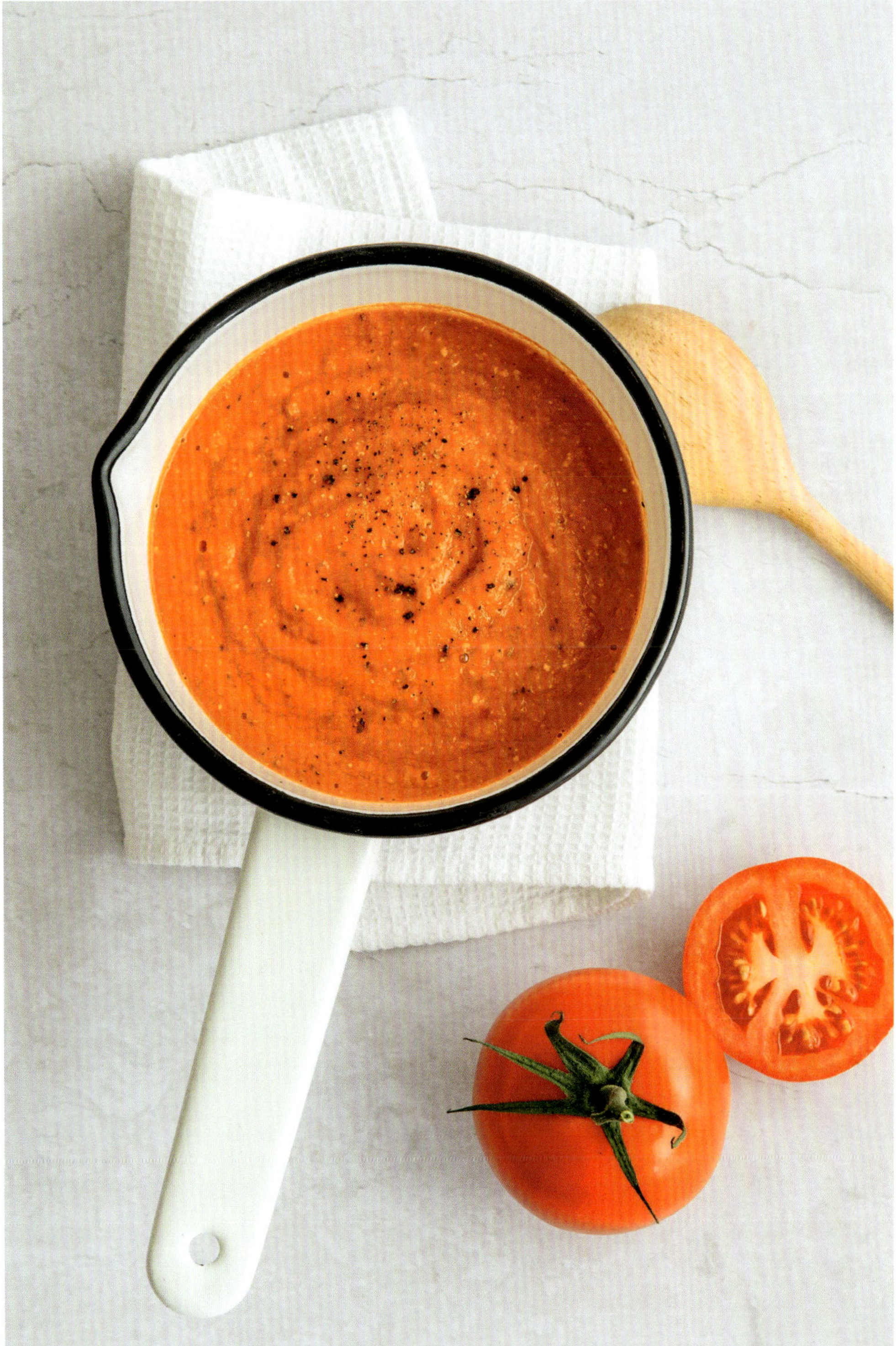

VEGGIE-BOLO MIT LINSEN UND SELLERIE

FÜR 4 PORTIONEN

Zubereitung: ca. 25 Min.

- 1 Stange Lauch
- 2 Möhren
- 3 Stangen Staudensellerie
- 1 Knoblauchzehe
- 2 EL Olivenöl
- 1 EL Tomatenmark
- 1 TL getrockneter Oregano
- 1 Msp. gemahlener Kreuzkümmel
- 100 g rote Linsen
- 1 Dose stückige Tomaten (400 g)
- Salz, Pfeffer
- 50 g Sonnenblumenkerne
- geriebenener Parmesan oder Montello zum Servieren

Pro Portion ca. 280 kcal, 13 g EW, 14 g F, 25 g KH (ohne Käse)

* Den Lauch putzen, waschen, längs halbieren und in dünne Scheiben schneiden. Die Möhren putzen, schälen und nach Belieben klein würfeln oder grob raspeln. Den Sellerie putzen, entfädeln, waschen und in dünne Scheiben schneiden. Den Knoblauch schälen und fein hacken.

* Das Öl in einer weiten Pfanne erhitzen. Das vorbereitete Gemüse darin unter Wenden ca. 5 Minuten anbraten. Das Tomatenmark, den Oregano und den Kreuzkümmel einrühren und die Linsen dazugeben. Die Tomaten und 150 ml Wasser angießen. Alles aufkochen, mit Salz und Pfeffer würzen und dann offen ca. 10 Minuten sanft köcheln lassen.

* In der Zwischenzeit die Sonnenblumenkerne in einer beschichteten Pfanne ohne Fett rösten, bis sie duften. Sofort herausnehmen. Unter die fertige Linsen-Bolognese rühren, die Bolo mit Salz und Pfeffer abschmecken.

* Die Sauce nach Belieben mit gegarten Vollkornnudeln, Quinoa, Hirse oder Buchweizen servieren und mit dem Käse bestreuen. Wer mag, kann auch gewürfelten Feta über die Bolo geben.

Easy going

Die Veggie-Bolo liebt meine ganze Familie mit Nudeln, ich esse sie auch gerne zu Spiegeleiern als schnelles Mittag- oder Abendessen. Sie schmeckt auch super zu dem Ofen-Feta von Seite 106 (anstelle des Schmorgemüses). Übrigens: Montello ist eine vegetarische Alternative zu Parmesan. Er schmeckt leicht nussig und wird nicht mit Lab aus Kälbermägen, sondern mit mikrobiellem Lab hergestellt.

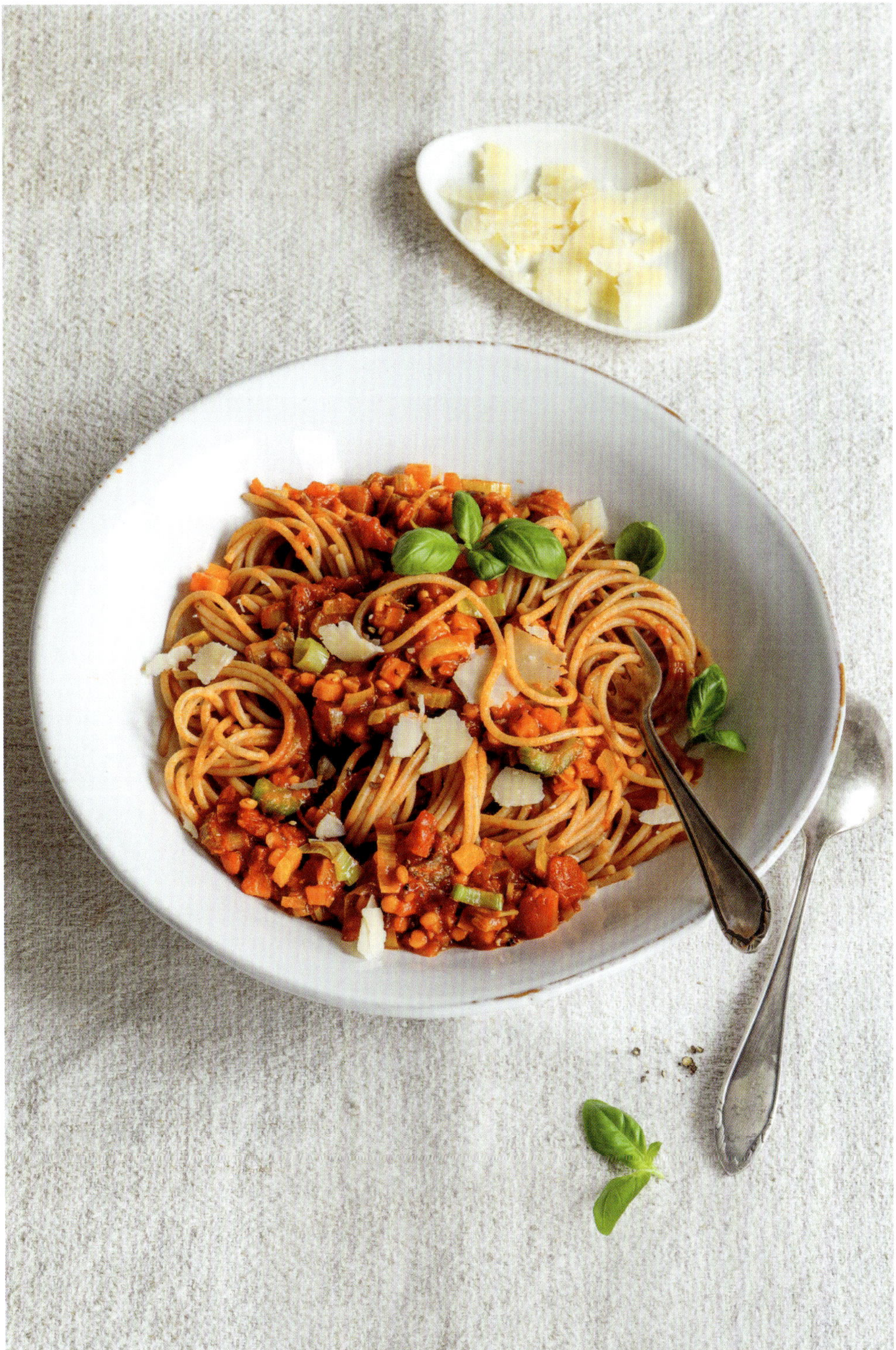

SCHNELLER HUMMUS MIT KREUZKÜMMEL

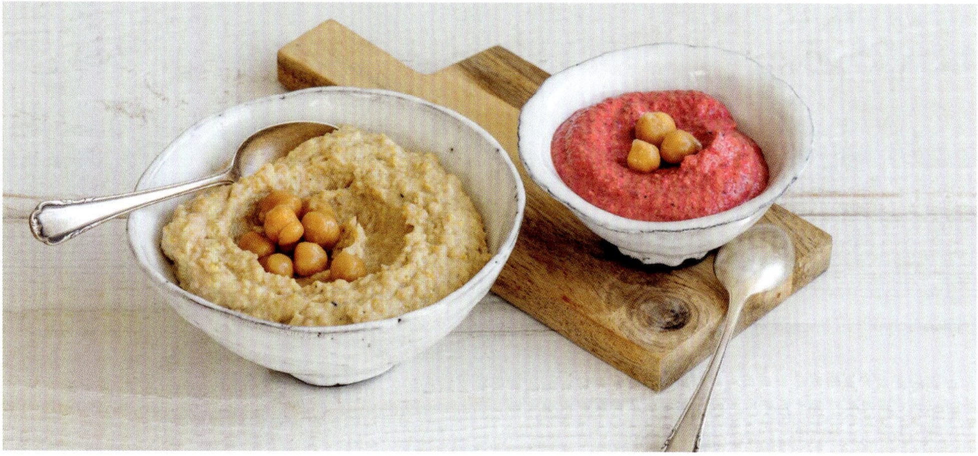

FÜR 4 PORTIONEN

Zubereitung: ca. 10 Min.

- 1 Dose Kichererbsen (240 g Abtropfgewicht)
- 2 Knoblauchzehen
- 100 g Tahin
- 2 EL Zitronensaft
- ¼ TL gemahlener Kreuzkümmel
- Salz

Pro Portion ca. 225 kcal, 9 g EW, 14 g F, 16 g KH (Basis-Variante)

* Die Kichererbsen in ein Sieb abgießen, kalt abspülen und gut abtropfen lassen. Den Knoblauch schälen. Kichererbsen und Knoblauch mit Tahin, Zitronensaft, Kreuzkümmel und 50 ml kaltem Wasser cremig pürieren. Den Hummus mit Salz abschmecken.

* Nach Belieben noch die Blätter von 1 gemischtem Bund Kräutern oder 1 gegarte Rote-Bete-Knolle mit etwas mehr Zitronensaft untermixen. Auch lecker: den Hummus mit 100 g Röstpaprika (aus dem Glas) und etwas geräuchertem Paprikapulver zubereiten.

Easy going

Wenn ich den Hummus im Kühlschrank habe, esse ich gerne einen Klecks davon mit ein paar Staudenselleriestangen oder Möhren als knackigen Snack oder als Vorspeise. Der selbst gemachte Hummus ist auch perfekt für das Power-Sandwich von Seite 94 und den gerösteten Spitzkohl von Seite 107.

TAHIN-SAUCE MIT JOGHURT

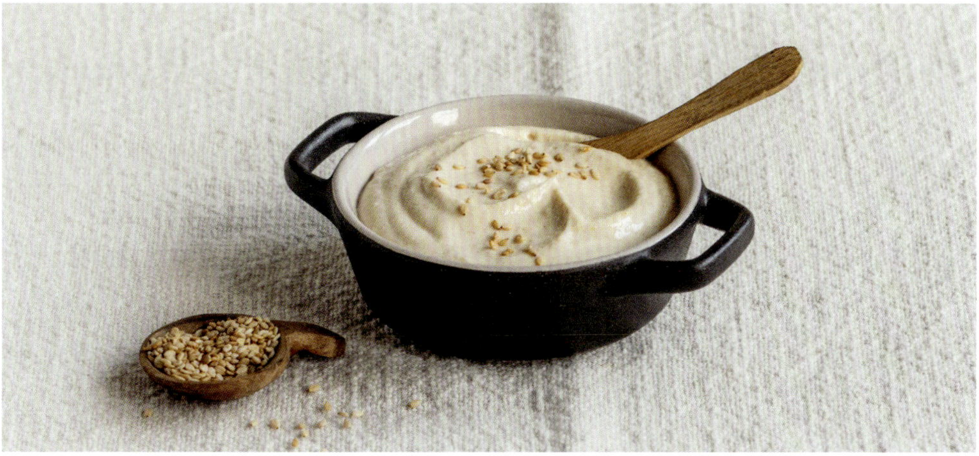

FÜR 4 PORTIONEN

Zubereitung: ca. 5 Min.

- 125 g griechischer Joghurt (5 % Fett)
- 75 g Tahin
- 2–3 TL Zitronensaft
- 1 Knoblauchzehe
- Salz
- 1 Msp. gemahlener Kreuzkümmel
- geröstete Sesamsamen

Pro Portion ca. 75 kcal, 2 g EW, 5 g F, 5 g KH

* Joghurt, Tahin, Zitronensaft und etwa 100 ml Wasser im Blitzhacker oder Mixer zu einer leicht dickflüssigen, cremigen Sauce pürieren. Je nach Konsistenz des Tahins und des Joghurts noch etwas mehr Wasser untermixen.

* Den Knoblauch schälen, sehr fein hacken und unter die Sauce rühren. Mit Salz und Kreuzkümmel abschmecken. Die Sauce in ein Schälchen füllen und mit etwas geröstetem Sesam bestreuen.

Easy going

Die Tahin-Sauce esse ich gerne zur Hirse-Bowl von Seite 84 oder zur Summer-Lunchbowl von Seite 68. Besonders praktisch: Wenn man sie mit etwas mehr Wasser verdünnt und etwas mehr Zitronensaft dazugibt, eignet sie sich auch als Salatdressing. Im Kühlschrank ist die Sauce abgedeckt ca. 1 Woche haltbar.

DRESSINGS & MARINADEN

Ihr wollt euren Gerichten das gewisse Etwas geben? Dann probiert diese einfachen Dressings und Marinaden aus! Sie peppen alles auf – von Salaten bis Bowls – und sind jeweils für 4 Portionen konzipiert. Also gut zum Vorbereiten und Portionieren.

MEINE ALLROUND-VINAIGRETTE

2 EL Apfelessig, 1 TL Dijon-Senf, 5 EL Olivenöl in ein Schraubglas geben. Salzen und pfeffern. Das Glas verschließen und kräftig schütteln, bis eine sämige Vinaigrette entstanden ist. Die Vinaigrette ist im Kühlschrank ca. 5 Tage haltbar. Vor dem Verwenden gut schütteln und nach Belieben mit gehackten Kräutern, fein geschnittener Frühlingszwiebel oder Schalottenwürfeln verfeinern. Passt zu allen Blatt- oder Gemüsesalaten.

Pro Portion ca. 110 kcal,
0 g EW, 12 g F, 0 g KH

✻ Mein Tipp:
Genießt vor jedem Mittagessen ein Schälchen mit Blattsalat und dieser Vinaigrette als knackige Vorspeise – das stabilisiert den Blutzuckerspiegel. Ich verwende die Vinaigrette auch gerne für den Nudelsalat mit Garnelen von Seite 70 oder den griechischen Salat von Seite 64.

MEIN LIEBLINGS-JOGHURT-DRESSING

100 g griechischen Joghurt (5 % Fett) mit 1 EL ungesüßtem Nussmus, 2 EL Weißweinessig, 3 EL Olivenöl und 1 geschälten kleinen Knoblauchzehe in einem hohen Rührbecher mit dem Stabmixer cremig pürieren. Mit Salz, Pfeffer und eventuell einigen Tropfen Ahornsirup würzen. Das Dressing in ein Schraubglas füllen und kühl stellen – so bleibt es bis zu 5 Tage frisch.

Pro Portion ca. 115 kcal,
3 g EW, 11 g F, 1 g KH

✻ Mein Tipp:
Das Dressing passt zu allen Blattsalaten, schmeckt aber auch zu Gurkensalat oder als erfrischender Dip zu Bowls. Ich serviere es zum Beispiel gerne als Extrasauce zu den gefüllten Paprika von Seite 90. Oder bereite damit auch mal als schnellere Variante den Thunfischsalat von Seite 69 zu. Wer mag, kann vor dem Servieren noch gehackte Kräuter unterrühren.

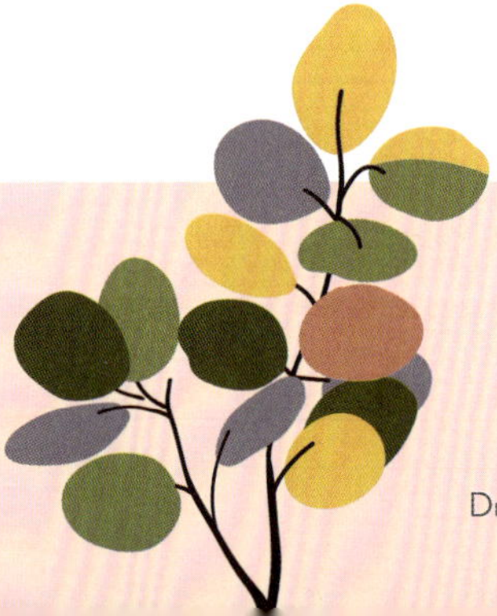

JOGHURTMARINADE FÜR HÄHNCHENBRUSTFILET

2 Knoblauchzehen schälen und fein würfeln. Mit 1 geh. EL griechischem Joghurt (5 % Fett), 1 EL Olivenöl sowie dem Saft und der abgeriebenen Schale von ½ Bio-Zitrone in eine gut schließende Vorratsbox geben. Je 1 EL getrockneten Oregano und edelsüßes Paprikapulver hinzufügen und alles gut verrühren. Die Marinade mit Salz und Pfeffer würzen. 500 g Hähnchenbrustfilet in beliebig große Stücke schneiden oder ganz lassen. In die Marinade geben und gründlich mischen. Die Box gut verschließen und das Fleisch im Kühlschrank mindestens 2 Stunden (und bis zu 2 Tage) marinieren. Anschließend das Fleisch nach Belieben in der Pfanne oder auf dem Grill in etwas Öl anbraten.

Pro Portion ca. 255 kcal,
30 g EW, 4 g F, 1 g KH

* Mein Tipp:
Das gebratene marinierte Hähnchen ist eine tolle Proteinkomponente zu Salaten, Bowls und Gemüsegerichten. Superpraktisch: Das marinierte Hähnchenfleisch für die Hirse-Bowl von Seite 84 verwenden und einfach nur noch anbraten; das schmeckt herrlich aromatisch. Ebenfalls lecker: das Fleisch im Ganzen anbraten und anstelle des Fetas zum griechischen Salat von Seite 64 servieren.

ORANGENMARINADE FÜR TOFU

1 Orange halbieren und den Saft auspressen. 2 Knoblauchzehen schälen und fein hacken. Den Orangensaft mit 4 EL Sojasauce, 1 EL Rapsöl, 1 TL Ahornsirup und ¼ TL Chilipulver verrühren. Den Knoblauch unterrühren. 800 g Tofu zwischen 2 Lagen Küchenpapier gründlich auspressen, sodass er möglichst viel Flüssigkeit verliert. Den Tofu in Scheiben oder Würfel schneiden und in einer gut schließenden Vorratsbox oder einem Gefrierbeutel mit der Marinade mischen. Mindestens 6 Stunden (und bis zu 2 Tage) im Kühlschrank marinieren. Den Tofu abtropfen lassen, dann salzen und in etwas Öl in der Pfanne braten.

Pro Portion ca. 330 kcal,
33 g EW, 20 g F, 4 g KH

* Mein Tipp:
Der marinierte Tofu schmeckt lecker auf Bowls oder als Topping auf Salaten. Er passt aber auch super zu Gemüsegerichten oder zu gegartem Getreide wie Buchweizen oder Quinoa. Ich verwende ihn gerne als Alternative für den Pesto-Tofu von Seite 108 oder (statt der Tofu-Fritters) als schnelle Variante zum Brokkoli-Buchweizen-Salat von Seite 66.

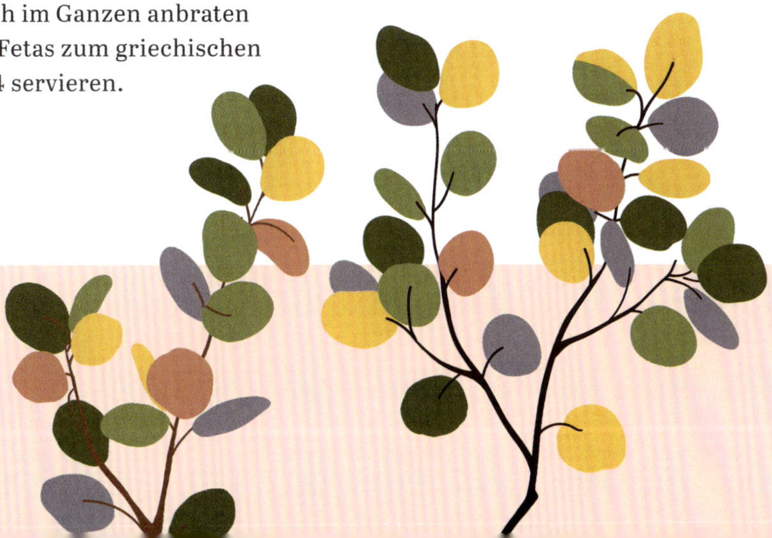

DEINE 2. RESET-WOCHE

	Entlastung & sanfte Umstellung		Aufbau & Aktivierung
	TAG 1	**TAG 2**	**TAG 3**
FRÜHSTÜCK	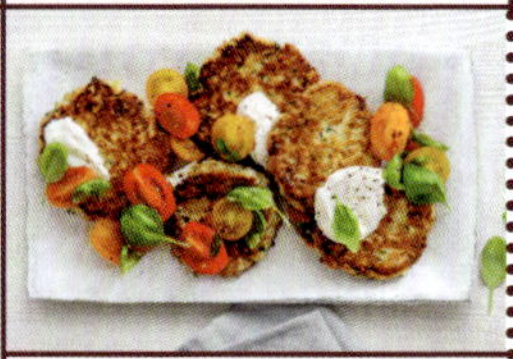	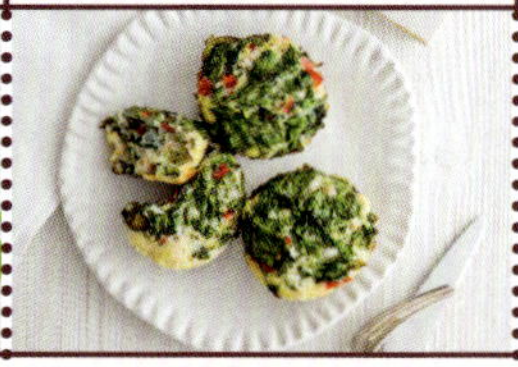	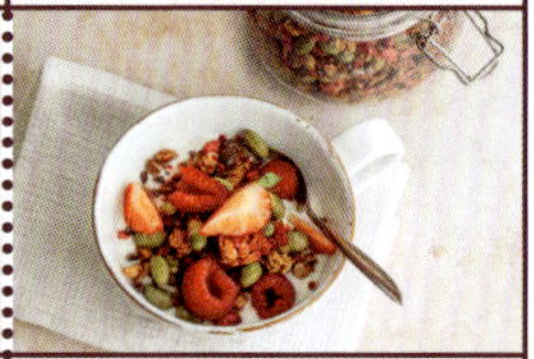
	Zucchini-Pancakes mit Tomatensalat (Seite 54)	Mini-Gemüse-omeletts (Seite 52)	Mein Knusper-Granola (Seite 36)
MITTAGESSEN	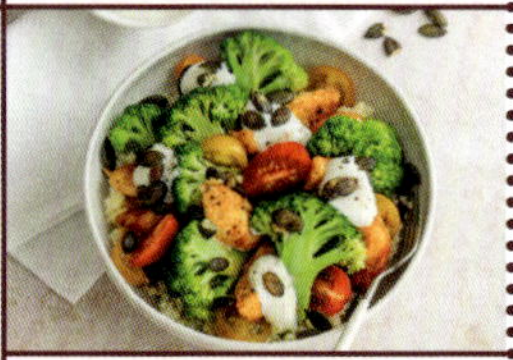	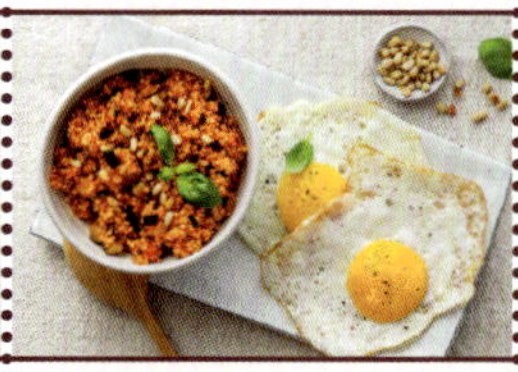	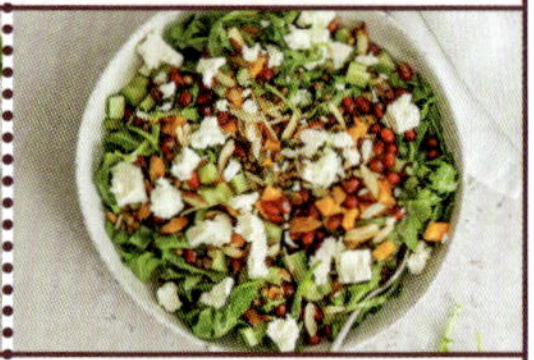
	Hirse-Bowl mit Hähnchen (Seite 84)	Spiegeleier mit Tomaten-Hirse (Seite 93)	Orientalischer Linsensalat (Seite 72)
ABENDESSEN	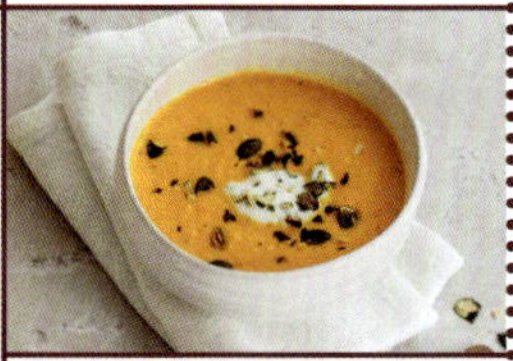	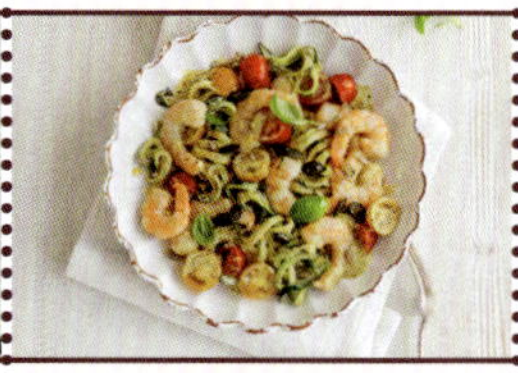	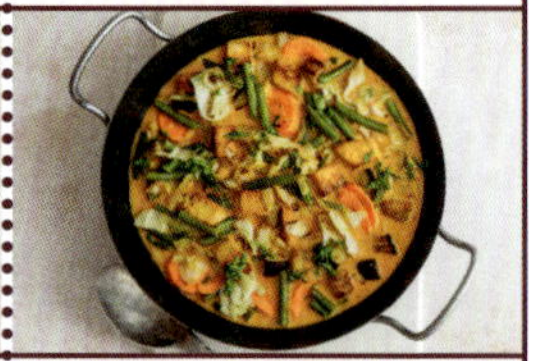
	Geröstete Möhrensuppe (Seite 102)	Schnelle Zoodles-Pfanne (Seite 122)	Gemüsecurry mit Knusper-Tofu (Seite 104)
SNACK	Wachmacher-Energyballs (Seite 152)	Protein-Schnittchen (Seite 150)	Chicoréeschiffchen mit Hüttenkäse (Seite 151)

Aufbau & Aktivierung	Hormonfreundliche Pflege		Sanfter Abschluss/Integration
TAG 4	**TAG 5**	**TAG 6**	**TAG 7**
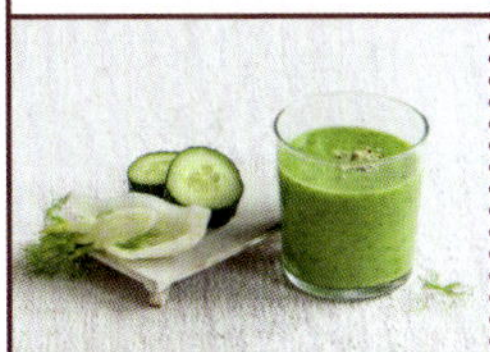	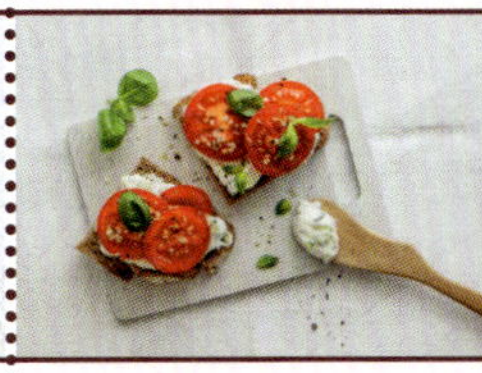	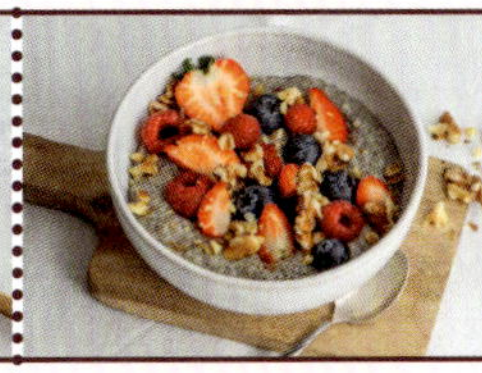	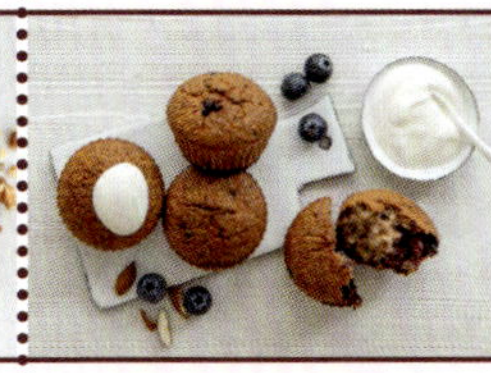
Wachmacher-Smoothie (Seite 45)	Hüttenkäsecreme auf Brot (Seite 50)	Chiapudding mit Beeren (Seite 38)	Frühstücksmuffins mit Beeren (Seite 41)
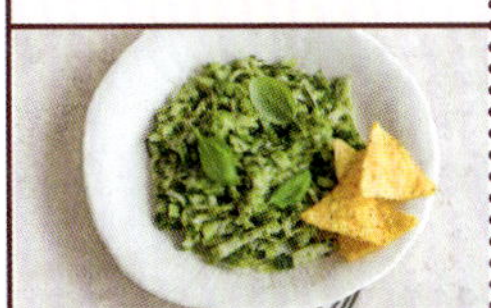	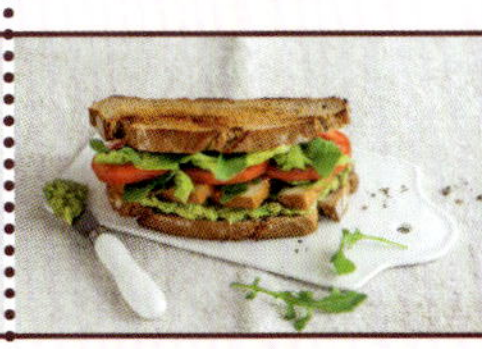	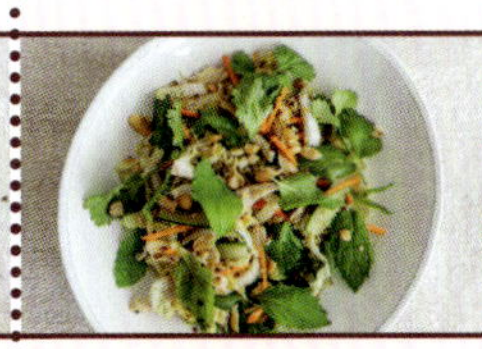	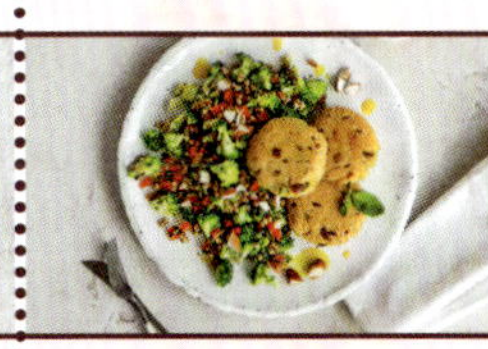
Green Goddess Salad (Seite 62)	Veggie-Sandwich mit Räuchertofu (Seite 95)	Asia-Chicken-Salat mit Quinoa (Seite 60)	Tofu-Fritters mit Buchweizensalat (Seite 66)
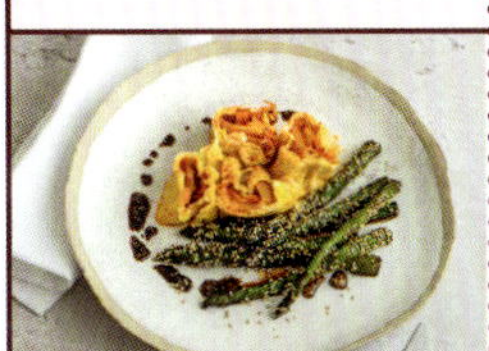	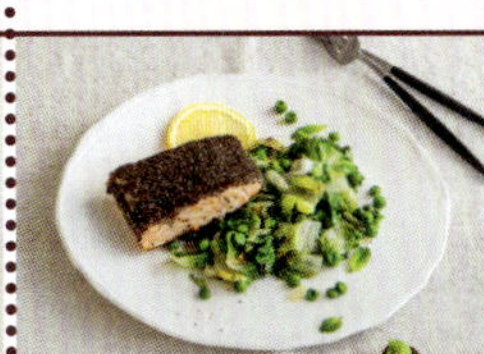	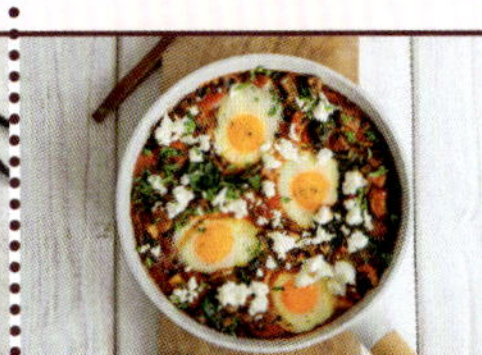	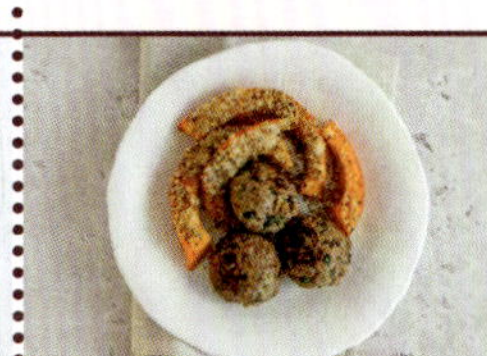
Kimchi-Omelett mit Spargel (Seite 114)	Chia-Lachs mit Erbsengemüse (Seite 120)	Spinat-Shakshuka mit Pilzen (Seite 110)	Hackbällchen mit Parmesan-Kürbis (Seite 132)
Selleriestangen mit Hummus (Seite 162)	Green Dream mit Buttermilch (Seite 147)	Edamame-Knabbermix (Seite 151)	Schoko-Crossies (Seite 153)

REZEPTREGISTER

BACKOFEN-HINWEIS

Die Temperaturangaben in den Rezepten beziehen sich – wenn nicht anders angegeben – auf das Backen im Elektroherd mit Ober- und Unterhitze. Bitte beachten Sie, dass die Backzeiten je nach Herd variieren können.

R/S

T

V/W

Z

DANKE

Danke, dass ihr euch Zeit genommen habt – für euch selbst und für dieses Buch.

Vielleicht habt ihr einfach ein paar neue Rezepte ausprobiert oder den ersten Schritt in eine neue Richtung getan. Vielleicht hat sich leise, aber spürbar etwas verändert – in eurem Alltag, in eurem Körpergefühl und in eurem Blick auf euch selbst.

Wenn ihr beginnt, euch bewusster zu ernähren und besser auf euch zu achten, passiert etwas Wunderbares: Ihr verändert nicht nur euch selbst, sondern auch euer Umfeld. Denn wer gut für sich sorgt, inspiriert andere, es auch zu tun. Vielleicht merkt ihr, wie plötzlich Fragen kommen, Gespräche entstehen oder jemand sagt: „Du strahlst so in letzter Zeit!"

So werdet ihr ganz nebenbei zum Leuchtturm – für Freundinnen, Kolleginnen, eure Töchter, Schwestern oder Mütter. Für eine Haltung, die zeigt: Weibliche Gesundheit verdient mehr Aufmerksamkeit, mehr Verständnis, mehr Raum.

Denn es ist an der Zeit, dass wir Frauen unsere Ernährung nicht länger nach Regeln ausrichten, die unsere Bedürfnisse außen vor lassen, sondern unseren eigenen Weg gehen. Dass wir Impulse weitergeben, Erfahrungen teilen und ein neues Bewusstsein schaffen: dafür, was möglich ist, wenn wir uns so ernähren und leben, wie es wirklich zu uns passt.

Das macht einen großen Unterschied. Es ist der Anfang von echtem Wandel. Darum freue ich mich, dass ihr da seid.

LAST BUT NOT LEAST

Am Ende dieses Buches möchte ich mich bei den Menschen bedanken, die mich auf dem Weg dorthin begleitet und unterstützt haben.

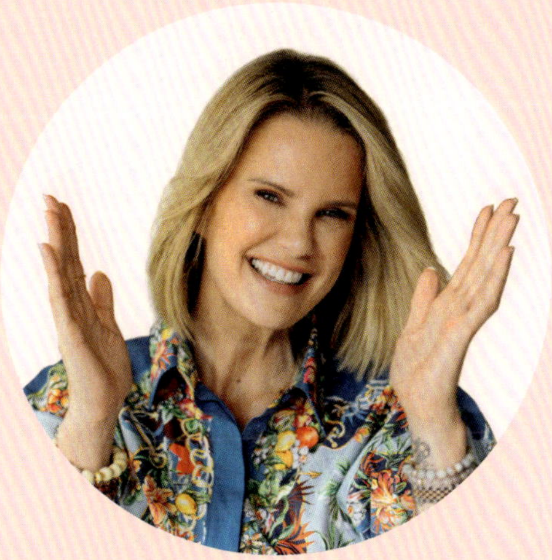

Anna Butterbrod hat meine Gedanken und mein Wissen mit viel Klarheit und Gespür aufgeschrieben – dafür bin ich sehr dankbar.

Dem ZS Verlag danke ich für das Vertrauen und die angenehme Zusammenarbeit. Stephan Strauss und sein Team haben das Fotoshooting mit mir wie immer perfekt organisiert. Ein Dankeschön geht auch an Claudia Timmann, die die Rezepte in Szene gesetzt hat – mit viel Gefühl für Ästhetik und Leichtigkeit.

Mein Mann Christian hat mir den Rücken freigehalten – gemeinsam mit seinen Eltern, Gabi und Günni, meinen Schwiegereltern, die in vielerlei Hinsicht eine große Hilfe waren. Ein herzlicher Dank geht auch an Inga Pfannebecker, mit der ich die Rezepte verfeinern und zum Leben erwecken durfte.

Und schließlich:

Danke an euch – meine Leserinnen und meine Community.

Fürs Mitgehen, Mitdenken und Mitfreuen. Für eure Neugier, euer Feedback und eure Unterstützung. Dieses Buch ist auch durch euch entstanden.

Danke. Wirklich.

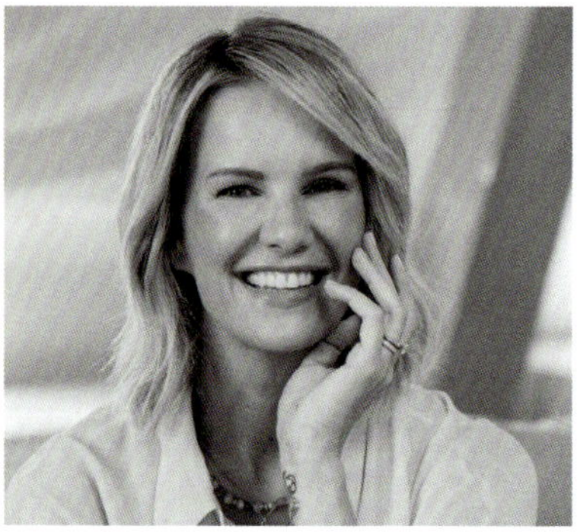

ZU DER AUTORIN

Monica Meier-Ivancan steht regelmäßig vor der Kamera – sowohl im TV als auch als Model. Sie ist ausgebildete Ernährungsberaterin und Fitness-Trainerin und gibt regelmäßig Workshops und Retreat-Wochenenden. Auf Instagram (230 000 Follower*innen) und Facebook (290 000 Abonnent*innen) versorgt sie ihre Fans mit Lifestyle-Tipps, Rezepten und Ratschlägen zu Gesundheit, Self-Care und Fitness (www.monica-ivancan.de).

IMPRESSUM

Hinter jedem tollen Buch steckt ein starkes Team
Projektleitung: *Kathrin Ullerich*
Texte: *Anna Butterbrod*
Rezeptentwicklung: *Inga Pfannebecker*
Lektorat: *Edelgard Prinz-Korte*
Covergestaltung: *Ina Zimmermann*
Grafische Gestaltung und Satz:
Ina Zimmermann, Christopher Hammond
Peoplefotografie:
31Media GmbH/Jasmin Breidenbach
Foodfotografie: *Claudia Timmann*
Foodstyling: *Lenja Bahlburg, Franziska Hanke*
Illustrationen: *Shutterstock*
Herstellung: *Frank Jansen*
Producing: *Jan Russok*
Druck & Bindung: *optimal media GmbH, Röbel*

WEITERE BÜCHER DER AUTORIN:

- Meine wunderbare Basenküche
- Jetzt bin ich dran!
- Drink the Rainbow
- Shine on

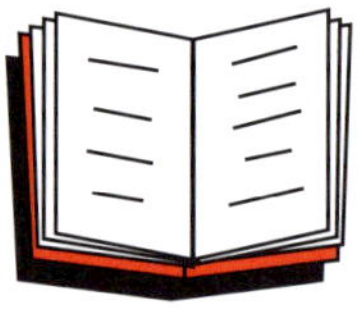

1. Auflage 2025
© 2025 Edel Verlagsgruppe GmbH,
Neumühlen 17, 22763 Hamburg
ISBN: 978-3-96584-603-6
Redaktionsanschrift:
ZS, Edel Verlagsgruppe GmbH,
Kaiserstraße 14b, 80801 München
www.zsverlag.de/kontakt
www.edelverlagsgruppe.de/kontakt

BILDNACHWEIS

Shutterstock: 12, 26, 27, 32, 56, 96, 154,

LIEBE LESERINNEN, LIEBE LESER,

wie schön, dass Sie ein Buch von ZS in den Händen halten. „Jetzt leben!“ ist das Motto unseres Verlages. Es steht für Genuss und Inspiration, Unterstützung und Motivation. Ob Kulinarik oder Fitness, Gesundheit oder Lebenshilfe – seit über 30 Jahren bieten wir kompetente Ratgeber für (fast) alle Lebenslagen. Wir lieben Tradition genauso wie Innovation – sie treiben uns an. Unsere Autorinnen und Autoren sind Menschen, die zu ihrem Thema wirklich etwas zu sagen und zu schreiben haben. Unsere Produkte sind erzählerisch, appetitmachend und als gedruckte Bücher haptisch echte Erlebnisse. Für Sie mit ganz viel Liebe gemacht! Entdecken Sie mehr aus unserer wunderbaren Welt!

UNSER VERLAGSHAUS

Mit Standorten in Hamburg und München zählt die Edel Verlagsgruppe zu den größten unabhängigen Buchanbietern Deutschlands. Zur Gruppe gehören die Verlage Dr. Oetker Verlag, Edel Sports, KARIBU und ZS.

ZS - Ein Verlag der Edel Verlagsgruppe
www.zsverlag.de
www.facebook.com/zsverlag
www.instagram.com/zsverlag

NEWSLETTER

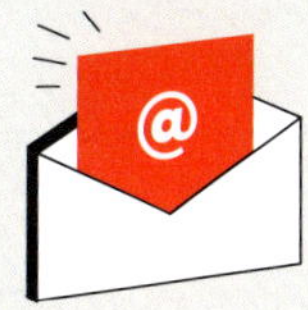